Reckel | Bauer

Darm krank – alles krank

VdÄ

Dr. med. Jörn Reckel
Mag. Wolfgang Bauer

2. aktualisierte Auflage

Darm krank – alles krank

Hilfe mit ganzheitlicher Therapie

VdÄ VERLAGSHAUS DER ÄRZTE

Abbildungsnachweis

Ganzimmun Diagnostics AG: 99–104, 106–109, 111, 112, 130, 131, 133–141

Hahsler, Lisa: 15, 22, 32, 34, 125

PhotoAlto: 54, 69, 82, 97, 119, 120, 150, 159

Reckel, Jörn: 26, 62, 87, 151

Schaub, Hagen: 92, 116

Systemed GmbH: 118

Wikipedia: 20 (Kalumet), 25 (Nadar), 31 (LadyOfHats), 44 oben (Eric Erbe), 44 unten (Janice Haney), 46 (Brinkman CDC), 56 (Y tambe), 72 (Mariana Ruiz), 84 (Doktor Silke), 86 (Samir), 162 oben (Joachim Guntau), 162 unten (Braegel), 163 (Medizinsche Universität Lodz)

www.fotolia.com: 45 (Sebastian Kaulitzki), 66 (absolutimages)

www.medical-pictures.de: 73

www.pixabay.com/de: 14, 16 und 17 (geralt), 18 (5688709), 21 (Skeeze), 23 (frolicsompel), 35 (geralt), 36 (Public Domain Picture), 37 (rmt), 38 (Rachel Bostwick), 41 (Open Clipart Vectors), 42 (geralt), 47 (cocoparisienne), 49 (TaniaVdB), 51 (Fudowakira0), 52 (geralt), 58 (cocoparisienne), 59 (geralt), 61 (Public Domain Picture), 70 (Tante Tati), 74 (stux), 76 (Gesztenyes), 77 (Public Domain Picture), 78 (modi_74), 80 (mvmiller70), 81 (Caio Tavares), 93 (Public Domain Picture), 95 (Jaytaix), 96 (frolicsompel), 114 (unsplash), 122 (geralt), 127 (mojpe), 128, 129, 130 rechts oben, 131 rechts oben, 132, 133 rechts oben, 134 rechts oben, 135 rechts oben, 136 rechts oben (2x), 137 rechts oben, 138, 139 rechts oben, 140 rechts oben, 141 rechts oben (alle: geralt), 144 (stevepb), 148 (Public Domain Picture), 160 (Hans Martin Paul)

www.pixelio.de: 50 (R_K_B_by_Klicker)

© Verlagshaus der Ärzte GmbH
Nibelungengasse 13
A-1010 Wien

www.aerzteverlagshaus.at

2. Auflage 2018

ISBN 978-3-99052-169-4

Umschlag & Satz: Grafikbüro Lisa Hahsler, 2232 Deutsch-Wagram
Umschlagfoto: Johan Larson (www.shutterstock.com)
Projektbetreuung: Hagen Schaub
Druck & Bindung: Sandler Print & More, 3671 Marbach an der Donau

Printed in Austria

Aus Gründen der leichteren Lesbarkeit – vor allem in Hinblick auf die Vermeidung einer ausufernden Verwendung von Pronomen – haben wir uns dazu entschlossen, alle geschlechtsbezogenen Wörter nur in eingeschlechtlicher Form – der deutschen Sprache gemäß zumeist die männliche – zu verwenden. Selbstredend gelten alle Bezeichnungen gleichwertig für Frauen.

Vorwort zur 1. Auflage

Gehören Sie zu denjenigen, die bereits seit geraumer Zeit unter quälenden Blähungen, hartnäckiger Verstopfung oder unerklärlichen Durchfällen, Bauchschmerzen, saurem Aufstoßen, Übelkeit und anderen Beschwerden leiden? Ist es auch bei Ihnen so, dass man auf der Suche nach den Ursachen trotz Einsatz modernster Diagnosemöglichkeiten nichts Auffälliges in Ihrem Verdauungstrakt entdecken kann? Dass Sie sogar das Gefühl haben, die Ärzte nehmen Ihre Beschwerden nicht wirklich ernst oder tun sie sogar als Bagatellerkrankung oder Befindlichkeitsstörung ab? Und mussten Sie immer wieder erleben, dass die verordneten Medikamente nur kurzfristig, aber nicht nachhaltig helfen?

Es mag für Sie nur ein schwacher Trost sein: Sie sind nicht allein mit diesem Problem. Im Gegenteil! Mehr als die Hälfte der Bevölkerung leidet unter unklaren Bauchproblemen. Die Praxen und Ambulanzen sind voll mit Patienten, denen diese oder ähnliche Magen-Darm-Probleme zu schaffen machen. Leider fallen diese Patienten mangels aussagefähiger Befunde durch die Maschen der organbezogenen Medizin. Und werden nicht selten für psychosomatisch krank erklärt. Viele trauen sich aufgrund von Darmgeräuschen nicht mehr unter die Leute, das Essen schmeckt nicht mehr, da man mit Schmerzen danach rechnen muss, alles dreht sich von morgens bis abends nur mehr um Themen wie Verstopfung, Blähungen, Sodbrennen & Co. Kurzum: Die Lebensqualität ist massiv beeinträchtigt.

Sehr wahrscheinlich haben diese Probleme mit einer gestörten Darmflora zu tun. Die Darmflora – das ist die Summe aller Bakterien, Pilze und anderer Darmbewohner, die zu 90 Prozent im Dickdarm angesiedelt sind und die als wesentliche Drehscheibe für allerlei Leiden und Beschwerden betrachtet werden muss.

Spätestens seit der Entschlüsselung des Erbgutes der Darmkeime (des sogenannten Mikrobioms) vor wenigen Jahren ist klar, dass der Darm mit seinen vielen Trillionen Bakterien mehr ist als ein Verdauungsorgan. Die Darmbakterien können uns im Bauch quälen, unsere Abwehrkräfte wie auch das Allgemeinbefinden schwächen, Allergien und rheumaartige Schmerzen erzeugen. Vor allem dann, wenn die schädlichen Keime die Überhand gewinnen und das ökologische Gleichgewicht im Darm durcheinanderbringen, etwa durch falsche Ernährung, Stress oder Medikamente.

Viel tröstlicher mag es für Sie sein, dass man dagegen etwas tun kann. Zum Beispiel, indem man sich über die Darmbewohner einen Überblick verschafft und die Störenfriede ausfindig macht. Im Grunde genügt für das Erste eine spezielle Analyse einer einzigen Stuhlprobe in einem Fachlabor. Ebenfalls wichtig ist, dass man die

Zusammensetzung der Darmbewohner beeinflussen und verändern kann. Man sorgt durch verschiedene Maßnahmen dafür, dass mehr von den guten, weniger von den schädlichen Keimen vorhanden sind, und das auf ganz natürliche Art und Weise. Für Ihre Gesundheit und Ihr Wohlbefinden ist von Bedeutung, dass die verschiedenen Arten von Darmbakterien in einem mikroökologischen Gleichgewicht stehen. Mikroökologische Therapie nennt man diese ganzheitliche Herangehensweise an die Darmgesundheit, die wir in diesem Buch vorstellen.

Die Mikroökologische Therapie erfordert Zeit und die Mitwirkung der Patienten. Denn eine aus dem Gleichgewicht geratene Darmflora ändert man nicht von heute auf morgen. Dafür winkt aber nachhaltiger Erfolg!

Wir bieten mit diesem Buch keine Akut-Rezepte zur Beseitigung bestimmter Darmstörungen, sondern möchten vielmehr aufzeigen, warum Darmbewohner ihre unerwünschten Eigenschaften entwickeln können und wie man wieder ein gesundes Gleichgewicht herstellen kann. Fallbeispiele sowie Laborbefunde – verständlich interpretiert und kommentiert – veranschaulichen die diagnostischen und therapeutischen Möglichkeiten. Fragen, die nach bestimmten Kapiteln auftauchen, versuchen wir in Interviewform zu beantworten. In einem separaten Kapitel werden die häufigsten Bauchsymptome und gravierendsten Darmerkrankungen hinsichtlich ihrer Ursachen, Diagnostik und Therapie aus mikroökologischer Sicht noch einmal übersichtlich zusammengestellt. Ein kleines Lexikon der wichtigsten Begriffe am Ende des Buches soll dazu dienen, durch kurzes Nachschlagen den Überblick bewahren zu können.

Vorwort zur 2. Auflage

Wer hätte gedacht, dass bereits eineinhalb Jahre nach Erscheinen der 1. Auflage dieses mit Herzblut geschriebenen Buches die 2. Auflage in Auftrag gegeben werden würde? Und wer hätte wohl erwartet, dass der Darm in so kurzer Zeit eine derart große Lobby bekommen würde? Ich für meinen Teil auf jeden Fall nicht. Bei all der Begeisterung für Medizinpädagogik bin ich mir sicher, dass noch vor fünf Jahren dieses Buch keinen Verleger gefunden hätte.

Doch nun ist alles anders. Die Zeit ist reif, unserem Darm den Rang zuzuweisen, der ihm gebührt – in der Mitte unserer Gesundheit! Endlich hat auch die Wissenschaft die unendliche Bedeutung des Darms und seines Mikrobioms für jede unserer Körperzellen erkannt. Während in dem weltweit bedeutendsten Archiv für medizinische Publikationen Pubmed bis zum Jahr 2004 lediglich knapp 20 Veröffentlichungen zum Thema Darm zu finden waren, und im Jahr 2014 immerhin schon ca. 3.700, vergeht heute kaum noch ein Tag, an dem nicht diverse Studien- und Untersuchungsergebnisse insbesondere zum Darmmikrobiom veröffentlicht werden. Endlich nehmen sich weltweit immer mehr Wissenschaftler dieses so wichtigen Themas an und liefern uns Beweise und Erklärungen für Vorgänge im Darm, die wir seit Jahrzehnten mikroökologisch arbeitenden Ärzte aus der Empirie längst erfolgreich behandelten und kannten – aber wir wussten häufig nicht, warum wir erfolgreich waren! Die moderne Mikrobiomforschung eröffnet uns wahrlich gänzlich neue Horizonte.

So, wie der Darm im Zentrum unserer Gesundheit steht, so steht er natürlich auch zwangsläufig sehr häufig in der Mitte vieler Erkrankungen.

So finden sich beispielsweise immer mehr Beweise dafür, dass bestimmte Darmbakterienarten nicht nur die Verursacher von entzündlichen Darmerkrankungen wie M. Crohn und Colitis ulcerosa sind, sondern wohl auch von Dickdarmkarzinomen. Was glauben Sie, mit welch höhnischem Lächeln mir Fachkollegen noch vor zehn Jahren begegneten, als ich diesen allzu logischen Zusammenhang vermutete? Dabei ahnte man schon lange, dass bestimmte Fäulniskeime krebserregende Stoffwechselprodukte erzeugen.

Neuerdings werden auch bei diversen Lebererkrankungen nicht nur die Ernährung, sondern zunehmend auch die Einflüsse des Mikrobioms z.B. auf Entzündungsprozesse ernst genommen. Schon lange wissen wir, dass oft nicht allein das Nahrungsmittel, sondern das, was die Gär- und Fäulnisbakterien daraus machen, leberschädigend wirkt.

Aber auch scheinbar darmferne Gewebe leiden ganz offensichtlich unter einem gestörten Mikrobiom. Rheumatologen müssen ebenfalls immer häufiger erkennen, dass rheumatische oder rheumatoide Erkrankungen der Gelenke, Muskeln oder Sehnen unter dem Einfluss von bakteriellen Stoffwechselprodukten aus dem Darm entstehen, was in einigen Rheumakliniken in den USA zur erfolgreichen Anwendung von darmspezifischen Antibiotikatherapien geführt hat.

Viele aktuelle Studien befassen sich mit dem Zusammenhang von Übergewicht und Mikrobiom. Auch hier wird immer deutlicher, dass nicht allein das Nahrungsmittel dick macht, sondern auch das, was die Darmbakterien aus ihm machen.

Insbesondere auch in der Gynäkologie und Geburtshilfe finden sich immer mehr Hinweise und Beweise, welchen Einfluss das Mikrobiom der Mutter auf das des Fetus hat. So wirkt sich in Abhängigkeit von der Intaktheit des Mikrobioms der mütterliche Stress unterschiedlich belastend auf das Kind aus.

Das sehr intensive Zusammenwirken von Gehirn und Bauchgehirn beschäftigt die Forschung immer mehr. So kann offensichtlich ein gestörtes Mikrobiom nicht nur unseren Schlaf stören, sondern mit zunehmendem Alter auch unsere kognitiven Hirnleistungen nachhaltig schwächen.

Wie Sie sehen, dürfte sich kaum noch eine Funktion unseres Körpers finden lassen, die nicht direkt oder indirekt unter dem Einfluss des Mikrobioms steht.

Um diesen neuen Erkenntnissen und diagnostischen Möglichkeiten halbwegs gerecht zu werden, habe ich neben einigen Textaktualisierungen diese Ausgabe um die neuen Kapitel „Molekulargenetische Stuhluntersuchungen" und „Übergewicht bzw. Adipositas durch Darmbakterien" erweitert.

Ahrensburg, 6. Dezember 2017
Dr. med. Jörn Reckel

Inhalt

Unterschätzter Motor der Gesundheit

Was meinen Sie, was die Erschöpfung und die depressiven Anflüge eines 40-jährigen Mannes mit den Verdauungsproblemen und den schwachen Abwehrkräften seiner 38-jährigen Frau gemeinsam haben? Und wie hängen diese beiden Probleme mit der Neurodermitis der neunjährigen Tochter zusammen? „Gar nicht!", werden Sie vermutlich an dieser Stelle einwenden. Bei diesen Beschwerden gibt es doch keine auffälligen Gemeinsamkeiten und Zusammenhänge! Es sei denn, man hält als gemeinsamen Nenner fest, dass kein Mitglied der dreiköpfigen Familie wirklich gesund ist. Aber sonst handelt es sich doch um völlig unterschiedliche Symptome bzw. Erkrankungen, die noch dazu unterschiedliche Disziplinen der Heilkunde betreffen. So könnte dem Vater eine Psychotherapie oder ein Entspannungstraining helfen, die Tochter ist ein klarer Fall für die Dermatologie, die Mutter wiederum könnte man an den Allgemeinmediziner oder an einen gastroenterologisch tätigen Internisten verweisen.

Eine derartige Einteilung von Patienten wird in der modernen Medizin, die in zahlreiche Spezialdisziplinen aufgespalten ist, zumeist auch praktiziert. Daher macht es aus dieser Sichtweise auch Sinn, wenn sich jedes Familienmitglied zum jeweiligen Spezialisten begibt und eine entsprechende Behandlung beginnt.

Was aber, wenn die Behandlungserfolge in den Spezialgebieten bescheiden ausfallen, wenn sich die Beschwerden nicht nachhaltig bessern? Dann – so die gängige Meinung – muss man vielleicht eine Zweitmeinung einholen oder noch Experten aus anderen, aus verwandten Disziplinen aufsuchen, vielleicht kommt von dort der entscheidende diagnostische oder therapeutische Impuls. Oder man wendet sich an ein spezielles Diagnosezentrum, das noch feinere Untersuchungsmethoden mit noch detaillierteren Ergebnissen anbietet.

Mitunter münden solche Bemühungen in eine lange Patientenkarriere. Während die Erfolge, die auf diesem Weg erzielt werden, mit dem Leidensdruck und dem Frust der Patienten nicht mithalten können, um es vorsichtig auszudrücken.

Warum das so ist? Weil ein ganz zentrales Organ zu wenig Beachtung findet, ja unterschätzt und in vielen Fällen sogar missachtet wird: der Darm!

Der Darm? – Viele Leser mögen an dieser Stelle stutzig werden und meinen: O.k., die Beschwerden der Frau kann man noch mit dem Darm in Verbindung bringen. Aber Erschöpfung, Depressionen und Neurodermitis? Ein Darmproblem?

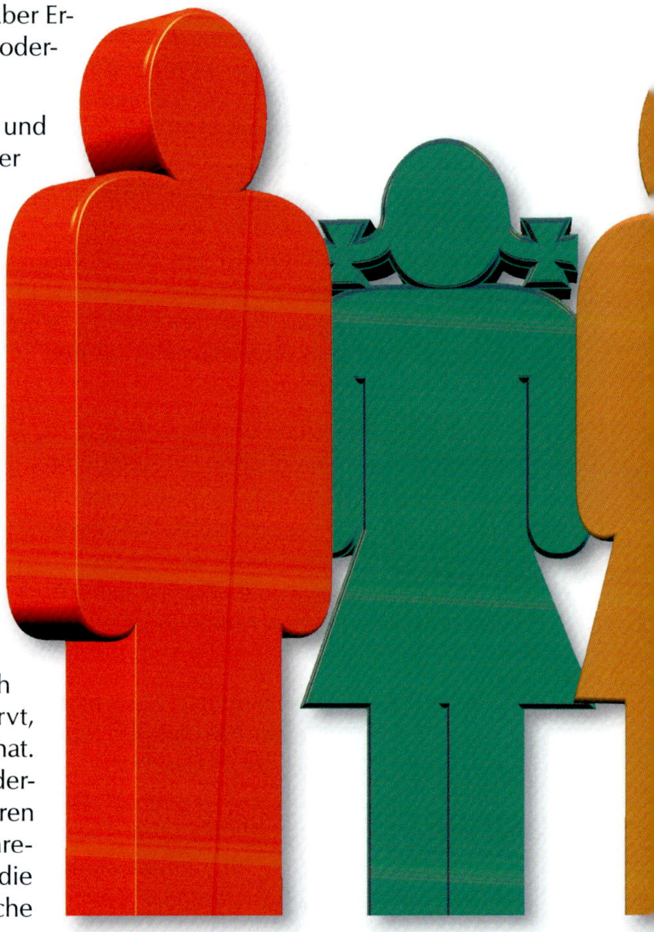

Ja! Die Beschwerden von Vater und Tochter sind auch und aus unserer Sicht vor allem ein Darmproblem. Oder sagen wir: ein Problem mit starker Beteiligung des Darms. Um die Verwirrung etwas aufzulösen, schauen wir uns die Familie noch genauer an.

Beginnen wir mit Susanne, der Mutter. Sie kann man noch am ehesten einer Darmproblematik zuordnen. Sie klagt nämlich über unterschiedliche Verdauungsprobleme, die sie und die behandelnden Ärzte dem Darm zuschreiben. Ja, der Darm ist in all den Jahren ihres Leidens zum Störenfried geworden, über den sie sich zunehmend ärgern muss, der sie nervt, zermürbt, der ihr Leben verändert hat. So hat sie aufgrund ihres immer wiederkehrenden und kaum beherrschbaren Stuhldranges ihre Tätigkeit als Lehrerin auf 50 Prozent reduziert. Auch die ständigen und heftigen Darmgeräusche

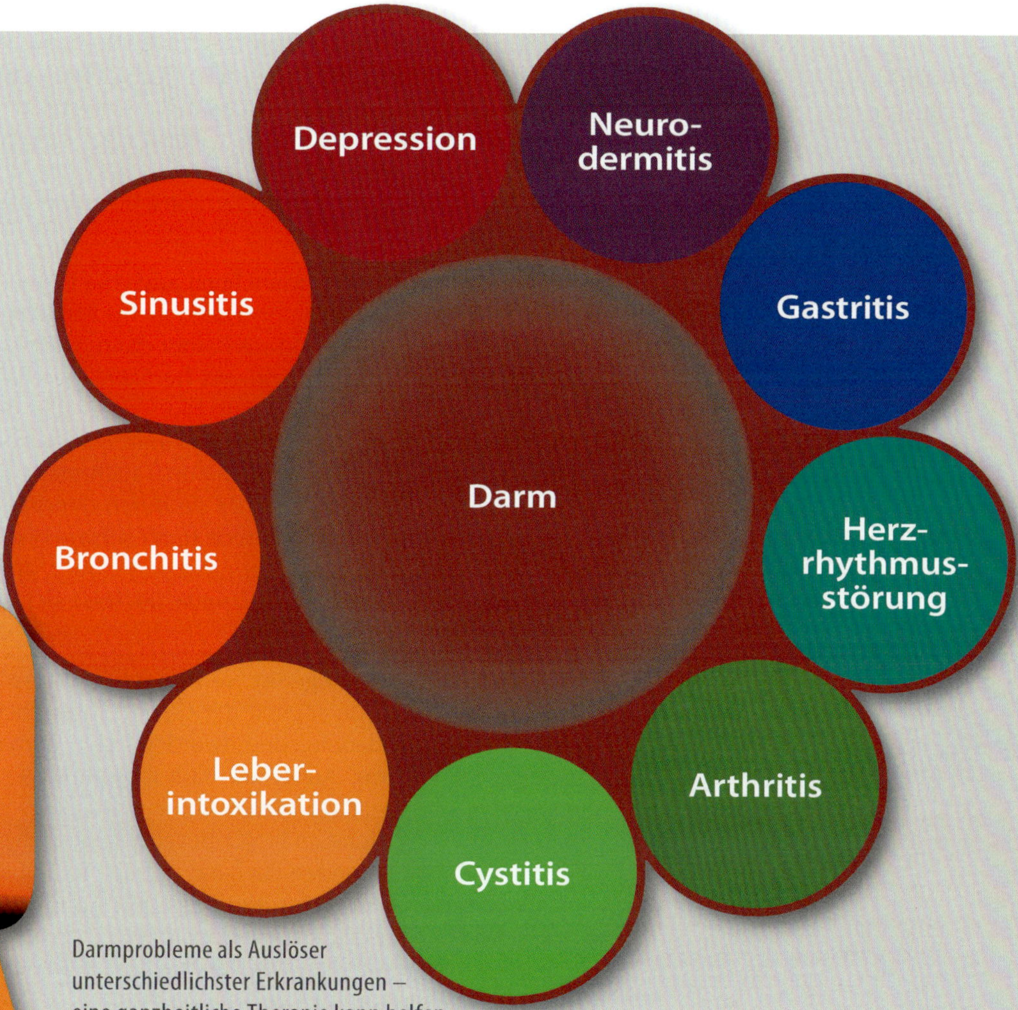

Darmprobleme als Auslöser unterschiedlichster Erkrankungen – eine ganzheitliche Therapie kann helfen

haben sie zu diesem Schritt veranlasst. Wer begibt sich mit solchen hör- und riechbaren Problemen schon gerne in eine Schulklasse!

Dann dieser Blähbauch, ein Gefühl, als ob sich eine Trommel darin befinden würde. (O-Ton Susanne: „Wie im sechsten Schwangerschaftsmonat.") Was hat sie nicht schon alles unternommen, um die Durchfälle abzustellen, die sich häufig und wie aus dem Nichts kommend einstellen! Einmal hat sie Milchprodukte weggelassen, dann wieder Getreide, weil sie der Meinung war, dass eventuell eine

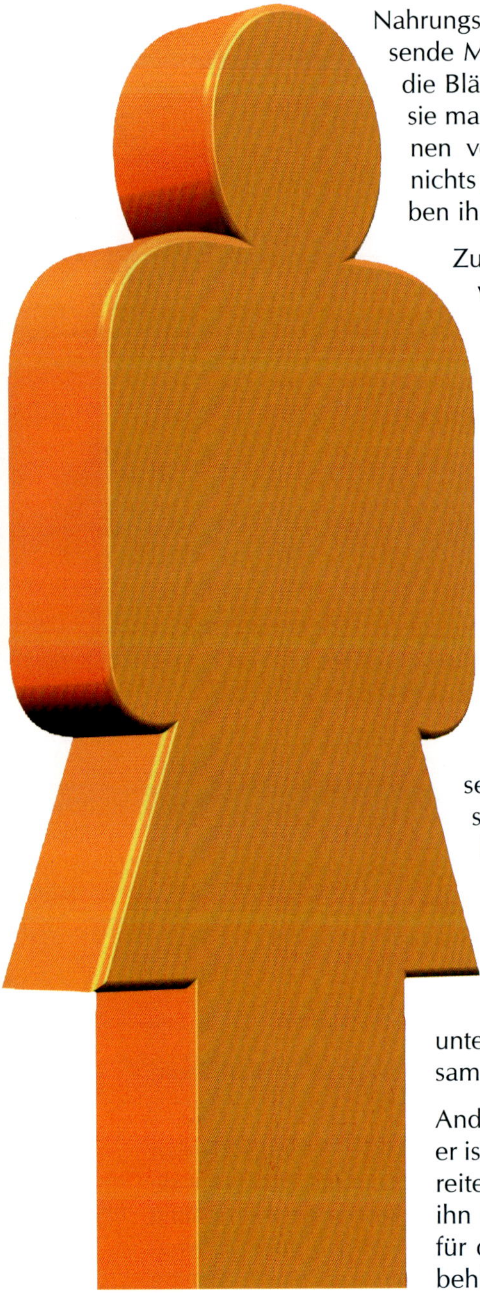

Nahrungsmittelunverträglichkeit dahintersteckt. Auch krampflösende Medikamente kennt sie zur Genüge, und Mittel gegen die Blähungen. Säureblocker hat sie ebenfalls versucht, weil sie manchmal auch das unangenehme Gefühl von Sodbrennen verspürt. Doch außer kurzfristigen Erfolgen hat sich nichts grundlegend verändert. Die Darmbeschwerden bleiben ihr Dauerthema.

Zu allem Überdruss tun ihr manchmal auch die Gelenke weh. Doch der Rheumaexperte kann nichts Auffälliges finden. Allerdings bemerkt sie immer dann, wenn sie eine Magen-Darm-Infektion mit heftigen Durchfällen erwischt, dass sich im Anschluss daran die Beschwerden bessern. Sie hat dann kaum Schmerzen, ist im Kopf klarer, hat mehr Elan und auch mehr Lebensfreude – und das, obwohl sie durch den Infekt so richtig leer ist und eigentlich recht schwach sein sollte. Dieses Gefühl ist aber nicht von Dauer, denn kaum ist so ein Infekt vorbei, verschlechtert sich ihr Zustand wieder.

Kurzum: die 38-Jährige ist verzweifelt. Seit neun Jahren geht das nun so, seit der Geburt ihrer Tochter hat sie Verdauungsbeschwerden, seit damals rebelliert der Darm. Außerdem fällt ihr auf, dass sie seither nicht nur für Magen-Darm-Infekte anfälliger ist, sondern auch für solche im HNO-Bereich, wodurch sie bei einem entsprechenden Facharzt in Behandlung ist. Nach dem Besuch von insgesamt sieben Ärzten verschiedenster Disziplinen wendet sie sich schließlich an einen Arzt, der sich aus ganzheitlicher Sicht ihres Darms annimmt. Er beginnt zu ihrem Erstaunen nach einer umfassenden Darmdiagnostik mit Stuhluntersuchung und Blutanalyse damit, dieses Organ behutsam und erfolgreich zu sanieren.

Anders verhält es sich bei Jürgen, dem Familienvater. Auch er ist Lehrer. Doch nicht der Darm ist es, der ihm Stress bereitet. Sondern neue Anforderungen, die in der Schule an ihn in Sachen Inklusion herangetragen worden sind und für die er die entsprechende Ausbildung im Umgang mit behinderten Kindern (noch) nicht hat. Er fühlt sich dadurch überfordert, ausgebrannt und leer, hat Anzeichen einer Depression. Der Schulpsychologe rät ihm zu einer Psychotherapie, um die Stresssymptome in den Griff zu bekommen und nicht in ein Burnout zu schlittern. Auch die Verwendung von Antidepressiva wird angedacht. Weil er immer wieder auch über Bauchweh klagt, drängt ihn die mittlerweile darmerfahrene Susanne ebenfalls zu einer Darmdiagnostik mittels einer Stuhluntersuchung und Blutanalyse.

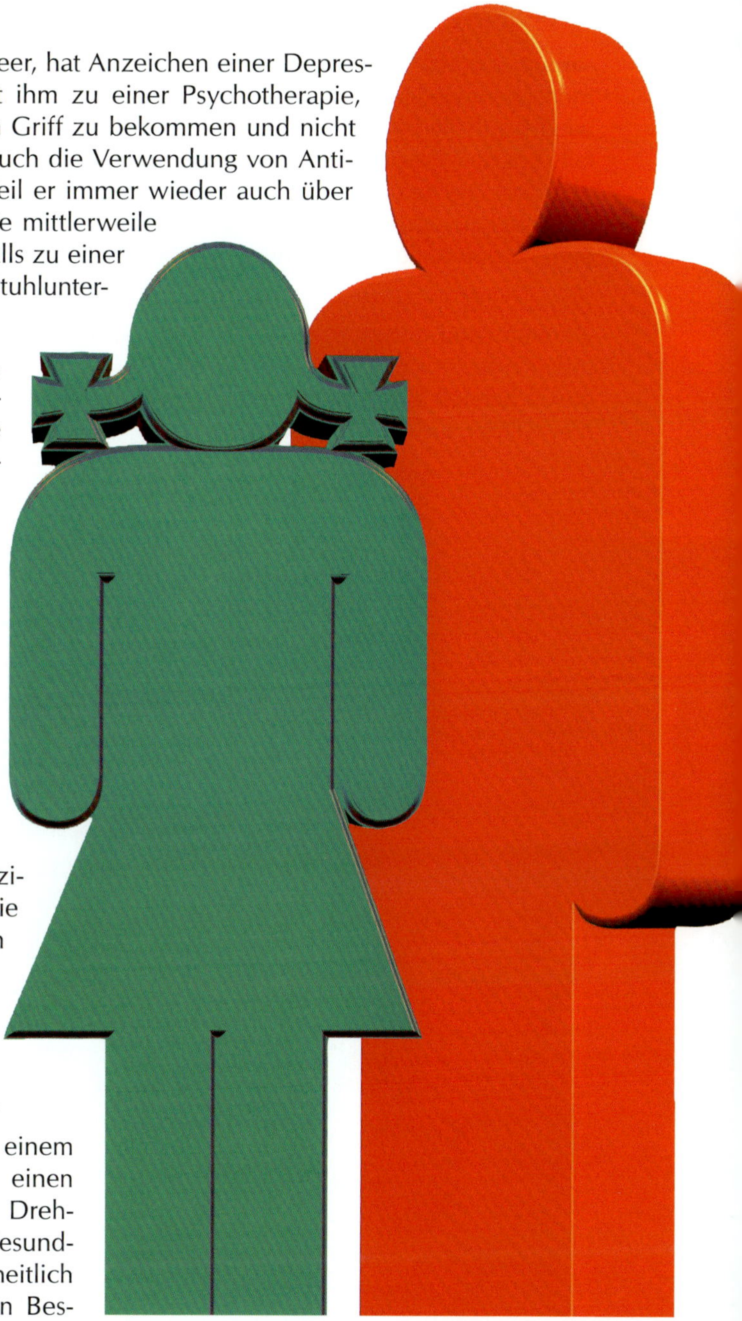

Maria, die neunjährige Tochter, wiederum leidet primär an einer Neurodermitis, das ist diese lästige chronische Hauterkrankung mit Ekzemen und heftigem Juckreiz. Gegen diese Symptome bekommt sie Salben verschrieben, zum Teil mit dem Inhaltsstoff Cortison. Sie versucht bestimmte Nahrungsmittel wegzulassen und wendet zahlreiche andere Maßnahmen an, um die beeinträchtigenden Beschwerden loszuwerden. Auch in diesem Fall ist es die Mutter, die die Patientin mit dem Darmspezialisten bekannt macht. Denn sie weiß von ihm, dass es einen Zusammenhang gibt zwischen Neurodermitis und Darmproblemen. Daher erfolgt auch bei dem Mädchen eine umfangreiche Darmbehandlung.

Fazit: Susanne gelangt nach einem neunjährigen Leidensweg an einen Arzt, der ihren Darm als die Drehscheibe schlechthin für ihre Gesundheit ausfindig macht und ganzheitlich therapiert. Mit einer deutlichen Besserung, die nach etwa sieben bis acht Monaten erzielt wird. Sie fühlt sich unter Menschen wieder wohl, geht wieder gerne zur Schule, stockt ihr Stundenkontingent wieder auf. Sie ist es auch, die ihren Mann und ihre Tochter dazu bringt, sich ebenfalls um den Darm zu kümmern, als Ergänzung zu den psychotherapeutischen und dermatologischen Interventionen. Was Marias Beschwerden nach etwa sechs Monaten deutlich verbessert. Ehemann Jürgen ist nach vier Monaten überhaupt beschwerdefrei, überwindet nachhaltig seine stressbedingte Erschöpfung.

Warum das so ist, warum der Darm eine so zentrale Rolle für unsere Gesundheit einnimmt und warum es in vielen Fällen Sinn macht, auch den Darm in die Therapie miteinzubeziehen, selbst wenn keine Verdauungsprobleme im Vordergrund stehen, davon handelt dieses Buch. Auf die kleine Familiengeschichte werden wir dabei immer wieder zurückkommen.

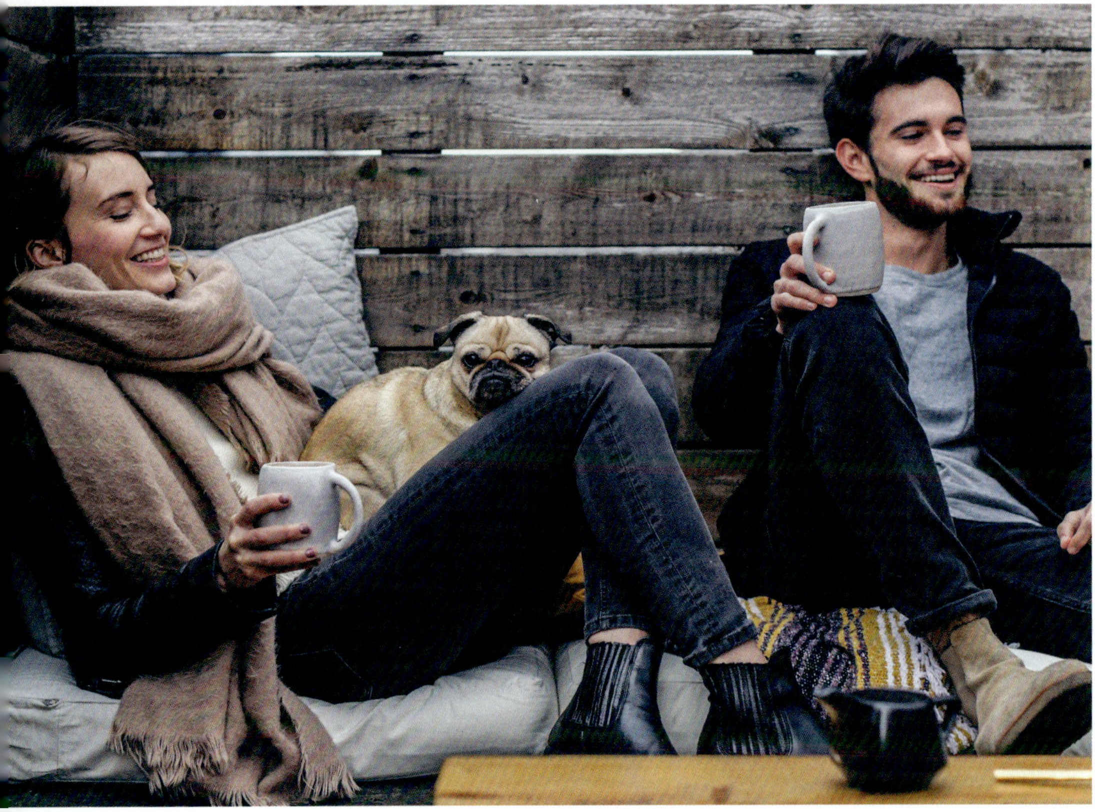

Die Behandlung des Darms – eine Erfolgsgeschichte?

Wenn wir uns kurz die Verdauungsproblematik von Susanne in Erinnerung rufen, dann müssen wir feststellen, dass sie während ihrer Patientenkarriere sehr wohl bei der für ihre Beschwerden zuständigen medizinischen Fachrichtung landet. Nach einer wahren Odyssee durch mehrere Arztpraxen findet sie sich unweigerlich beim Gastroenterologen (Facharzt für Magen- und Darmerkrankungen). Denn bisher wurden ihr lediglich symptomlindernde Medikamente verordnet, während das Grundproblem weiterhin besteht. Sie erhielt Mittel gegen Blähungen, gegen Krämpfe, gegen Verstopfung, gegen Sodbrennen usw.

Die moderne Schulmedizin hat dafür diverse Präparate und Ernährungsempfehlungen parat. Praktisch jedes Beschwerdebild von Susanne kann man mit bestimmten Medikamenten behandeln. Doch der Frau fehlt ein richtiges Hauptsymptom, das sich aufdrängt und gegen das man guten Gewissens medikamentös vorgehen könnte. Und das macht die Sache so schwierig. Es ist nicht so, dass die Verstopfung dominieren würde oder das Sodbrennen. Denn wenn es sich um permanentes Sodbrennen handeln würde, könnte man zum Beispiel einen Säureblocker verschreiben und Susanne wäre in Kürze auf dem Weg der Besserung. Vielmehr steht einmal das eine Problem im Vordergrund, dann wieder das andere. Wird sie während des Unterrichts am Vormittag von einem kaum zu beherrschenden Stuhldrang geplagt, kann es am nächsten Tag eine hartnäckige Verstopfung sein. Der permanente Blähbauch bringt sie an einigen Tagen zur Verzweiflung, an anderen ist er ohne erkennbaren Grund erträglich. Was für die Behandlung bedeutet, dass man immer nur den Symptomen hinterherläuft.

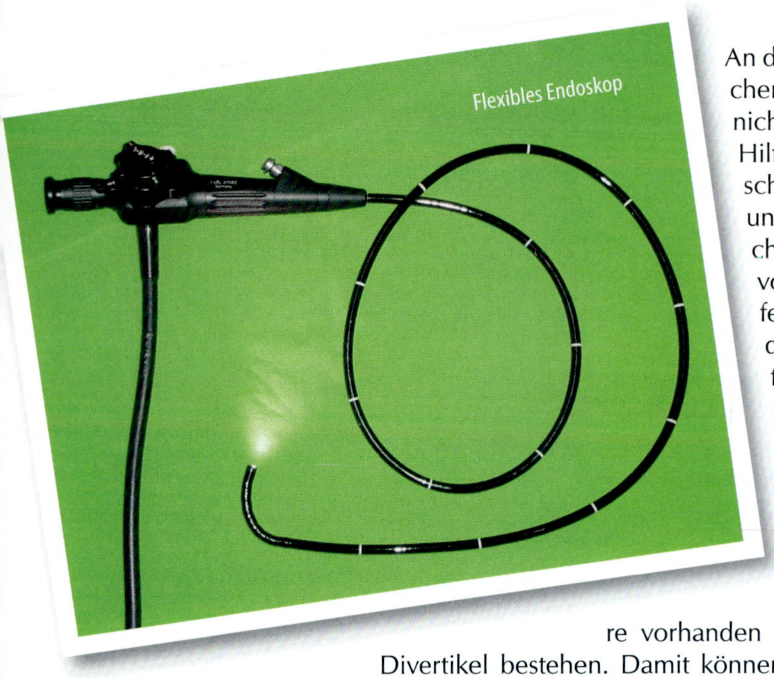
Flexibles Endoskop

An dieser Stelle wird sich so mancher Leser fragen: Kann denn nicht der Gastroenterologe mit Hilfe von Endoskopie, Ultraschall oder Röntgen den Magen und Darm genauestens untersuchen und somit die Ursachen von Susannes Beschwerden feststellen? Natürlich, er kann die Untersuchungen durchführen! Aber die modernen bildgebenden Verfahren zeigen eben nicht alles. Sie zeigen mit eindrucksvollen Bildern, ob eine Entzündung vorliegt, ob es irgendwo im Magen oder Darm blutet, ob Polypen oder Tumore vorhanden sind, ob Verengungen oder Divertikel bestehen. Damit können bedrohliche, schmerzhafte und folgenschwere Erkrankungen entdeckt und einer effektiven Therapie zugeführt werden. Zum Teil kann man sogar während der Untersuchung mit einem Endoskop bereits therapieren, indem man Polypen gleich entfernt. Damit erledigt man gleich zwei Fliegen mit einem Schlag, weil eine kleine Zange am Endoskop das entfernt, was die Minikamera als verdächtig entdeckt hat! So etwas war vor wenigen Jahren bzw. Jahrzehnten undenkbar. Darum müssen wir uns glücklich schätzen, dass unsere Heilkunde über solche Methoden verfügt.

Trotzdem übersieht die moderne Gastroenterologie mit den Hightech-Geräten etwas, was wir mit diesem Buch erklären möchten: Der Darm besteht aus zwei Elementen – dem Organ Darm (das man per Endoskopie untersucht) und dem Ökosystem darin (das man allerdings vor der Endoskopie mit Abführmitteln teilweise ins WC befördert). Trillionen von Bakterien, die unseren Darm besiedeln und die in der richtigen Zusammensetzung Gesundheit und Wohlbefinden gewährleisten. Die aber auch Beschwerden bereiten und krank machen können, wenn in dem Gefüge etwas durcheinander gerät, weil zum Beispiel Gär- und Fäulniskeime überhand gewinnen. All diese Bakterien werden in ihrer Gesamtheit als Mikrobiom bezeichnet. Und um sich über dieses Gewusel ein aussagekräftiges Bild machen zu können, bedarf es anderer Methoden als eines Endoskops mit Kamera oder eines Röntgenbildes, worüber wir noch ausführlich berichten.

Doch werfen wir zunächst einmal einen kurzen Blick auf die Entwicklung jenes Spezialgebietes der Medizin, das sich mit der Verdauung beschäftigt: die Gastroenterologie. Man kann sie durchaus als Erfolgsgeschichte bezeichnen, wie die kurz erwähnten diagnostischen und therapeutischen Möglichkeiten beweisen. Noch erfolgreicher wäre die Sache allerdings, wenn man auch die sogenannte mikroökologische Therapie in die Behandlung miteinbeziehen würde – so heißt nämlich die Einbeziehung des Mikrobioms oder des Ökosystems Darm in Diagnose und Therapie. Doch der Reihe nach!

Vorne rein, hinten raus

Vor der Erfindung des Röntgens als bildgebendes Verfahren um das Jahr 1900 war es unmöglich, bei einem lebenden Menschen in das Innere des Darms zu schauen. Man war bei Magen-Darm-Problemen auf das angewiesen, was der Patient berichtete, welche Schmerzen er schilderte. Oder auf das, was man tasten konnte. Oder was man sehen konnte, wenn er erbrach oder wenn er Stuhl aus dem Körper beförderte. Das versuchte man in Beziehung zu setzen zu dem, was er mit der Nahrung aufnahm. So machten es in früheren Jahrhunderten etwa die Leibärzte der Königshäuser (z.B. in Frankreich), und neben einer Urinbeschau waren bei Hofe auch sogenannte Stuhlvisiten üblich, also die genaue Betrachtung und Interpretation der Ausscheidungen des Monarchen. Die Möglichkeiten, nach solchen Diagnosen therapeutisch zu handeln, darf man getrost als bescheiden charakterisieren. Obwohl für das eine oder andere Problem, wie für Blähungen, Verstopfung oder Durchfall, verschiedene Heilkräuter vorgesehen waren, die durchaus eine gute Wirkung aufwiesen.

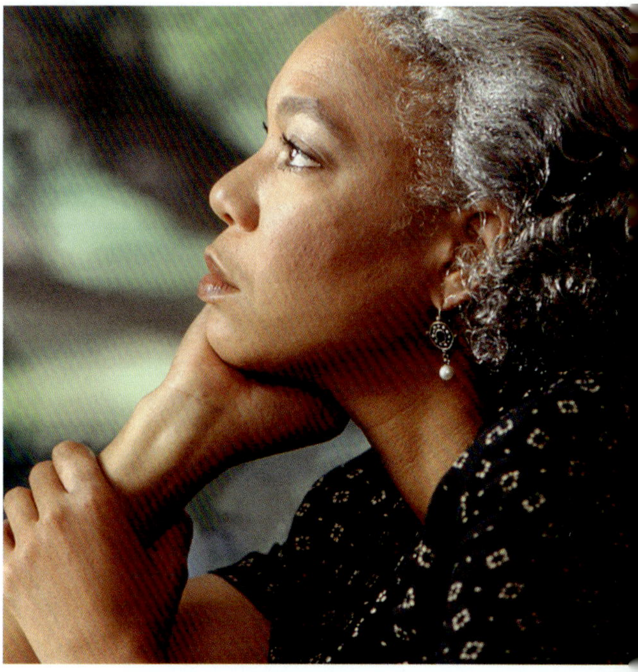

Um an dieser Stelle Missverständnissen vorzubeugen: Tastbefunde oder Stuhluntersuchungen kann man nicht hoch genug einschätzen, wie die komplementären Methoden der Manuellen Medizin oder die Mikroökologische Therapie beweisen. Und wie auch dieses Buch noch zeigen wird. Doch seinerzeit fehlte noch das Wissen, wie es im Inneren des Darms aussieht, wie Verdauungsprozesse ablaufen oder Nährstoffe aufgenommen werden und andere Zusammenhänge funktionieren. Genaueren Einblick lieferte erst die naturwissenschaftliche Medizin.

Neue Ansichten und Einsichten

Mit dem Aufkommen der Röntgenbilder gegen Ende des 19. Jahrhunderts ging es auch mit der wissenschaftlichen Betrachtungsweise des Magen-Darm-Traktes aufwärts. Um 1900 entstand die Gastroenterologie als eigene Disziplin innerhalb der Medizin, seit damals können sich Ärzte auf dieses Gebiet spezialisieren. Doch der Blick in den meterlangen Darm mit seinen Windungen und Ausstülpungen war nicht ungetrübt. Vor allem der krankheitsgefährdetste Abschnitt des Darms, der Dickdarm, erschloss sich erst in den 1960er Jahren, als man die sogenannte Doppelkontrastuntersuchung entwickelte. Weil zum Kontrastmittel auch noch Luft in den Darm eingebracht wurde (daher der Name Doppelkontrastuntersuchung), wurden Konturen sichtbar, die bis dahin von außen nicht einsehbar waren.

In den 1960er Jahren kam die Endoskopie auf, ein weiterer Quantensprung, was die Innenansicht des Darms betrifft. Eine Kamera in einem beweglichen Schlauch liefert

Schematischer Schnitt durch ein Videoendoskop

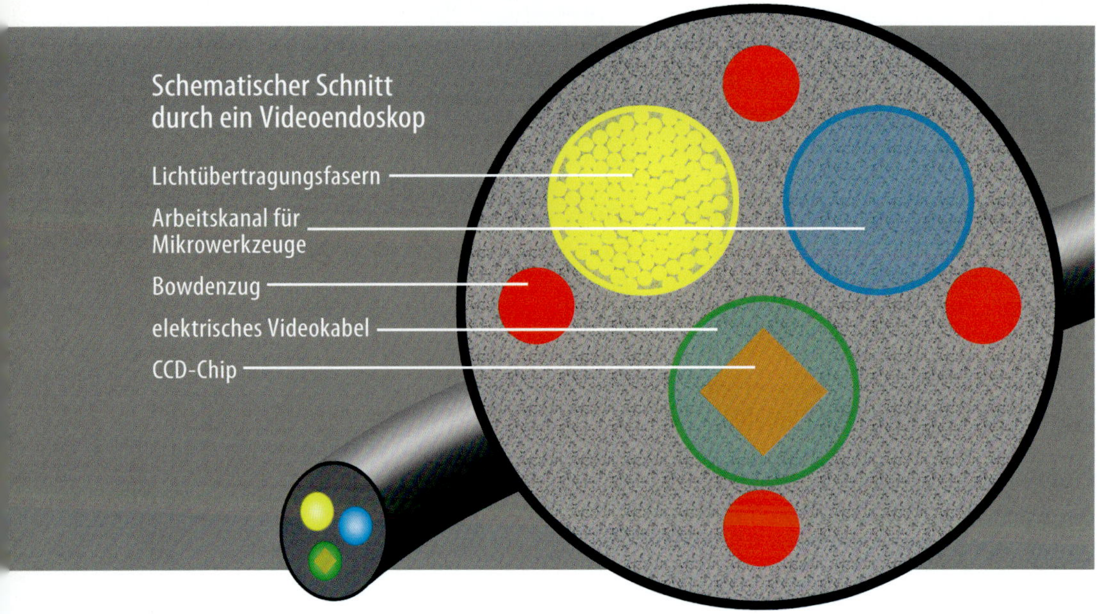

seither eindrucksvolle und aussagekräftige Bilder vom Inneren des Organs. Bilder, die man noch dazu in bester Auflösung auf einem Monitor betrachten kann. Diese Bilder kann man aufzeichnen oder in andere Zentren oder Hörsäle übertragen. Mit Hilfe dieses Verfahrens kann man verdächtiges Gewebe oder versteckte Blutungen entdecken. Außerdem kann dieses Gewebe während der „Kamerafahrt" gleich entnommen werden, um es im Labor zu untersuchen. Eine interessante Spielart stellt die sogenannte Kapselendoskopie dar. Darunter versteht man eine Minikamera, die sich in einer Pille bzw. Kapsel befindet, die man schluckt. Auf ihrem Weg durch den Körper liefert sie ständig Aufnahmen auch vom Dünndarm. Diese Methode ist aufgrund ihres hohen finanziellen und technischen Aufwandes nicht Standard, außerdem kann man damit nicht gleichzeitig therapieren wie mit einem eingeführten Schlauch mit Zange.

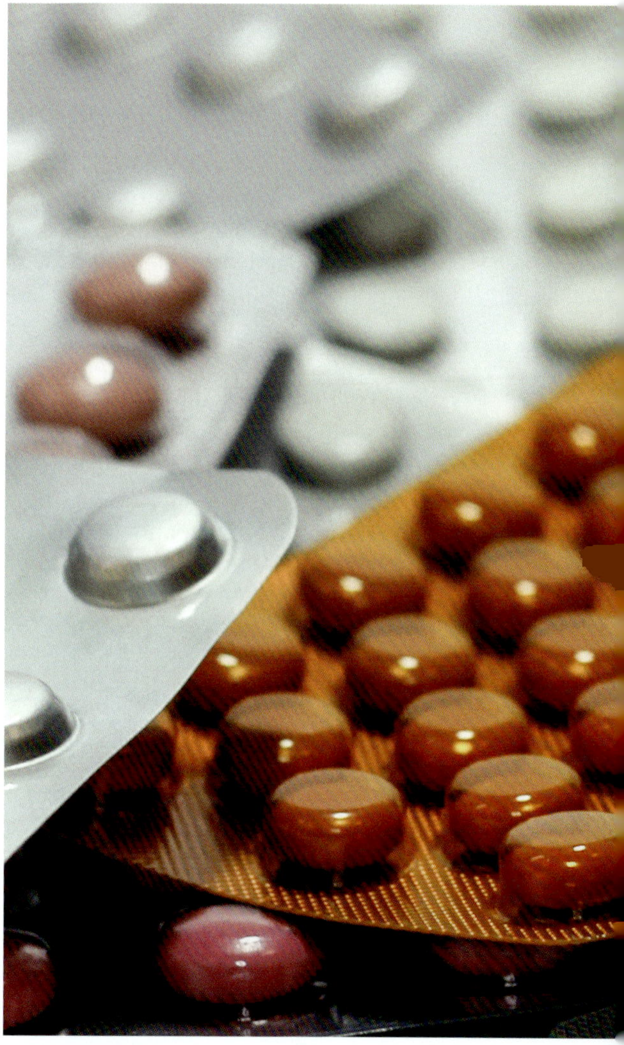

Chemische Hilfen

Nicht zu vergessen sind die Medikamente, die gegen Probleme im Magen-Darm-Trakt entwickelt wurden. Dazu zählen Abführmittel gegen Verstopfung, oder Säureblocker gegen Sodbrennen, außerdem entzündungshemmende und krampflösende Arzneien. Manche von ihnen zählen zu den am häufigsten verschriebenen Medikamenten. Sie tun gute Dienste, wenn es darum geht, Symptome wie starke Schmerzen rasch zu lindern. Doch alles, was wirkt, hat auch unerwünschte Wirkungen bzw. Nebenwirkungen. So werden mit Abführmittel auch wichtige Mikronährstoffe ausgespült, ein Säureblocker kann die Bildung von Magensäure dermaßen unterdrücken, dass noch viel unverdaute Nahrung vom Magen in den Darm gelangt, womit dieser noch mehr durcheinandergerät.

Außerdem unterbindet er auch die Aufnahme des wichtigen Vitamins B_{12}. Schluckt man gar ein Antibiotikum, geht es nicht nur den schädlichen Bakterien an den Kragen, sondern es werden auch die nützlichen wie die Milchsäurebakterien vernichtet. Kurzum: So nützlich und hilfreich die Arzneien sein können, so sorgfältig muss man ihren lang dauernden oder gar dauerhaften Einsatz abwägen. Gerade bei lange anhaltenden oder immer wiederkehrenden Beschwerden ist es unumgänglich, eine mikroökologische Diagnostik und in deren Anschluss eine entsprechende Therapie („Darmsanierung") durchzuführen.

Fruchtbare Zwischenrufe

Trotz des Aufwindes, den die Gastroenterologie in den etwas mehr als 100 Jahren ihrer Entwicklung nimmt, gibt es auch Mediziner und Wissenschaftler, die einen etwas anderen als den apparativen Blick auf den Darm werfen. Dabei geht es vor allem um die Berücksichtigung der Darmflora und jener Bakterien, die vom Darm aus die Gesundheit beeinflussen. Auch die Darmsanierung kommt ins Spiel.

Als Beispiel sei Ilja Iljitsch Metschnikow (1845–1916) genannt. Der russische Forscher gilt als Mitbegründer der Immunologie. 1908 erhielt er zusammen mit Paul Ehrlich (1854–1915) den Nobelpreis für Medizin oder Physiologie. In seinem umfangreichen wissenschaftlichen Leben beschäftigte er sich auch mit Milchsäurebakterien. Diese machte er für die bekannt hohe Lebenserwartung der bulgarischen Bevölkerung verantwortlich. Seine Vermutung: Die Bulgaren verzehren große Mengen Joghurt und Kefir. Die darin enthaltenen Milchsäurebakterien (Lactobacillen) verhindern unerwünschte Fäulnis- und Vergiftungsvorgänge im Darm und ermöglichen auf diesem Weg das hohe Alter der Bulgaren. Eine These, die vor 100 Jahren viel Aufsehen erregte.

Metschnikow trug nicht unwesentlich zur Entstehung und Entwicklung der sogenannten Mikrobiologischen bzw. Mikroökologischen Therapie bei. Diese Therapie zeichnet sich vor allem dadurch aus, dass sie dem Darm die zentrale Rolle für unsere Gesundheit zuschreibt. Eine moderne mikroökologische Stuhldiagnostik, die – wie Sie noch lesen werden – in Speziallaboren durchgeführt wird, bietet ein umfassendes Bild über den Gesundheitszustand. Eine konsequente Darmsanierung stellt das wesentliche Element der Behandlung dar. Sie kommt auch zum Einsatz, wenn es nicht um Verdauungsprobleme geht.

Die Mikroökologische Therapie galt bis in die 1990er Jahre als reine Erfahrungsheilkunde. Dann begann eine rege Forschungstätigkeit auf diesem Gebiet. Obwohl inzwischen zahlreiche Forschungsergebnisse die wichtige Rolle der Darmflora untermauern, ist diese Therapie noch immer nicht in der modernen Gastroenterologie angekommen. Diese orientiert sich weiterhin fast ausnahmslos an den apparativen und chirurgischen Möglichkeiten in Diagnostik und Therapie. Doch was, wenn der endoskopische Blick in das Darminnere keinerlei Auffälligkeiten ergibt, der Patient jedoch unter immer wiederkehrenden Beschwerden leidet? So ein Widerspruch ist nicht nur möglich, sondern überaus häufig anzutreffen. Röntgen, Ultraschall und Endoskopie können nämlich über die lebenswichtige bakterielle Besiedlung des Darms nichts aussagen. Man kann also nach einer endoskopischen Untersuchung als gesund gelten und trotzdem anhaltende Verdauungsprobleme haben, wie das folgende Kapitel zeigt.

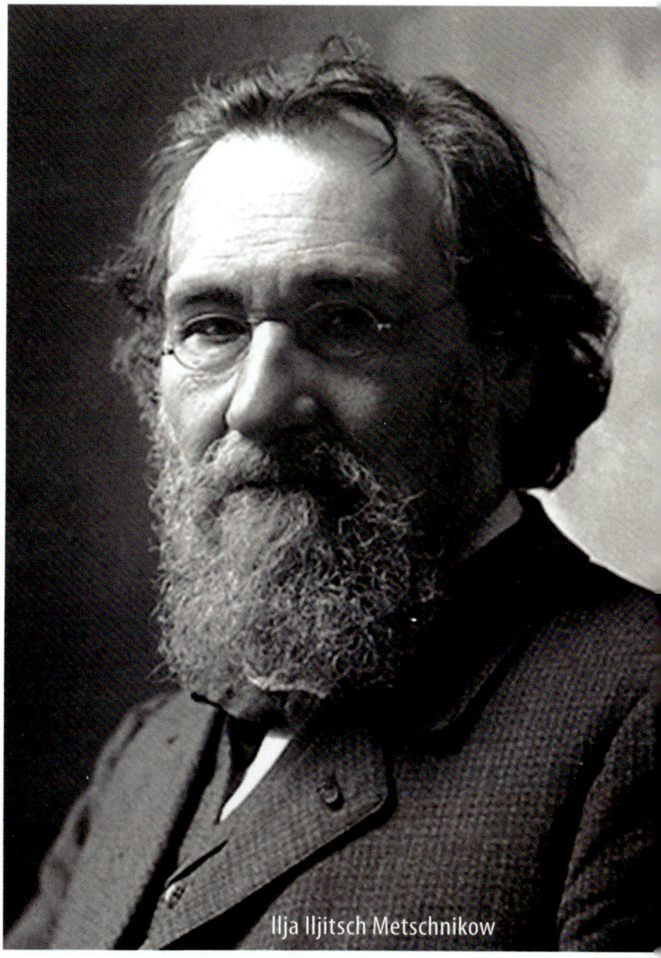
Ilja Iljitsch Metschnikow

Jetzt scheint sich allerdings eine Wende in der Gastroenterologie abzuzeichnen. Seit wenigen Jahren wird nämlich das Mikrobiom Darm gründlich beforscht. Die neueren Ergebnisse versetzen die wissenschaftliche Community immer wieder ins Staunen. Seither trauen auch die strengsten Naturwissenschaftler dem Darm mehr zu als die Verdauung unserer Nahrung. Man hat aufgrund zahlreicher Publikationen und Medienberichte manchmal sogar den Eindruck, dass der Darm zum Star unter den Organen avanciert. Der Darm, der u.a. Verursacher von Allergien, Immunstörungen, Haut- und Atemwegserkrankungen und sogar psychischen Erkrankungen sein kann.

Von diesen Eigenschaften des Darms sind die Vertreter der Mikroökologischen Therapie längst überzeugt. Wie von der Tatsache, dass die moderne Gastroenterologie nur unter Beachtung des Mikrobioms eine nachhaltige Verbesserung der Gesundheit erzielen kann.

Interview:
Alternativ oder ergänzend?
Teil 1

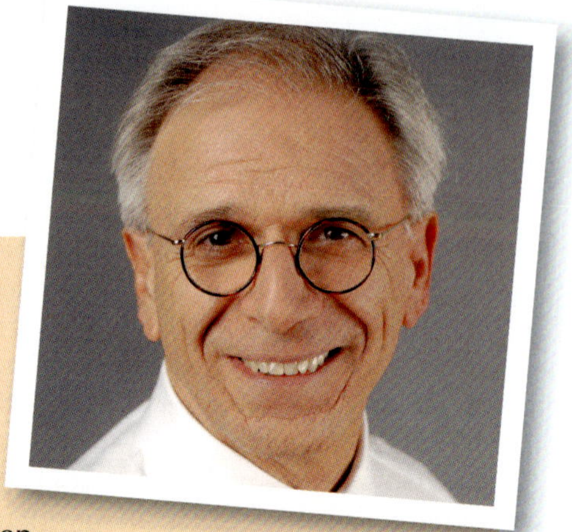

Herr Dr. Reckel, Sie sind ein Vertreter der Mikroökologischen Therapie, die wir bereits kurz vorgestellt haben und die uns noch durch das gesamte Buch begleiten wird. Sehen Sie sich als Alternativmediziner?

Dr. Reckel: Ich lege Wert darauf festzustellen, dass ich streng naturwissenschaftlich denke und die Basis meines Handelns weiterhin die Schulmedizin ist. Ich habe allerdings im Laufe meiner Berufsjahre gemerkt, dass das nicht ausreicht. All meine heutigen Behandlungsansätze sehe ich in Ergänzung – also additiv zur Schulmedizin und nicht alternativ.

Was hat Sie schon vor drei Jahrzehnten bewogen, anders als ein Großteil Ihrer Kollegen zu denken und gegen den Strom zu schwimmen?

Dr. Reckel: Meine Biografie lehrte mich, alles differenziert zu betrachten. In ganz hohem Maße erklärt das jedoch mein Sternzeichen Wassermann – als solcher ist man immer neugierig, hinterfragt alles und denkt stets um die Ecke.

Zur Naturwissenschaft haben Sie sich schon bekannt, da waren Sie noch gar kein Arzt …

Dr. Reckel: Richtig. Naturwissenschaftlich geprägt haben mich bereits meine Kindheit und Jugend, die ich zu einem Teil auf dem Bauernhof meines Großvaters verbracht habe. Dort gab es wenig Hygiene, viele Keime, aber wenig Krankheiten und so gut wie keine Allergien. Das hat mich früh gelehrt, dass eine Vielfalt an Keimen auch schützen kann. Meine Vorliebe für die Landwirtschaft ließ mich Tiermedizin studieren und mit dem Staatsexamen abschließen …

Also sind Sie auch Tierarzt?

Dr. Reckel: Ja, das war eine ungemein wichtige Ausbildung. Denn in der Veterinärmedizin konnte ich wesentliche Kenntnisse in der Mikrobiologie gewinnen, habe Lebensmittelgesetze kennen gelernt oder Milchkunde. Von daher ist mir auch der Antibiotikaeinsatz in der Nutztierhaltung vertraut; diesen verheerenden Aspekt der Antibiotikaanwendung lernt man nämlich während des Medizinstudiums ebenso wenig wie die Milchkunde! Eine Allergie gegen mehrere Tierarten machte mich allerdings berufsunfähig und zwang mich zum Medizinstudium und zur Rückgabe meiner Bestellung zum Tierarzt. Durch die tiermedizinische Vorgeschichte hatte ich im Medizinstudium von vornherein einen anderen Blickwinkel, lernte kritisch und mehr für mich und weniger für die Examina. Ebenfalls wichtig war meine Assistentenstelle in der Biochemie der Medizinischen Hochschule Hannover, dort arbeitete ich, um mein Studium zu finanzieren. Hier habe ich über vier Jahre Grundlagenforschung über Enzyme betrieben und mit einer Dissertation abgeschlossen. Diese biochemischen Kenntnisse helfen mir heute täglich.

Hatte auch die Facharztausbildung Einfluss auf Ihre heutige Behandlungsweise?

Dr. Reckel: Während meiner achtjährigen Kliniktätigkeit arbeitete ich unter anderem in der Gynäkologie und Geburtshilfe im Rahmen einer zweijährigen Studie über Infektionen bei Mutter und Kind bei Kaiserschnittentbindung. Heute plädiere ich dringend für eine intakte und schützende Darmflora während der Schwangerschaft und warne vor den mikroökologischen Gefahren von Kaiserschnittentbindungen ohne zwingende medizinische Indikation für das Kind.

Sie haben dann eine eigene allgemeinmedizinische Landpraxis betrieben.

Dr. Reckel: Ja, zehn Jahre lang. Was mich zu meinen ländlichen Wurzeln zurückgeführt hat. Aber schnell nervte mich die alltägliche Hilflosigkeit bei der Therapie rezidivierender Magen-Darm-Erkrankungen, von Infekten und insbesondere von Hauterkrankungen wie der Neurodermitis.

Warum der besondere Hinweis auf die Neurodermitis?

Dr. Reckel: An Neurodermitis leide ich selbst seit der Kindheit und habe am eigenen Leibe erfahren, wie die Medizin teilweise geradezu hilflos diesem Krankheitsbild gegenübersteht. Das habe ich noch drastischer bei meinem Sohn erleben müssen. Er wurde schon mit extremster Form der Neurodermitis geboren. Selbst die universitäre Medizin konnte das Krankheitsbild bestenfalls eindämmen. Wie in meiner Praxis, war ich auch hier zunächst hilflos mit meiner schönen Schulmedizin. All das zwang mich zum Nachdenken, zum Umdenken. Vieles habe ich ausprobiert, vieles gelernt, wie Akupunktur, Neuraltherapie, Phytotherapie und Orthomolekulare Medizin. Vor über 30 Jahren erfuhr ich das erste Mal von der Mikroökologischen Therapie von einem Heilpraktiker, denn damals praktizierte kaum ein Arzt diese Therapie.

Was hat Sie dabei am meisten beeindruckt?

Dr. Reckel: Mir wurde klar, wie wichtig das Ökosystem Darm ist, als ich die unterschiedliche Bedeutung der beiden Elemente Darm und Ökosystem erkannte. Auch ein gesunder Darm konnte ein schwer gestörtes Ökosystem beherbergen, das uns nach Strich und Faden krank machen kann. Damit erklärte sich für mich das Warum vieler Erkrankungen mit dem Darm als Drehscheibe. Seitdem ist mir auch bewusst, dass die Neurodermitis immer mit einem gestörten Ökosystem des Darmes einhergeht. Nach 30 Jahren mikroökologischer Diagnostik und zumeist erfolgreicher Therapie vieler tausend Patienten weiß ich, wovon ich rede! Aber ich musste innerhalb der Medizin fast 30 Jahre lang gegen den Strom schwimmen. Nun, wo der Darm dramatisch an Image gewinnt, schwimme ich auf der Woge. Was heute wie ein Hype und wie neueste Erkenntnis gehandelt wird, wissen wir ganzheitlich-mikroökologisch denkenden Therapeuten schon lange.

Den Darm ganzheitlich betrachten

Wir sind der Überzeugung: Nur wer den Organismus versteht, kann ihm bei der Gesundung helfen. Wir gehen sogar so weit und behaupten, dass man den Organismus ganzheitlich, mit all seinen Facetten und Konturen, verstehen muss, um erfolgreich helfen zu können. In unserem Fall bedeutet das, dass wir den Darm sowohl als Organ als auch als Ökosystem verstehen. Ein entscheidender Dualismus, dem wir dieses Kapitel widmen.

Beginnen wir mit dem Ökosystem Darm. Es besteht aus Trillionen von Bakterien und Pilzen. Dennoch ist es biologisch gesehen für uns Außenwelt.

Eine Außenwelt in uns? Ja! Die Bakterien und Pilze leben in der „Röhre" Darm und auf unserer Schleimhaut, aber nicht in uns. Unser Organismus beginnt erst mit und hinter der Schleimhaut. Nur wer oder was die Schleimhaut überwindet, „betritt" uns. Das muss jedem von uns klar sein. Nur so ist erklärbar, warum sich Menschen von einem Darm gequält fühlen, der organisch als gesund gilt (etwa nach einer endoskopischen Untersuchung). Es quält nämlich das kranke Ökosystem.

Dass der Innenraum des Darms nicht direkt zu uns gehört und ein oben und unten zur Umwelt offenes System ist, merken wir spätestens dann, wenn wir so etwas Schwerverdauliches wie unzerkaute Tomatenschalen fast unverändert im Stuhl wiederfinden.

Genau genommen lebt also das Darmmikrobiom nicht in uns, sondern auf uns. Diese Erkenntnis ist von größter Bedeutung, denn es ist schon ein gewaltiger Unterschied, ob

Keime im Sinne einer Infektion unsere Blut- und Lymphbahn erreichen, oder ob sie nur auf und mit uns leben.

Diese Erkenntnis ist auch wichtig, wenn wir dieses Ökosystem behandeln wollen. Dann können wir nämlich Methoden wählen, die unseren Organismus gar nicht tangieren. Wir können sozusagen auf uns behandeln, vermeiden jedoch Nebenwirkungen in uns.

Übrigens: Die Tatsache, dass die unendlich vielen Keime unserer Darmflora uns in der Regel nicht wie bei einer Infektion bedrohen und somit auch nicht die klassischen Symptome wie z.B. Fieber auslösen, mag zumindest notdürftig erklären, warum sich die klassische Schulmedizin bis vor wenigen Jahren keinen Deut um die Darmflora gekümmert hat. Kam es akut bei Nahrungsmittelvergiftungen oder Reisekrankheiten durch Salmonellen, EHEC & Co. zu klassischen, infektbedingten Durchfällen, dann dachte man kurzfristig wie selbstverständlich an Darmkeime – aber auch nur dann. Und besonders rasch verschwanden sie aus dem Fokus, wenn man sich mit der Anwendung von Antibiotika in sehr trügerischer Sicherheit wähnte. Nicht ahnend, wie verheerend sich Antibiotika auch auf die schützenden Darmkeime auswirken können.

Dennoch werden Sie sich nun fragen, warum uns Keime, die uns gar nicht betreten, sehr wohl bedrohen und krank machen können. Wie wir später zeigen werden, bedrohen uns nicht so sehr die Keime, als vielmehr deren Stoffwechselprodukte und Botenstoffe. Sie können unter bestimmten Bedingungen unsere Schleimhaut überwinden und uns „betreten“ und die unterschiedlichsten Beschwerden im gesamten Organismus auslösen.

Das Organ Darm – so funktioniert das Verdauungssystem

Betrachten wir nun kurz den zweiten Aspekt des dualen Systems, schauen wir uns den Darm als Organ an und führen uns vor Augen, wie unser Verdauungssystem normalerweise funktioniert. Auf diese Weise wird schnell verständlich, unter welchen Bedingungen sich bei uns die richtigen Keime wohlfühlen und mit uns eine sehr erfolgreiche Symbiose bilden.

Am einfachsten geht dies wohl, wenn wir uns vorstellen, wie ein Bissen Nahrung durch unseren Körper wandert und verdaut wird. Nehmen wir eine Scheibe Vollkornbrot, belegt mit Butter und Käse (dieses Beispiel wurde bewusst gewählt, weil entgegen den Erwartungen vieler Menschen diese Kost durchaus nicht so gesund ist wie man annimmt, sondern durchaus krank machen kann – wie noch zu lesen sein wird). Verfolgen wir nun den Verdauungsprozess durch Magen und Darm Schritt für

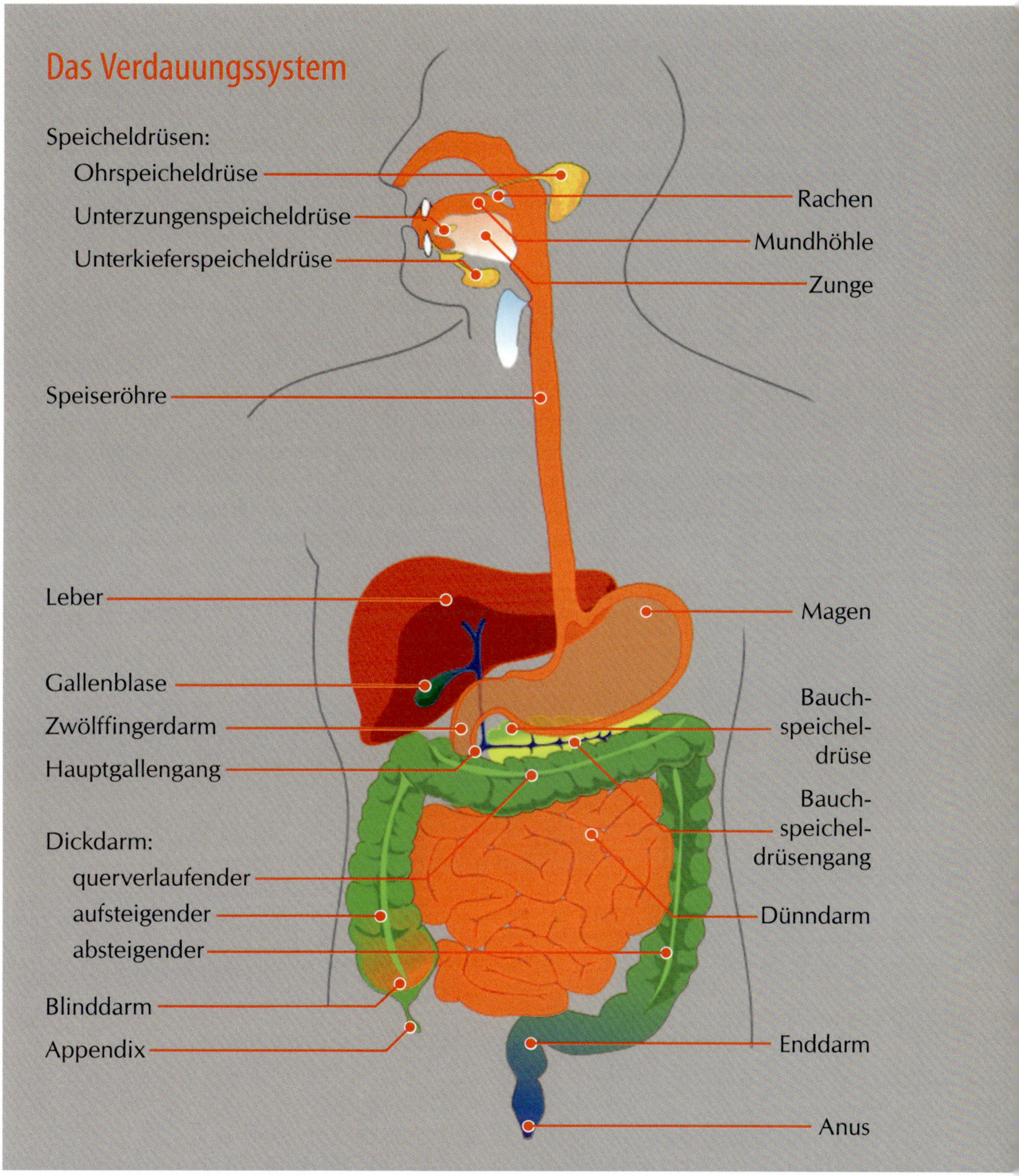
Das Verdauungssystem
Speicheldrüsen:
Ohrspeicheldrüse
Unterzungenspeicheldrüse
Unterkieferspeicheldrüse
Rachen
Mundhöhle
Zunge
Speiseröhre
Leber
Magen
Gallenblase
Zwölffingerdarm
Hauptgallengang
Bauch-
speichel-
drüse
Bauch-
speichel-
drüsengang
Dickdarm:
querverlaufender
aufsteigender
absteigender
Dünndarm
Blinddarm
Appendix
Enddarm
Anus

Schritt. Sie glauben gar nicht, was auf dem Weg zwischen Lippen und Afterschließmuskel alles passieren und schief laufen kann.

- **Mundhöhle:** Vorausgesetzt, wir lassen uns beim Essen Zeit, haben gute Zähne und setzen diese auch gründlich ein, dann sollte der Bissen durch die Arbeit von stärkespaltenden (Brot besteht zu einem Großteil aus Stärke) Verdauungsenzymen im Speichel gut zerkleinert im Magen ankommen. Hastige Esser und Gebissträger mit schlecht sitzender Prothetik haben hier schon schlechte Karten und schaffen möglicherweise bereits in der Mundhöhle die Voraussetzungen für eine Fehlbesiedlung im Darm!
- **Magen:** Im Magen wird unser Käsebrot einem wahrlich ätzenden Säure- und Enzymbad unterzogen und gehörig durchgeknetet. Die weitere Zerkleinerung und Vorverdauung für die folgenden Verdauungsprozesse im Darm ist die vorrangige Aufgabe des Magens. Dabei kümmert er sich ganz besonders um die Eiweiße in der Kost, also in unserem Beispiel um das Milcheiweiß im Käse. Unter der Voraussetzung, dass er über seine Schleimhaut ausreichend Magensäure und das Verdauungsenzym Pepsin absondert. Das ist allerdings nicht selbstverständlich. Wie wir in späteren Kapiteln noch beschreiben werden, kann dies zum Beispiel durch die falsche Anwendung von Säureblockern verhindert werden, was furchtbare Aus-

Der Magen und seine Bereiche

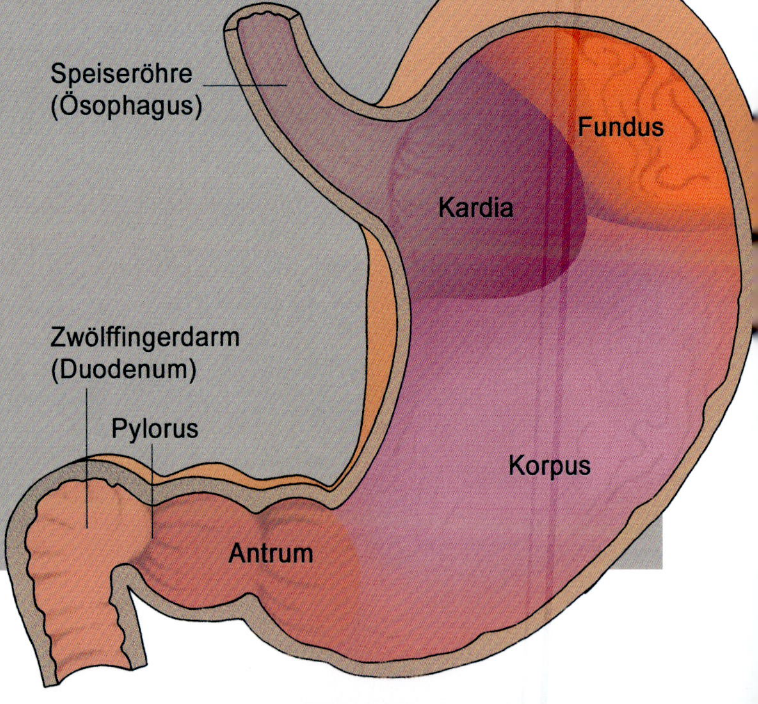

wirkungen auf den Darm haben kann. Übrigens mag hier kurz angemerkt werden, dass gemäß archaischen Mustern der Hauptjob des Magens die Vorverdauung von Fleisch und Fisch ist – ein erfolgreiches Programm aus der Steinzeit, die immer noch in uns steckt. Das sollte insbesondere Veganern zu denken geben.

- **Dünndarm:** Sofern der Magen seinen Job ordentlich erfüllt hat – und nur dann –, nimmt der Zwölffingerdarm das vorverdaute Käsebrot ab. Dabei muss chemisch gesehen fast ein kleines Wunder vollbracht werden. Der Nahrungsbrei kommt aus dem Magen ätzend-sauer mit einem pH-Wert von 1 bis 2. Die weitere Verdauung im Dünndarm muss aber unter basischem pH 8 geschehen (zur Anmerkung: ein pH-Wert von 7 wäre neutral, Werte zwischen 6 und 1 werden als sauer, diejenigen von 8 bis 12 als basisch bezeichnet). Nur unter diesen Bedingungen wirken die Verdauungsenzyme aus der Bauchspeicheldrüse und der Galle. Diesen chemischen Quantensprung schafft die Bauchspeicheldrüse mit hochbasischen Sekreten. Wenn im wahrsten Sinne des Wortes die Chemie stimmt, dann wird hier im Dünndarm das Käsebrot bis zur Unkenntlichkeit zerlegt. Wenn alles gut geht, wird das Fett aus Butter und Käse in Fettsäuren und die Eiweiße in Aminosäuren zerlegt, während die Stärke aus dem Brot in Zucker zerlegt wird. All diese Bausteine sind nun klein genug, um von der Dünndarmschleimhaut in die Blut- und Lymphbahn aufgenommen zu werden. Das gilt natürlich ebenfalls für die wichtigen Vitamine und Mineralstoffe. All die Käsebrotbestandteile werden unserem Stoffwechsel zugeführt.

  Am Ende des Dünndarms sollte die Nahrung eigentlich verdaut sein.

- **Dickdarm:** Hat aber ein Teil des Käsebrotes sich bis in den Dickdarm retten können, dann kann ihm hier nicht mehr viel geschehen. Die biochemischen Häckselmaschinen, die Enzyme des Dünndarmes, hat es hinter sich. Mit dem Passieren der sogenannten Bauhinschen Klappe (eine Art Rückschlagventil, das verhindert, dass ausreichend verdauter Dünndarminhalt aus dem Dickdarm zurückschwappt) werden Fette, Eiweiße und Kohlhydrate nicht weiter angegriffen und können ungestört den Darm im Stuhl wieder verlassen. So geschieht es wohl bei den sogenannten schlechten Futterverwertern, also Menschen, die unendlich viel essen können – aber auch müssen – und dabei wundersamerweise kein Gramm zunehmen. Dass wir den Käse oder die Butter im Stuhl optisch nicht wiederfinden können, liegt allein an dem biochemischen Bad und der gründlichen Durchmischung des Speisebreis in den einzelnen Darmabschnitten. Aber sie sind definitiv da, denn wir können sie mit der Stuhluntersuchung auf Verdauungsrückstände sehr leicht qualitativ und quantitativ nachweisen.

  Etwas widerfährt unserem Käsebrot im Dickdarm dennoch: Ihm wird Wasser und damit das eine oder andere Mineral und Spurenelement entzogen und unserem Stoffwechsel zugeführt. Dies läuft im Sinne eines Recyclings, denn wie Sie oben gelesen haben, investiert der Körper viel Wasser in Magen und Dünndarm zum

Lösen und Spalten von Nährstoffen. Das muss er sich am Ende wieder zurückholen. In freier Wildbahn, und das muss gar nicht einmal in der Wüste sein, stünde ganz sicher nicht immer ausreichend Wasser zur Verfügung. Wieder eine von den vielen raffinierten Überlebensstrategien der Natur.

Querschnitt durch den Dickdarm

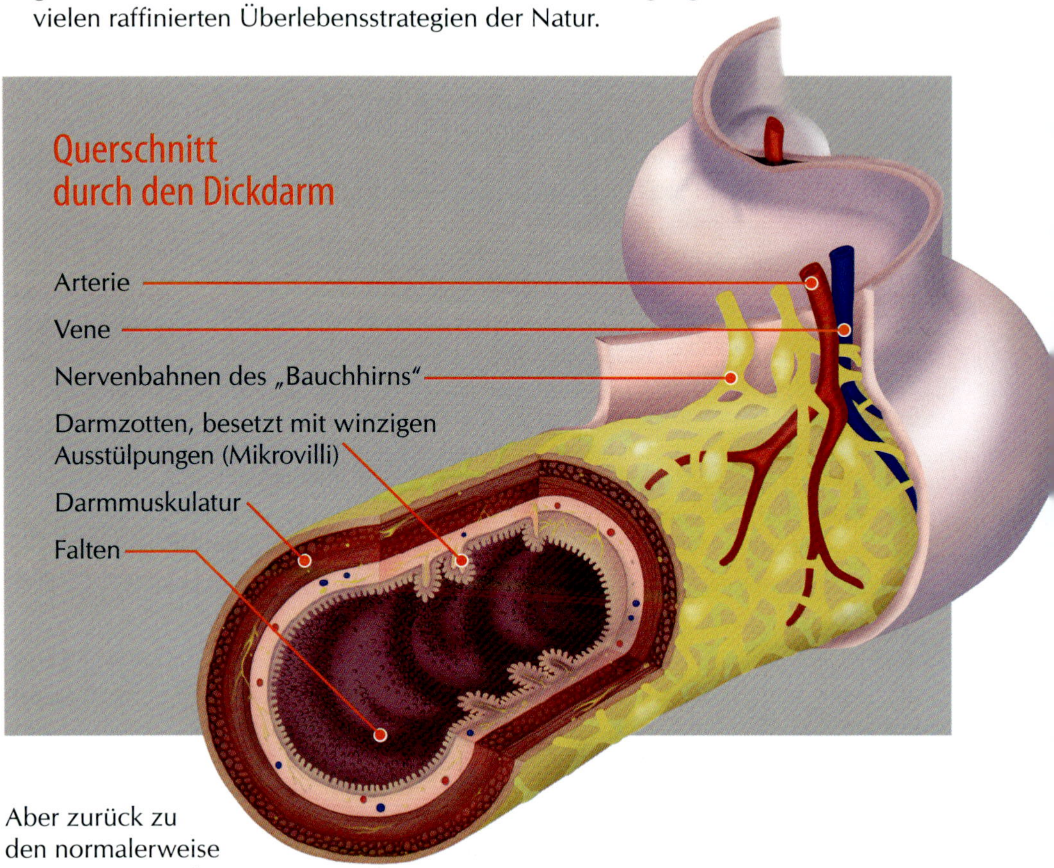

Aber zurück zu den normalerweise ungestörten Verdauungsabläufen. Wenn bis hierher alle Verdauungsprozesse an unserem Käsebrot richtig gelaufen sind, dann bräuchten wir eigentlich über den Dickdarm kaum noch reden. Mit einer Ausnahme, das betrifft die Verdauung der Ballaststoffe aus dem Vollkornbrot. Wir Menschen verfügen nämlich über gar kein Verdauungswerkzeug für solche Ballaststoffe wie zum Beispiel Zellulose. Unglaublich, aber wahr. Das ist aber in der Natur gar nicht so ungewöhnlich. Das Problem haben eigentlich alle Säugetiere (Rinder haben dafür einen ca. 200 Liter fassenden Pansen, die Pferde einen ca. 18 Liter großen Blinddarm). Sie geben, wie wir Menschen, diesen Job an Darmbakterien ab, die wir dafür in riesiger Zahl insbesondere im Dickdarm halten.

Womit wir bei der Bedeutung der Darmbakterien wären. Wenden wir also unsere Aufmerksamkeit wieder dem Ökosystem Darm zu, mit der wesentlichen Schaltzentrale des Mikrobioms, das ist – wie dargestellt – die Summe aller Keime in unserem Darm.

Das unglaubliche Mikrobiom in unserem Darm

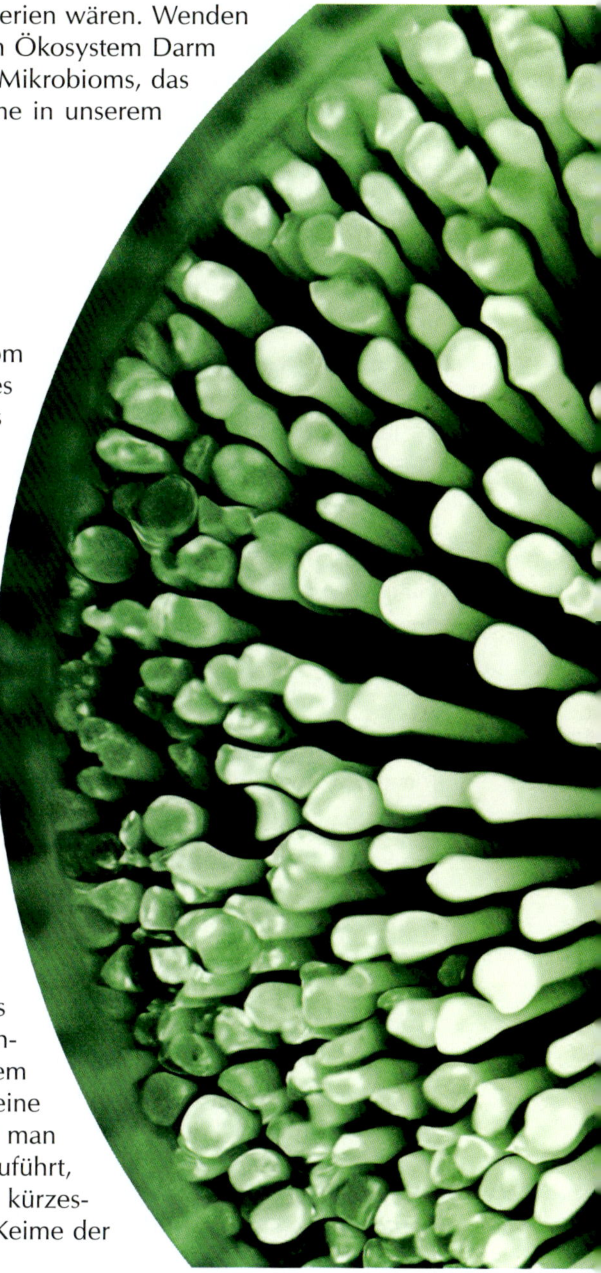

Wenn wir im Folgenden auf das Mikrobiom eingehen, dann sollte uns klar sein, dass es ein Leben ohne die Mikroben nicht gäbe. Es ist also nicht einfach nur eine nette Symbiose zwischen uns und den Keimen. Nein, wir sind von ihnen abhängig, sind ohne sie schlichtweg nicht lebensfähig! Das sei hier in aller Deutlichkeit gesagt. Seit Robert Kochs lebensrettenden Erkenntnissen zu krank machenden Bakterien haben wir in der Medizin allzu lange angenommen, dass unser Organismus keimfrei wäre und jeder Keim in uns als potentieller Feind gelte. Heute wissen wir es besser und müssen dieses Trugbild korrigieren.

Dass wir ohne Keime nicht lebensfähig sind, hat man zum Beispiel an gnotobiotischen (keimfrei gezüchteten und gehaltenen) Labormäusen bewiesen. Mangels Keimkontakt bleibt bei diesen Tieren das Immunsystem dumm und ungeschult, denn es lernt die Bedrohung von Keimen gar nicht kennen. Das gesamte Lymph- und Immunsystem kann sich nur schwach entwickeln, so dass eine Anpassung an die Umwelt ausbleibt. Sobald man den keimfreien Käfigen normale Raumluft zuführt, versterben diese gnotobiotischen Mäuse in kürzester Zeit an banalen Infekten durch normale Keime der Raumluft.

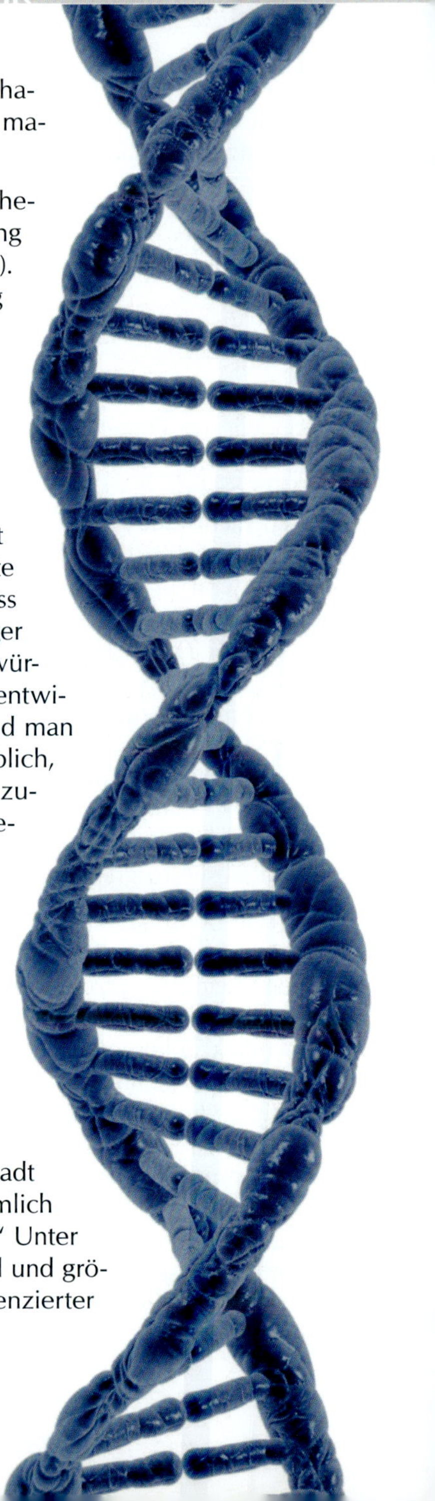

Wir können also froh sein, dass wir unser Mikrobiom haben, unsere Keime, die uns vor anderen – den krank machenden Keimen – schützen können.

Therapeuten, die seit Jahrzehnten Mikrobiologische Therapie betreiben, wissen schon lange um die Bedeutung der Darmflora (heute spricht man vom Mikrobiom). Viele Erkenntnisse wurden seither aus der Erfahrung im Umgang mit probiotischen Bakterien gewonnen. Was wäre die medizinische Wissenschaft ohne die lange Tradition der Erfahrungsheilkunde?

Die strenge Naturwissenschaft liefert erst seit wenigen Jahren die entsprechenden Beweise. Erst im Jahre 2012 konnte das Genom (das Erbgut) des menschlichen Mikrobioms entschlüsselt werden. Erst seit dieser letzten Sekunde der Menschheitsgeschichte begreifen wir durch die genetischen Erkenntnisse, dass wir Menschen ohne das Mikrobiom nur ein armseliger Haufen von kaum 20.000 Genen sind. Diese Anzahl würde einem Reptil gerecht werden, nicht aber uns hochentwickelten Menschen. Was uns wirklich auszeichnet, fand man erst im Genom unseres Mikrobioms, das – unglaublich, aber wahr – hundertmal mehr Gene aufbietet. Nur zusammen mit den Keimen sind wir stark und funktionieren so hochdifferenziert!

Diese Stärke muss man jedoch kritisch betrachten, je nach der Artenvielfalt (Biodiversität) der Keime, denen wir täglich begegnen. Neueste Studien belegen, dass Kinder, die auf einem Mehrgenerationen-Bauernhof mit Rinderhaltung geboren werden und dort aufwachsen, um ca. 50 Prozent weniger an Allergien, Asthma und Neurodermitis erkranken als Stadtkinder.

Wie ist das erklärbar, wo doch die Menschen in der Stadt viel hygienischer leben? Ja, genau, die Hygiene ist nämlich das Problem. Wie heißt es so schön: „Dreck schützt!" Unter geringer Hygiene schützen die Keime in ihrer Vielzahl und größeren Artenvielfalt, weil das Immunsystem viel differenzierter reagieren muss.

Aber es gibt noch einen anderen Grund, warum gerade auf einem Rinderhof so günstige Bedingungen herrschen. Rinder haben als Wiederkäuer einen riesigen Magen mit vier Kammern und einem unglaublichen Fassungsvermögen von ca. 200 Litern, besiedelt von einer Megakultur von Keimen, u.a. Zellulose spaltende Lactobacillen und Bifidobakterien. Genau die Bakterienarten, die auch wir Menschen gut brauchen können. Und da Rinder ihren dünnbreiigen Kot gern überall verteilen, ist die Keimdichte auf Rinderhöfen besonders groß. So ist es nicht verwunderlich, dass Bäuerinnen auch schon während der Schwangerschaft ein anderes, artenreicheres Mikrobiom in sich tragen als Städterinnen.

Wann besiedeln uns die Keime?

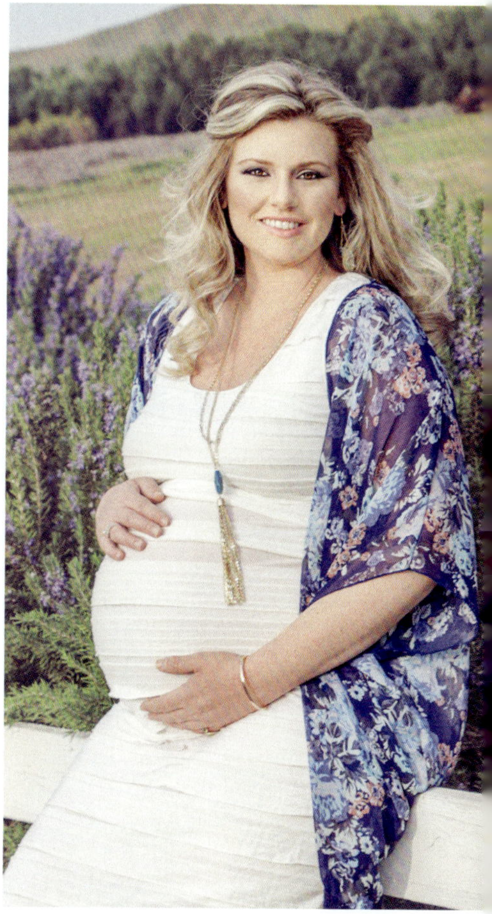

Was uns zu der Frage führt, zu welchem Zeitpunkt wir Menschen von den Keimen besiedelt werden: erst bei der Entbindung oder schon als Fetus in der Gebärmutter? Die überraschende Antwort lautet: schon deutlich vor der Geburt. Das ist bei reiflicher Überlegung eigentlich auch logisch, wenn man bedenkt, unter welchen gefährlichen Bedingungen unsere Vorfahren zum Beispiel in der Steinzeit geboren wurden. Ist es da von der Natur nicht klug eingerichtet, wenn die Starterkulturen für die Darmbesiedlung sicherheitshalber schon vor der Geburt mitgeliefert werden? Mit den modernen Gentests konnte man beweisen, dass die so wichtigen Bifidobakterien der Mutter über deren Darmschleimhaut und Plazenta schon Wochen vor der Geburt die Starterkultur für den Fetus bilden – vorausgesetzt natürlich, die Mutter hat eine entsprechende Kultur im Darm! Nach der Entbindung gibt die Mutter durch das Stillen weiterhin noch einige Zeit lang Bifidobakterien an den Säugling ab. Somit wird die Ansiedlung zusammen mit den Umweltkeimen gesichert.

Darum sei an dieser Stelle ausdrücklich darauf hingewiesen, wie unglaublich wichtig eine intakte Darmflora der Mutter für die Gesundheit des Säuglings ist. Und es sollte sich eigentlich jede Schwangere im letzten Drittel der Schwangerschaft ihre Darmflora untersuchen lassen. Denn eine Optimierung der Darmflora ist für die Mutter unglaublich einfach, die spätere Behandlung des Säuglings mit einer Dreimonatskolik oder – noch später – mit Allergien bzw. Neurodermitis sehr viel mühsamer und leidvoller.

Wenn wir im Folgenden das Mikrobiom noch genauer unter die Lupe nehmen, sei eine Anmerkung vorangestellt: So lebenswichtig und gut die Darmflora auch sein mag, einen „Streichelzoo" bilden diese Bakterien dennoch nicht. Auch noch so hilfreiche Keime könnten uns, wenn sie unsere Schleimhaut unkontrolliert überwinden würden, gnadenlos krank machen.

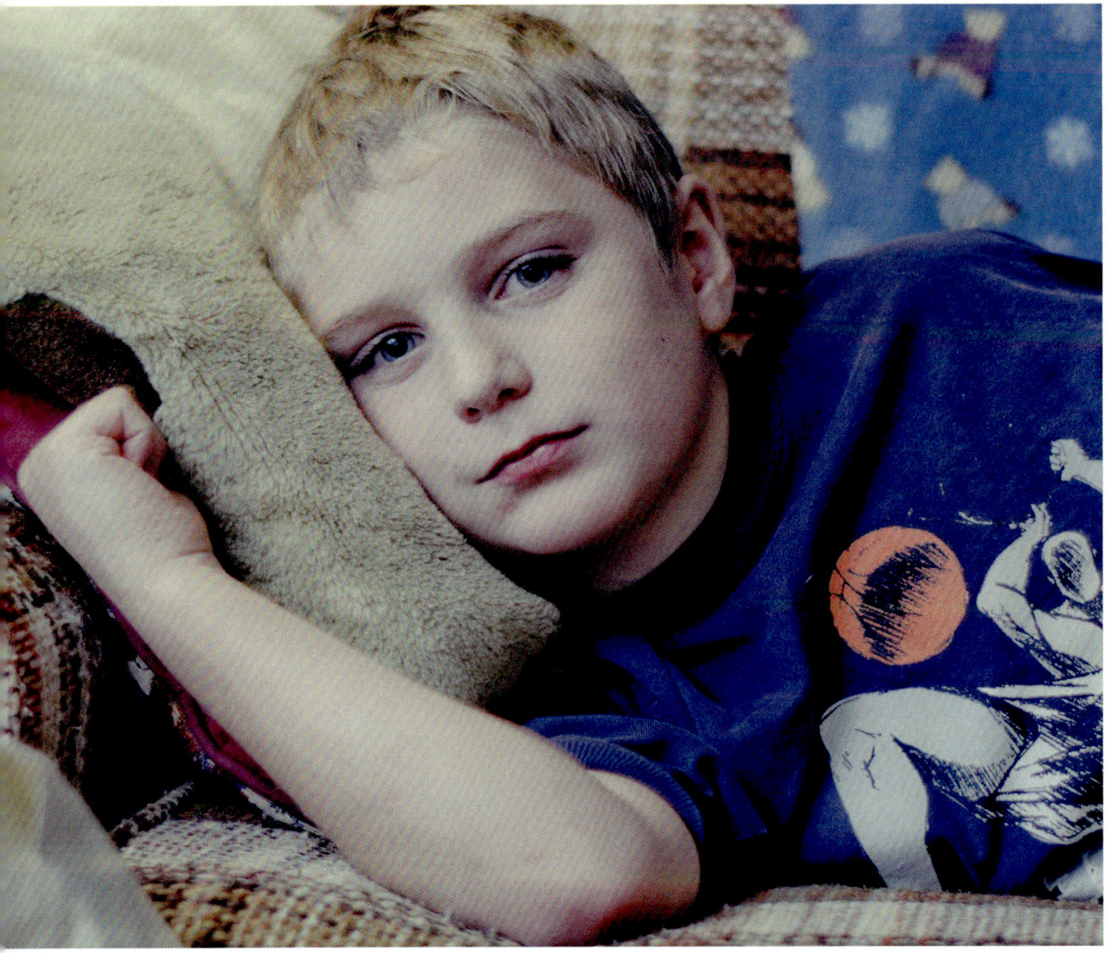

Ökosystem Darm: Wie es funktioniert und warum es kippen kann

Eigentlich stammt der Begriff Ökosystem aus den Naturwissenschaften bzw. der Ökologie. Er meint eine Lebensgemeinschaft von Organismen unterschiedlicher Arten mit ihrem Lebensraum. Zu dieser Definition passt auch das Ökosystem in unserem Bauch. So wie im Ökosystem eines Auwaldes, eines Korallenriffs oder einer Bergwiese unterschiedliche Tiere, Pflanzen, Mikroorganismen usw. miteinander, voneinander und auch gegeneinander leben, so ist auch unser Darm ein Tummelplatz für unterschiedliche Organismen wie Bakterien und Pilze. Sie leben nicht einfach so vor sich hin, sondern sind in ständiger Interaktion, versuchen einander zu verdrängen, zu unterstützen, gehen Symbiosen ein, werden Konkurrenten usw.

Wir haben es bereits angedeutet: Unser Ökosystem im Darm ist nicht pure Harmonie, mit einem Streichelzoo hat die Welt der Bakterien und Pilze im Darm nichts zu tun. Rein gar nichts! Vielmehr behaupten Experten, dass in dieser Lebensgemeinschaft permanente Dynamik, ja vielfach Unruhe herrscht. Ein Hauen und Stechen, was auch als Krieg in unserem Darm bezeichnet werden kann. Was nebenbei bemerkt nichts Negatives ist, sonst wäre das Immunsystem wohl unterfordert. Es wird durch solche Aufgaben und eine besonders große Vielfalt von Keimarten gestärkt.

Unruhe tritt etwa dann auf, wenn relativ unauffällige und neutrale Darmbewohner aus irgendeinem Grund entarten und mit anderen Keimen eine Symbiose eingehen, die sich dann negativ auswirken und in der Folge gesundheitliche Probleme bereiten kann – mit Schmerzen, schlechter Stimmung oder beispielsweise einem Hautausschlag. Umgekehrt steht uns eine Reihe von Maßnahmen zur Verfügung, um für eine ausgewogene Balance unter unseren Darmbewohnern zu sorgen.

Ökosystem/Darmflora

Der ältere und bekanntere Begriff Darmflora stammt noch aus einer Zeit, als man die Bakterien zu den Pflanzen gezählt hat. Er hat darüber hinaus einen etwas verniedlichenden Beigeschmack, die Bezeichnung „Flora" weckt die Assoziation mit einer artenreichen Blumenwiese, auf der Käfer, Bienen und andere Nützlinge in friedlicher Harmonie für die schöne Buntheit sorgen. Kaum jemand denkt beim Begriff Darmflora an aggressives oder schädliches Verhalten seiner Bewohner, das in einem Milieu von Fäulnis bestens gedeihen kann. Das gehört aber zum Alltag in unserem Ökosystem.

Seit neuerem bezeichnet man die kleinen Lebewesen samt ihrer genetischen Eigenschaften in unserem Darm auch als Mikrobiom, das ist die Summe aller Mikroben (genau genommen die Summe aller mikrobiellen Gene), zu denen auch und vor allem die Bakterien gehören. Wir verstehen den Darm als Ökosystem, nicht zuletzt aufgrund der unzähligen Interaktionen seiner Bewohner, was sich in einem Fall positiv, ein anderes Mal negativ auf unsere Gesundheit auswirken kann. Die Ökosysteme in der Natur „draußen" sind komplex, offen und dynamisch, ähnlich verhält es sich mit unserem Ökosystem „drinnen". Und ähnlich wie in einem Wildgehege oder Weinberg die Experten eingreifen und nicht einfach nur die Tiere oder Pflanzen, die Probleme bereiten, bekämpfen oder beseitigen, sondern gesunde Alternativen fördern, so intervenieren auch wir im Darm. Wir stärken beispielsweise die Nützlinge, damit die sich gegen schädliche Bakterien durchsetzen können.

Doch widmen wir uns zunächst einmal unserem Arbeitsgebiet, dem Darm. Wenn man sich einige Kennzahlen vergegenwärtigt, dann flößt dieses Ökosystem nicht weniger Respekt ein als zum Beispiel der tropische Regenwald mit seiner Artenvielfalt.

Unvorstellbare Größe

Der Darm erstreckt sich vom Ende des Magens, dem sogenannten Magenpförtner, bis zum After in einer Länge von etwa fünf bis sieben Metern und gliedert sich in den Dünndarm (mit Zwölffingerdarm, Leerdarm und Krummdarm) und den Dickdarm (mit Blinddarm, dem Kolon – dem mittleren Hauptabschnitt des Dickdarms – und dem Mastdarm, auch als Enddarm bezeichnet). Er besitzt eine Oberfläche von sage und schreibe ca. 400 bis 1000 Quadratmetern. Zum Vergleich: Ein Tennisplatz bringt es auf etwa 260 Quadratmeter.

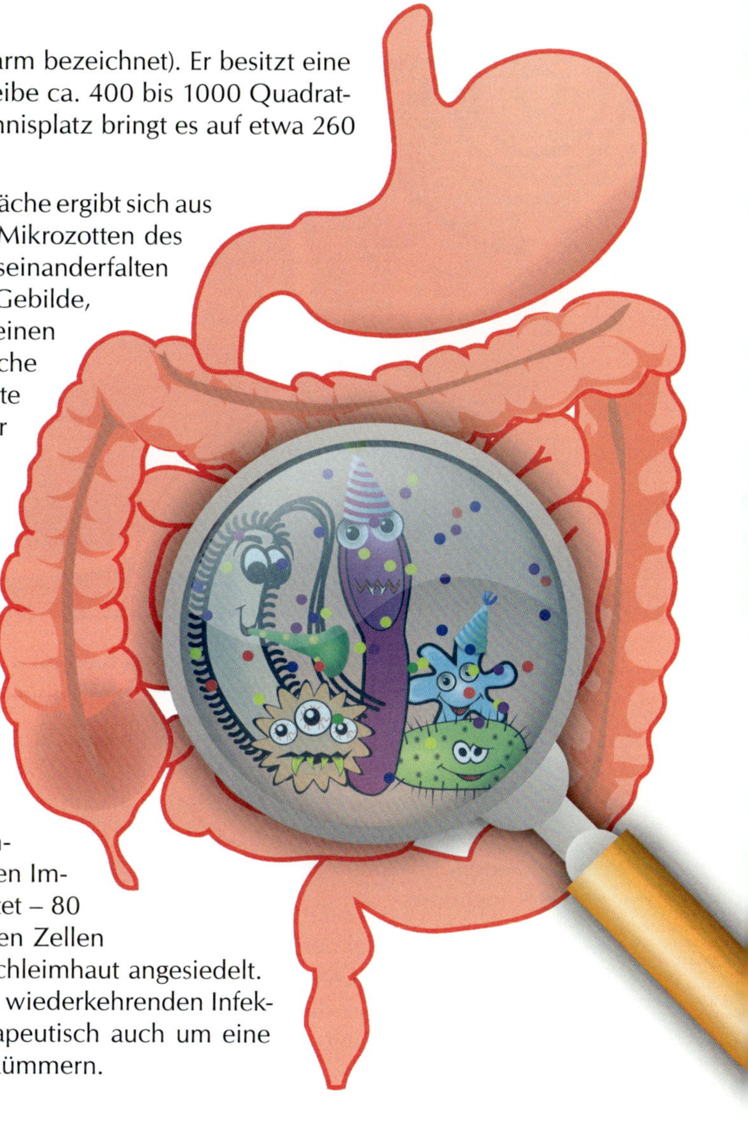

Diese unglaublich große Oberfläche ergibt sich aus den vielen Falten, Zotten und Mikrozotten des Darms. Würde man all dies auseinanderfalten und glätten, ergäbe dies ein Gebilde, das auf einem Tennisplatz gar keinen Platz mehr hätte. Die Oberfläche des Darms stellt auch die größte Kontaktfläche eines Organs zur Umwelt dar. Die Lunge bringt es auf 70, die Haut eines Menschen auf durchschnittlich 2 Quadratmeter Oberfläche. Die große Kontaktfläche ist zwingend notwendig für die Nährstoffaufnahme, macht den Darm aber auch sehr anfällig für Umwelteinflüsse, daher ist es kein Wunder, dass er überaus sensibel auf alles aus der Umwelt reagiert. Aus diesem Grund ist die Kommandozentrale des menschlichen Immunsystems im Darm beheimatet – 80 Prozent aller immunkompetenten Zellen des Körpers sind in der Darmschleimhaut angesiedelt. Es macht daher Sinn, bei immer wiederkehrenden Infekten sich diagnostisch und therapeutisch auch um eine gesunde Darmschleimhaut zu kümmern.

Einblicke in den Mikrokosmos

Wer sind denn nun die Bewohner dieses mehr als tennisplatzgroßen Lebensraumes? Es sind in erster Linie Bakterien, also jene Mikroorganismen, die nur unter dem Mikroskop sichtbar sind, die wir mit freiem Auge nicht sehen, die es aber ganz schön in

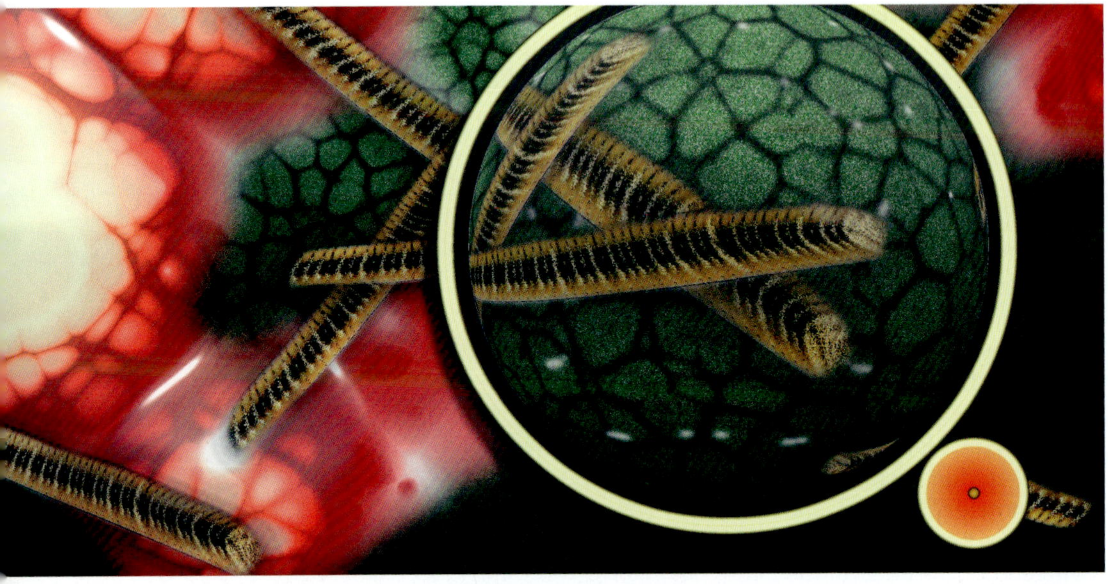

sich haben können. Man denke an durch Bakterien hervorgerufene Infektionen wie Lebensmittelvergiftungen (Salmonellen) oder Lungenentzündungen.

Auch an dieser Stelle ein paar Zahlen: Die Gesamtzahl der Bakterien in unserem Organismus beträgt mehrere Trillionen (eine Trillion ist eine Eins mit 15 Nullen!). Es gibt hundert- bis tausendmal mehr Bakterien in und auf unserem Körper als menschliche Zellen. Allein in unserem Darm leben über 1000 Arten. Würden wir alle Bakterien ausscheiden, einsammeln und abwiegen, dann ergäbe sich ein Gewicht von ein bis zwei Kilogramm.

Sie verteilen sich über den ganzen Körper, sind jedoch vor allem im Verdauungstrakt zwischen Lippen und After anzutreffen. Allein in der Mundhöhle tummeln sich mehr als 1.000 Arten, einige davon sind für unsere Zahngesundheit – Stichwort Karies und Zahnfleischentzündung – hauptverantwortlich.

Doch 90 Prozent aller Bakterien im und am Körper leben im Dickdarm! Sie beeinflussen von dort aus unsere Gesundheit und unser Wohlbefinden, je nachdem, welche Lebensbedingungen wir ihnen bieten. Was wir also essen, trinken, welche Medikamente wir schlucken, ob wir Stresshormone ausschütten – all das hat Einfluss auf unsere Bakterien. Sie haben nur eine kurze Lebenszeit, werden mit dem Stuhl ausgeschieden (60 Prozent unserer Stuhlausscheidung bestehen aus Bakterien) und werden ständig neu gebildet, so dass die Besiedelung des Lebensraumes immer nahezu 100 Prozent beträgt. Darmbakterien haben eine unglaubliche Generationsfolge von 25 bis 30 Minuten. Wir Menschen benötigen dafür bekanntlich 25 Jahre! Die Frage ist allerdings, welche Keime auf jene folgen, die den Körper verlassen haben (vor allem wichtig bei einer Darmspülung vor einer Coloskopie oder einer Durchfallerkrankung). Die qualitative Zusammensetzung des Lebensraumes kann sich nämlich rasch ändern, wie dieses Kapitel noch zeigen wird.

Die Darmabschnitte und ihre bakterielle Besiedlung

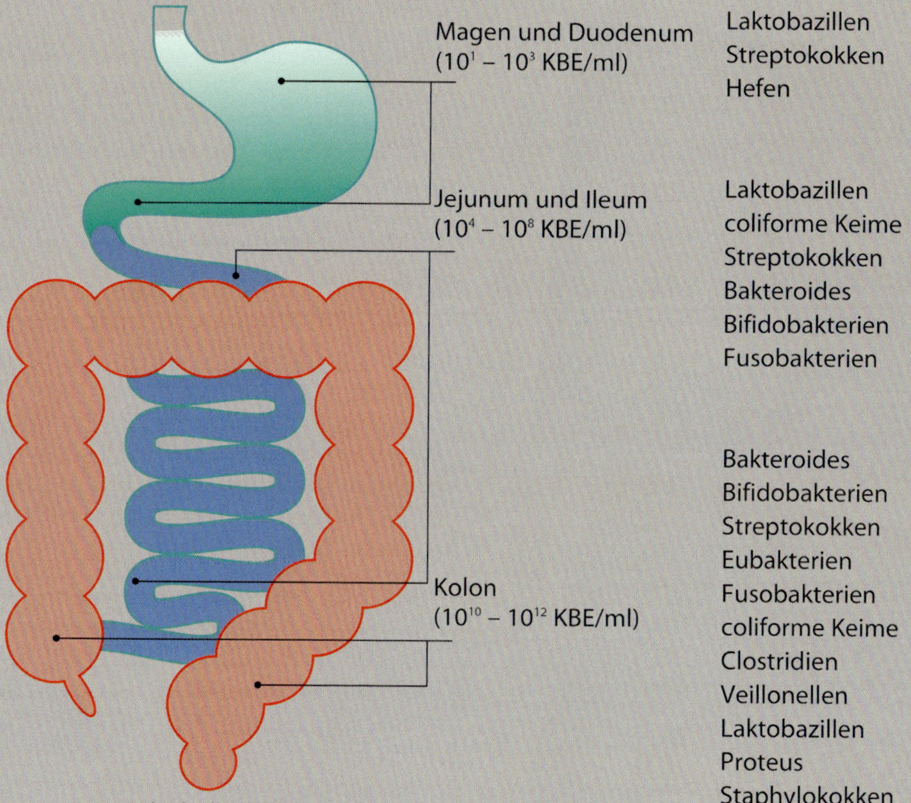

Mikrobielle Besiedlung des menschlichen Verdauungstraktes (nach HAENEL und BENDIG, 1975; SIMON und GORBACH, 1982)

Die wichtigsten Bewohner

Trotz der unglaublichen Vielfalt von über 1000 Bakterienarten sind es nach heutigem Wissensstand einige wenige, die für unsere Gesundheit eine enorme Bedeutung haben und uns daher in diesem Buch beschäftigen. Sie werden eingeteilt in solche, die Sauerstoff benötigen (die sogenannten **aeroben Bakterien**), und in jene, die nur unter Sauerstoffabschluss leben können (die sogenannten **anaeroben Bakterien**). **Fakultativ anaerobe Bakterien** leben im anaeroben Milieu des Dickdarmes, kommen aber mit Sauerstoff ebenso zurecht.

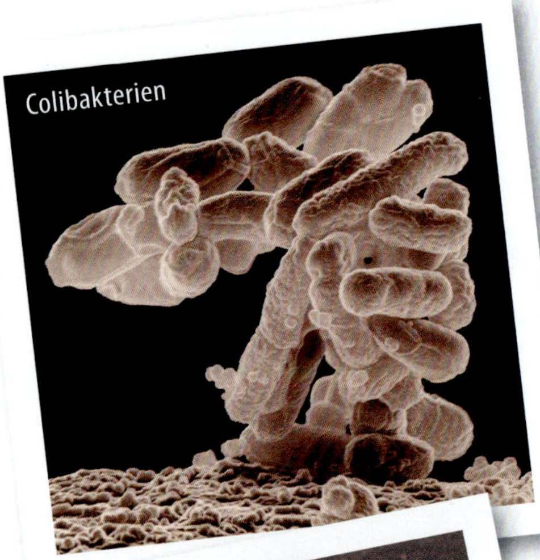

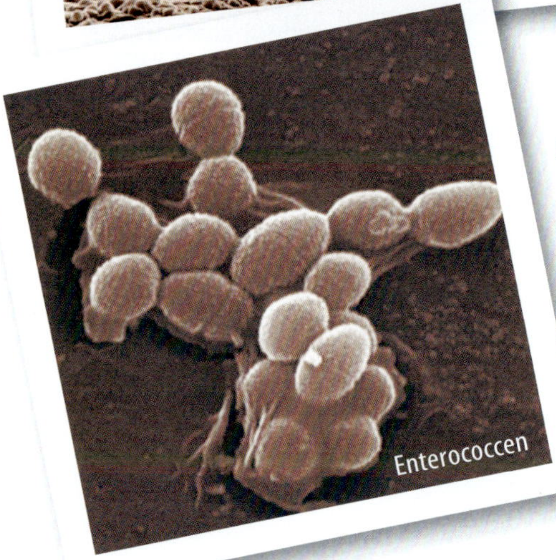

Zu den aeroben gehören die

- Colibakterien, in der Fachsprache Escherichia coli genannt. Sie besiedeln den Dickdarm, bilden dort antimikrobielle Substanzen, leben von diversen Substraten, trainieren aufgrund ihrer nicht nur nützlichen Eigenschaften das Immunsystem, versorgen das Darmepithel mit Fettsäuren und bereiten den Boden für die Ansiedlung von anaeroben Bakterien.
- Enterococcen, sie leben vorwiegend im Dünndarm, besiedeln aber auch den Dickdarm. Sie spalten Proteine und Kohlenhydrate und sind außerhalb des Körpers bekannt dafür, dass die Milchindustrie sie auch zur Herstellung von verschiedenen Käsesorten verwendet.

Beide Aerobier haben positive Eigenschaften, gehören also zu den nützlichen Bakterien. Sie können aber auch schaden, man denke nur an die vielen von Colibakterien hervorgerufenen Durchfallerkrankungen. Colibakterien sind es auch, die entarten können und zusammen mit den Clostridien (ebenfalls Bakterien, siehe unten) eine Lebensgemeinschaft als Fäulniskeime bilden. Fäulnis im Darm wiederum ist häufig Ursache für vielerlei Darmbeschwerden, wie noch zu lesen sein wird.

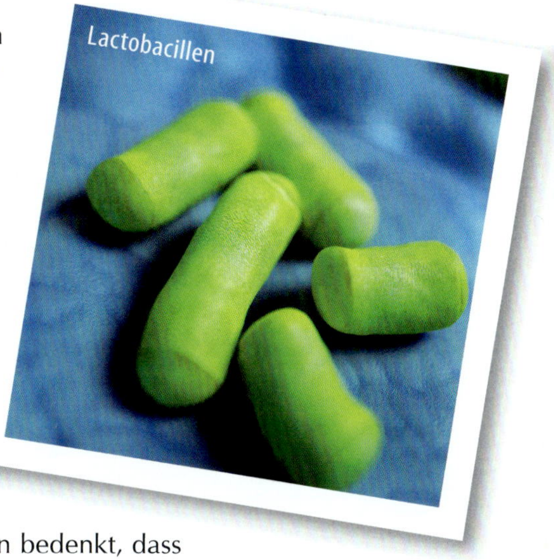

Zu den anaeroben Bakterien gehören jene beiden Arten, die ausschließlich nützliche Eigenschaften haben:

- Die Lactobacillen, sie besiedeln den Dick- und den Dünndarm, sie verwerten ausschließlich Kohlenhydrate und schützen damit den Darm durch eine Ansäuerung des Milieus.
- Die Bifidobakterien, sie leben fast ausschließlich im Dickdarm und verwerten ebenfalls Kohlenhydrate.

Beide Arten spalten komplexe Kohlenhydrate und verwerten Ballaststoffe, sind also für eine funktionierende Verdauung von enormer Bedeutung. Das wird umso deutlicher, wenn man bedenkt, dass bei der bakteriellen Verstoffwechslung der Ballaststoffe kurzkettige Fettsäuren (Propion-, Butter- und Essigsäure) übrig bleiben, die unsere Schleimhautzellen mit Energie versorgen und unsere Darmmuskulatur im Sinne guten Stuhlgangs aktivieren. Beide können schädliche Bakterienarten in Schach halten bzw. ihr Aufkommen verhindern, entweder durch Nahrungskonkurrenz oder weil sie durch ihre Stoffwechselprodukte u.a. durch Ansäuerung für ein Milieu sorgen, das für andere ungünstig ist. Sie trainieren außerdem das Immunsystem und verbessern die Aufnahme von Mikronährstoffen aus der Nahrung bzw. synthetisieren Vitamine wie z.B. Folsäure und Vitamin K. Sowohl Lactobacillen als auch Bifidobakterien sind in den meisten Probiotika enthalten.

Zur Gruppe der Anaerobier zählen auch noch die Bacteroides und die Clostridien. Sie besiedeln den Dickdarm, wobei die Bacteroides als zahlenmäßig größte Bakterienart Eiweiße und Kohlenhydrate verwerten. Die Clostridien wiederum verwerten verschiedene Substrate und sind dafür bekannt, dass sie Toxine und krebserregende Stoffe erzeugen können.

Seit in jüngster Zeit die Labordiagnostik über molekulargenetische Untersuchungstechniken verfügt, werden immer mehr Keime identifiziert, die von größter Bedeutung sind, so z.B.:

- Akkermansia muciniphila, ein anaerobes Stäbchenbakterium, das mit seiner schleimhautschützenden Wirkung nicht nur entzündungshemmend wirksam ist, sondern auch Einfluss auf das Fettgewebe und damit auf mögliches Übergewicht hat. Zudem fördert es ein weiteres schleimhautschützendes Bakterium, das

- Faecalibacterium prausnitzii, ein ebenfalls anaerobes Stäbchenbakterium, das wegen seiner ganz besonders intensiv entzündungshemmenden Wirkung an der Darmschleimhaut als „Friedenswächter (Peacekeeper)" bezeichnet wird. Damit spielt es eine ganz besondere Rolle bei chronisch-entzündlichen Darmerkrankungen.
  Zudem ist es eines der wichtigsten buttersäurebildenden Bakterien im Dickdarm.

Nicht zu vergessen die Pilze! Auch sie bewohnen das Ökosystem Darm. Sie lieben feuchtes Milieu, haben aber nicht die aggressive Neigung wie etwa die Clostridien und können daher auch nicht so großen Schaden anrichten. Vielmehr geben sie sich als Opportunisten mit dem zufrieden, was andere als Nahrung übrig lassen. Sie können sich allerdings entfalten und Schaden anrichten, wenn sie keine Gegenspieler mehr haben. So etwa kann der basenliebende Candida-Pilz in der weiblichen Scheidenflora dann stark werden, wenn die Gegenspieler – vornehmlich säurebildende Lactobacillen – zu schwach geworden sind. Was durch eine antibiotische Therapie unschwer zu bewerkstelligen ist. Man schluckt beispielsweise wegen eines Infekts im HNO-Bereich ein Antibiotikum, was die Erreger erfolgreich abtötet und die Beschwerden in Kürze bessert. Doch das Antibiotikum bekämpft nicht nur diesen einen Keim im Rachen, sondern schädigt auch andere Bakterien, zum Beispiel die Lactobacillen in der Scheidenflora. Dadurch haben die dort lebenden Candida-Pilze im nun basischen Milieu eine Chance, auf ihre Art für eine Infektion zu sorgen. Halsweh weg, Scheidenpilz da! Diesen Pilz hat man sich nicht „geholt", vielmehr hat er immer schon dort in geringer Zahl gelebt, wurde allerdings lange Zeit durch Gegenspieler in Schach gehalten. Die entscheidende Frage ist also nicht, warum Pilze da sind (sie sind einfach da, leben praktisch dort), sondern wer oder was hat zugelassen, dass sie sich entwickeln und Schaden anrichten konnten.

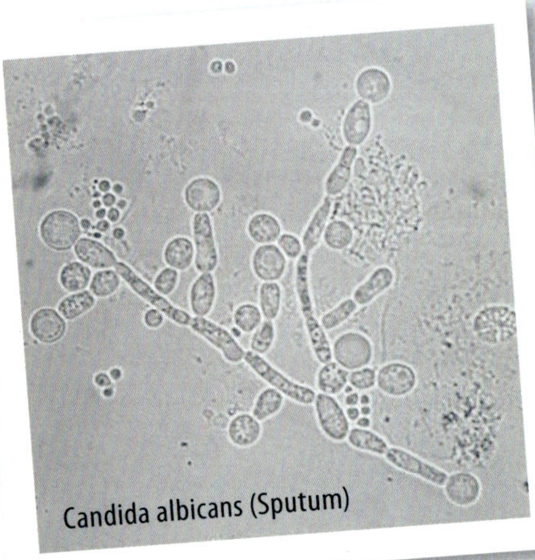
Candida albicans (Sputum)

Dieser krank machende Mechanismus zeigt sehr anschaulich, dass es sich beim Ökosystem Darm nicht um niedliches Miteinander handelt. Denn vielfach sind die krank machenden Keime als unauffällige Mitbewohner immer schon da, sie können sich bei einem gesunden Menschen aber nicht durchsetzen. Durch bestimmte Umstände kann es ihnen jedoch gelingen, Überhand zu gewinnen und Schaden anzurichten.

Selbstverständlich gibt es auch Keime, die von außen in uns eindringen und eine Infektion bewirken. Aber auch in diesen Fällen ist oft eine bereits anwesende, aber geschwächte Kultur dafür mitverantwortlich, dass der Eindringling seine Wirkung entfalten kann und beispielsweise eine Lungenentzündung verursacht.

Sie haben sich gewiss schon manchmal gefragt, warum nach einem Kontakt mit derselben Infektionsquelle in einer Familie nicht alle gleich krank werden, manche sogar völlig gesund bleiben. Das erklärt sich mit der unterschiedlichen bakteriellen Ausgangslage zum Zeitpunkt des Erregerkontaktes. Haben wir ein stabiles, uns schützendes Mikrobiom, kann uns nur wenig anfechten. Dann prallen sozusagen die Infektionserreger an unserer Schleimhaut ab wie ein Tropfen Wasser auf einem gut gewachsten Auto.

Unterschiedliche Aufgaben

Wenn man so will, dann haben alle Bewohner des Ökosystems ihre Aufgaben. Auch die schädlichen. Denn aufgrund ihrer Aggressivität oder Toxizität fordern sie ständig unsere Abwehr heraus. Sie sind somit ein Trainingspartner für das Immunsystem.

Andere wiederum bieten einen Oberflächenschutz, haben also eine Schutzfunktion. Das heißt, sie leben auf der Schleimhaut des Darms, bilden eine Art schützenden Rasen auf der Schleimhaut (Mukosa genannt). So produzieren etwa die Colibakterien Eiweiße und diverse Stoffwechselprodukte, die dazu beitragen, dass die Verbindungsstrukturen zwischen den Schleimhautzellen dicht bleiben und keine Lücken im Rasen aufreißen, durch die unkontrolliert Toxine, Fremdeiweiße oder Keime in uns eindringen können. Derartige Durchlässigkeitsstörungen (Leaky-Gut-Syndrom) öffnen Tür und Tor für diverse Erkrankungen. Heften sich schädliche Bakterien an der Schleimhaut an, bricht die Schutzbarriere zusammen.

Damit Bakterien und Hefen unserer Schleimhaut nicht zu nah kommen, schützt uns eine für Keime schwer durchdringbare Schleimschicht, die im regenerativen Sinn von speziellen Bakterien (Akkermansia und Faecalibakterien) ständig auf- und abgebaut wird.

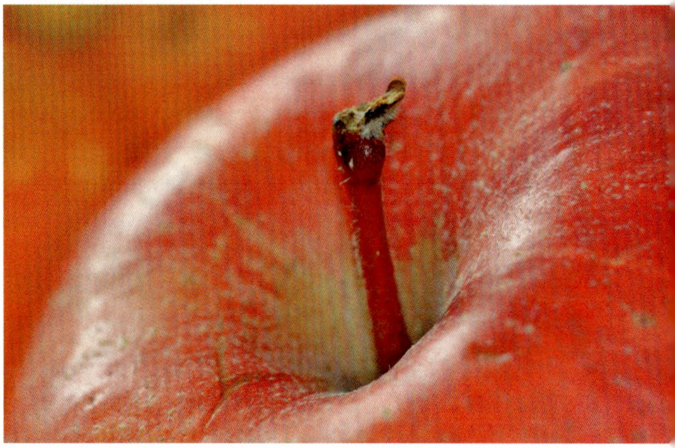

Andere Bakterien spalten Ballaststoffe aus Obst, Gemüse sowie Getreide und tragen so zu einer funktionierenden Verdauung bei. An dieser Stelle sei ausdrücklich darauf hingewiesen, dass wir Menschen Ballaststoffe selbst gar nicht verdauen können. Das mag Sie jetzt möglicherweise zweifeln lassen, wo wir doch angeblich unbedingt viele Ballaststoffe essen sollen. Wir kommen später auf dieses Thema noch zurück. Aber eines sei hier schon einmal verraten: Nur mit Hilfe unserer Darmbakterien sind wir überhaupt in der Lage, Obst und Gemüse zu verdauen!

Lactobacillen und Bifidobakterien synthetisieren gewisse Vitalstoffe wie das Vitamin K oder die Folsäure (Vitamin B_9). Damit bilden sie wichtige und essentielle Mikronährstoffe.

Nicht zuletzt bilden Bakterien die schon erwähnten kurzkettigen Fettsäuren, mit denen sie unsere Schleimhautzellen versorgen, haben also eine Nährfunktion.

Gesunde Mischung?

Nun werden sich manche Leser fragen: Wie sieht denn eine gesunde Mischung dieser Kulturen aus, also eine Zusammensetzung von Lebewesen im Lebensraum Darm, die der Gesundheit förderlich ist? Eine spannende Frage – vor allem vor dem Hintergrund dieser unvorstellbaren Gesamtzahl von mehreren Trillionen Bakterien. Nun, eine exakte und der Gesundheit zuträgliche Anzahl von Bakterien einer bestimmten Art lässt sich nicht bestimmen. Man kann also nicht behaupten, dass von den nützlichen Lactobacillen 57 Millionen fehlen oder von den schädlichen Clostridien 15,5 Millionen zu viel im Darm sind. Vielmehr kann man mit Hilfe einer Stuhldiagnostik in einem Speziallabor ersehen, ob die Verhältniszahlen von guten und schädlichen Bakterien in etwa stimmen. Man kann also eine Aussage darüber treffen, dass zum Beispiel der Anteil der Clostridien im Darm zu hoch ist. Und dann kann man diese Verhältniszahl mit dem individuellen Befinden des Patienten in Beziehung bringen. So können erfahrene Ärzte das Ökosystem Darm eines Patienten recht gut beurteilen und entsprechende Maßnahmen einleiten. Doch davon später.

Jedenfalls hat dieses Gewusel von 1000 Bakterienarten in unserem Darm nicht nur Einfluss auf unsere Verdauung, sondern auf die gesamte Gesundheit. Und auch auf die Stimmung. So wissen wir, dass Bakterien durch Gärungs- und Fäulnisprozesse im Darm giftige Stoffwechselprodukte bilden und freisetzen. Man spricht in diesem Zusammenhang von enteraler Autointoxikation (= aus dem Darm stammende Selbstvergiftung). Diese Toxine passieren die Darmwand und können so ins Blut gelangen und über die Blut-Hirn-Schranke das Gehirn erreichen, wo sie z.B. Kopfschmerzen und Konzentrationsschwäche auslösen können.

Bakterien sind es auch, die im Darm die Bildung des „Glückshormons" Serotonin beeinflussen. Der Darm ist also auch ein Hormonorgan. Und was für eines! Im Dünn- und Dickdarm werden so viele Hormone produziert wie in den Hormondrüsen im

Gehirn. 95 Prozent der Serotoninbildung geschieht im Darm. Vorausgesetzt, er ist gesund und hat eine intakte Schleimhaut. Ist jedoch die Serotoninbildung gestört und wird zu wenig von dem Hormon produziert, dann sinkt auch die Stimmung. Sollten depressive Patienten vielleicht auch eine Darmsanierung in Erwägung ziehen, als Ergänzung zur neurologischen oder psychotherapeutischen Intervention?

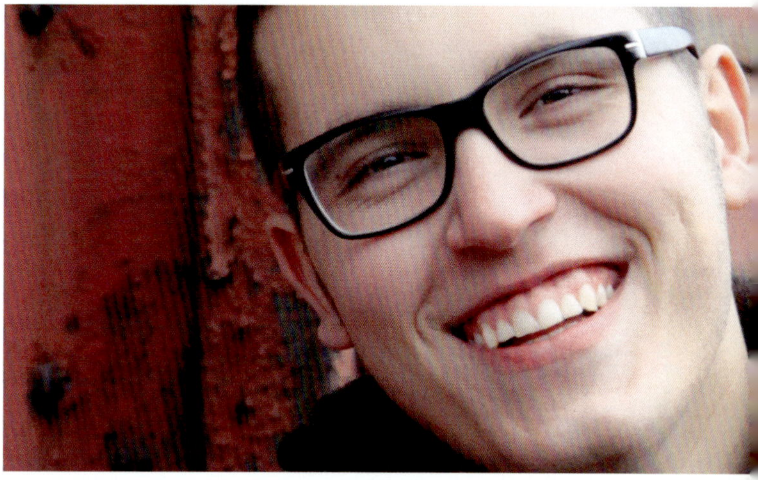

Warum das Ökosystem kippen kann

Regelmäßig ist aus den Medien zu erfahren, dass Ökosysteme in Gefahr sind, dass sie zu kippen drohen. Zum Beispiel liest und hört man immer wieder, dass das Ökosystem Meer durcheinandergerät. Etwa weil zu viele Haie gefischt werden. Dadurch fehle kleineren Fischen der natürliche Feind, sie würden sich in ungewohntem Ausmaß vermehren und weil sie darüber hinaus mit Vorliebe gewisse Muscheln fressen, verschwinden mit den Haien auch bestimmte Muschelarten.

Ein Problem, das ebenfalls am Wasser angesiedelt ist: In einem Gartenteich vermehren sich Algen und bilden eine grüne Suppe auf der Wasseroberfläche. Als Ursachen kommen zu viel Sonnenlicht in Frage, oder zu viele Bäume in unmittelbarer Nähe, deren Laub nach dem Zerfall den Algen als Nahrung dient, und vieles andere mehr. Wenn sich eines Tages der Algenteppich zersetzt, kommt es zu Fäulnis und dadurch zu einem Sauerstoffmangel im Gewässer. Die Fische des Teiches können zugrunde gehen. Fazit: zu viele Algen = weniger Fische.

Was den einen nutzt, kann also den anderen schaden. Nicht nur das: Profitieren die einen zu viel, kann das den gesamten gemeinsamen Lebensraum durcheinanderbringen, manchmal sogar kippen lassen. Dieses Prinzip gilt auch für das Ökosystem Darm. Gewinnt eine Bakterienart massiv oder über einen längeren Zeitraum die Überhand, kann dies die Darmflora nachhaltig beeinflussen und zur Dominanz von Bakterien führen, die wir nicht wollen. Folgende Faktoren sind dabei besonders hervorzuheben:

Ernährung

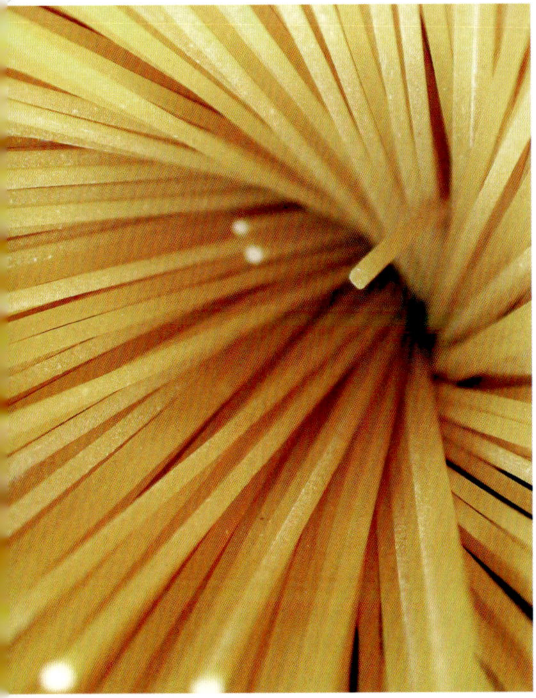

Unsere Nahrung soll schmecken und dem Organismus die nötige Energie liefern. Doch das, was wir essen, ist auch Nahrung für unsere Darmflora, für die Bakterien und Pilze im Ökosystem Darm. Wenn wir uns dauerhaft zu einseitig ernähren, kann sich das über die Bakterien und Pilze negativ auf unsere Gesundheit auswirken. Wenn jemand beispielsweise immer zu viele einfache Kohlenhydrate wie Kartoffeln, Reis, Nudeln oder Brot isst, können bestimmte Bakterienkulturen davon profitieren, die wir vielleicht gar nicht wollen, weil sie zu viel Gärung im Darm verursachen. Ähnlich verhält es sich, wenn wir auf Dauer zu viel Eiweiß zuführen bzw. schlecht verdauen, das ist nämlich begehrtes Futter von Fäulnisbakterien. Umgekehrt gilt: Wenn wir den Konsum gewisser Nährstoffe einschränken, haben bestimmte Darmbewohner keine Nahrung mehr, können sich nicht entfalten und haben somit auch kaum Einfluss auf unser Wohlbefinden. Mit der Ernährung steuern wir in gewisser Weise auch unser Ökosystem.

Rund 50 Prozent der Bevölkerung leiden unter unklaren Bauchbeschwerden wie Blähungen, Übelkeit, Schmerzen, Appetitlosigkeit, Verstopfung, Durchfall und dgl. Und das über Jahre hinweg. Häufig sind diese unklaren Symptome einer Dysbiose (so nennt man die Fehlbesiedlung im Darm) erst der Anfang, chronische Verdauungsbeschwerden, Abwehrschwäche, chronisch entzündliche Darmerkrankungen, Allergien und andere Krankheiten können die Folge sein. Erhebt man bei solchen Patienten eine ausführliche Anamnese und eine Stuhldiagnose in einem Speziallabor, stellt sich in vielen Fällen heraus, dass zu viele Fäulnis- und Gärkeime das mikroökologische Gleichgewicht stören. Wir haben es bereits erwähnt: Diese Keime finden Nahrung durch ein Überangebot an leicht verdaulichen Kohlenhydraten (das führt zum Auftreten von Gärkeimen) und Eiweißen (das bewirkt Fäulniskeime). Gärung und Fäulnis sind aber die Hauptursachen einer Selbstvergiftung des Organismus durch den Darm.

Was zur Frage führt: Warum können sich die überwiegend im Dickdarm lebenden Gär- und Fäulniskeime so übermäßig entwickeln, wo sie unter normalen Verdauungsverhältnissen kaum Futter finden werden? Denn wir wissen ja, dass die Verdauung im Dünndarm weitestgehend abgeschlossen sein sollte. Warum aber gelangen diese eiweiß- oder kohlenhydratreichen Verdauungsrückstände dennoch weiter in den Dickdarm? Das kann mehrere Gründe haben, etwa das erwähnte Überangebot durch zu einseitige Ernährung oder schlechtes Kauen und hastiges Essen.

Aber eine der Hauptursachen für die erhöhten Verdauungsrückstände ist eine gestörte Nährstoffspaltung (**Maldigestion** genannt). Schon im Magen kann mangels Magensäure und dem Verdauungsenzym Pepsin die Vorverdauung unvollständig ablaufen. Das muss zwangsläufig den nachfolgenden Dünndarm überfordern, und allzu viele Rückstände landen im Dickdarm und füttern dort die Gär- und Fäulniskeime. Dies geschieht umso mehr, wenn im Dünndarm nicht genügend Galle und Verdauungsenzyme aus der Bauchspeicheldrüse zur Verfügung stehen. Letzteres kann einerseits an einer Schwäche der Bauchspeicheldrüse (Pankreasinsuffizienz) liegen. Andererseits und weitaus häufiger sind wieder einmal die Darmbakterien daran schuld. Sie können nämlich die ordnungsgemäß gebildeten Enzyme durch Hemmstoffe in ihrer Wirkung behindern.

Der zweite Hauptgrund für die erhöhten Verdauungsrückstände ist eine gestörte Nährstoffaufnahme (**Malabsorption** genannt) über eine gereizte oder entzündete Darmschleimhaut. Derartige Schleimhautirritationen entstehen zumeist durch bakterielle Fehlbesiedlungen, chemische Substanzen (wie z.B. Medikamente) oder durch Nahrungsmittel im Sinne einer Intoleranz oder Allergie. Die unweigerliche Folge ist die gestörte Nährstoffaufnahme (gestörte Resorption) und die Anhäufung von Verdauungsrückständen, die dann relativ unverdaut bis in den Dickdarm gelangen und dort zum Nährboden von Fäulnis- und Gärkeimen werden – was uns im nächsten Kapitel ausführlicher beschäftigen wird. So viel können wir aber an dieser Stelle bereits festhalten: Eine Linderung der Beschwerden wird ohne Kostumstellung kaum möglich sein. Um sie erfolgreich loszuwerden, muss man nämlich unter anderem den Gär- und Fäulniskeimen die Nahrung entziehen.

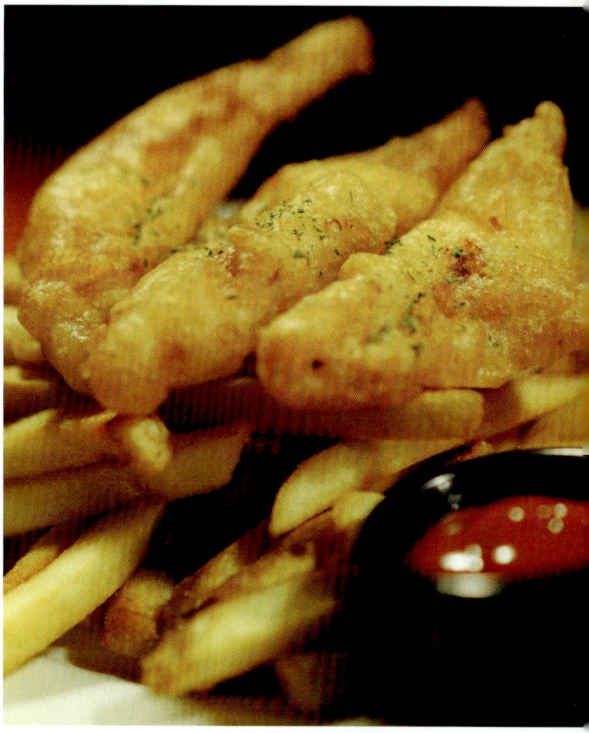

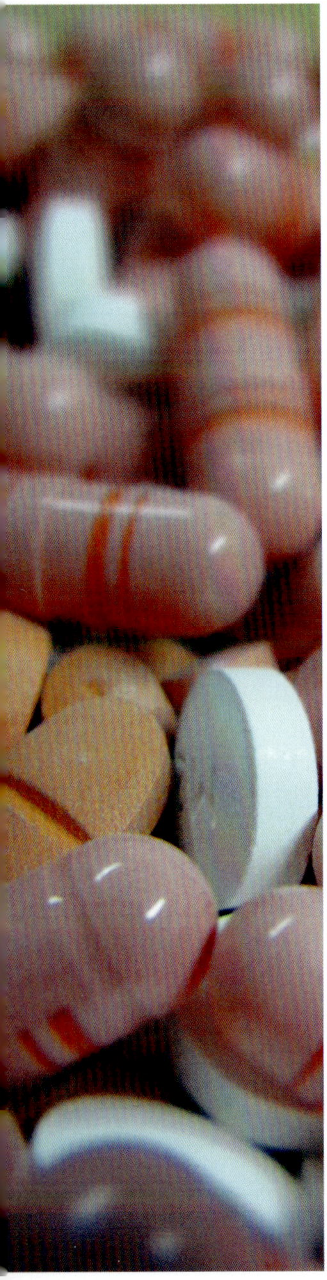

Ebenfalls Stress für den Darm können die vielen Zusatzstoffe bieten, also die Farb- und Konservierungsstoffe, die Geschmacksverstärker und all die Zusätze, die in vielen Nahrungsmitteln enthalten sind – von Antibiotika und Wachstumshormonen ganz zu schweigen. Wissen Sie genau, was Sie sich alles an Chemie zuführen, wenn Sie einen x-beliebigen Snack essen? – Eben!

Medikamente

Neben der Ernährung können Medikamente das Ökosystem Darm massiv unter Druck setzen. Wir greifen im Folgenden einige häufig verordnete Arzneimittelgruppen heraus, um die Zusammenhänge plausibel zu machen. Ohne Anspruch auf Vollständigkeit, wir sind uns vielmehr bewusst, dass es außer den unten erwähnten noch viel mehr Medikamente gibt, die unsere Darmflora nachhaltig beeinflussen können, etwa entzündungshemmende Antirheumatika, Cortison oder Schmerzmittel.

Gemäß der europäischen Arzneimitteldefinition sind Medikamente Stoffe, die Krankheiten, Leiden, Körperschäden oder krankhafte Beschwerden heilen, lindern, verhüten oder erkennen. Medikamente oder Arzneimittel sollen Krankheitserreger oder körperfremde Stoffe abwehren, beseitigen oder unschädlich machen. Sie dienen auch dazu, die Funktionen des Körpers oder seelische Zustände zu beeinflussen. Und sie bestehen aus einem oder mehreren Wirkstoffen sowie Hilfs- oder Zusatzstoffen, etwa für den Geschmack oder die Stabilität.

So weit, so gut. Doch Medikamente haben nicht nur eine sogenannte therapeutische Wirkung, das ist die Summe aller erwünschten Eigenschaften. Praktisch alle Arzneimittel weisen auch unerwünschte Wirkungen oder Nebenwirkungen auf. Alles, was wirkt, hat auch eine Nebenwirkung – so lautet eine bekannte Redewendung. Und in Werbespots wird man immer wieder darüber informiert: „Über Wirkung und mögliche unerwünschte Wirkungen informieren Gebrauchsinformation, Arzt oder Apotheker" – sicherlich einer der häufigsten Sätze im Werbefernsehen.

Problemfall Antibiotika

Bei Arzt oder Apotheker sollte man als Patient vor allem dann Rücksprache halten, wenn Antibiotika verschrieben werden. Denn sie haben auf die Darmflora einen enormen Einfluss. Deutlicher gesagt: Sie sind der Supergau! Im Grunde ist nach einer antibiotischen Therapie die Zusammensetzung des Ökosystems Darm nie mehr so wie vor der Therapie. Während man bei falscher Ernährung oder bei Stress die Auswirkungen auf den Darm erst nach und nach bemerkt, spürt man die Aus- bzw. Nebenwirkungen eines Antibiotikums relativ schnell. Und manchmal auch massiv.

Antibiotika zählen zu den weltweit besonders häufig verschriebenen Medikamenten. Sie werden in der Bundesrepublik Deutschland rund 40 Millionen Mal pro Jahr verordnet, in Österreich fallen jährlich zwischen fünf und sechs Millionen Packungen an. Antibiotika werden zur Bekämpfung von bestimmten Bakterien eingesetzt, die ernsthafte und schwerwiegende Infektionen verursachen können. Zum Beispiel eine Lungen-, Blasen- oder Mandelentzündung. Heute sind etwa 8000 antibiotische Substanzen bekannt, rund 80 werden therapeutisch genutzt, um auf zweifache Art und Weise auf Bakterien einzuwirken:

- Antibiotika hindern Bakterien daran, sich weiter zu vermehren.
- Sie töten Bakterien ab.

Beide Funktionen sind nötig, wenn Bakterien eine gefährliche Entzündung auslösen. Denn sie können – wie bei einer Lungenentzündung – auch ein Organ schädigen. Vielfach sind daher Antibiotika lebensrettend, etwa bei älteren Menschen, die unter mehreren Krankheiten leiden und deren Abwehrkräfte geschwächt sind.

Antibiotika werden häufig zu vorschnell verordnet, warnen Experten. Sie kommen sogar bei Krankheiten zum Einsatz, die gar nicht von Bakterien, sondern von Viren verursacht werden. Sie werden also völlig umsonst verschrieben. Von zehn Infektionen werden neun von Viren und nicht von Bakterien verursacht. Dazu zählen die meisten Erkältungskrankheiten mit Schnupfen (ausgelöst zum Beispiel durch Rhinoviren), Fieber oder Heiserkeit. Auch die Grippe bzw. grippale Infekte werden durch Viren verursacht. Gegen solche Krankheiten wirken Antibiotika nicht. Aber ihre Nebenwirkungen können sich sehr wohl entfalten.

Eine antibiotische Therapie richtet sich gegen Bakterien. Es werden aber nicht nur die schädlichen, krank machenden Keime angegriffen, auch die guten Bakterien werden geschädigt bzw. abgetötet. Antibiotika unterscheiden nicht zwischen „krank machenden" und „guten", also nützlichen Bakterien. 90 Prozent der Bakterien leben im Darm des Menschen, sie werden durch diese Medikamente geschädigt. Daher kommt es bei ihrem Einsatz so häufig zu Magen-Darm-Beschwerden wie Durchfall, Übelkeit oder Bauchkrämpfen.

Durch die Schädigung der Nützlinge kann der Anteil von anderen krank machenden Erregern zunehmen, die bislang sozusagen undercover im Darm lebten. So können sich etwa durch das Fehlen der nützlichen Bifidobakterien oder der Lactobacillen die fäulnisbildenden Clostridien massiv vermehren und einen quälenden Meteorismus (Blähung) erzeugen. Oder noch schlimmer: Das Bakterium Clostridium difficile vermehrt sich ungebremst und löst mit seinen Toxinen zum Teil heftige und schmerzhafte Durchfälle oder gar die lebensbedrohliche antibiotikaassoziierte Colitis aus. Mehrere Tausend Menschen sterben jährlich in Europa an dieser durch zerstörerisch wirkende Toxine ausgelösten Dickdarmentzündung.

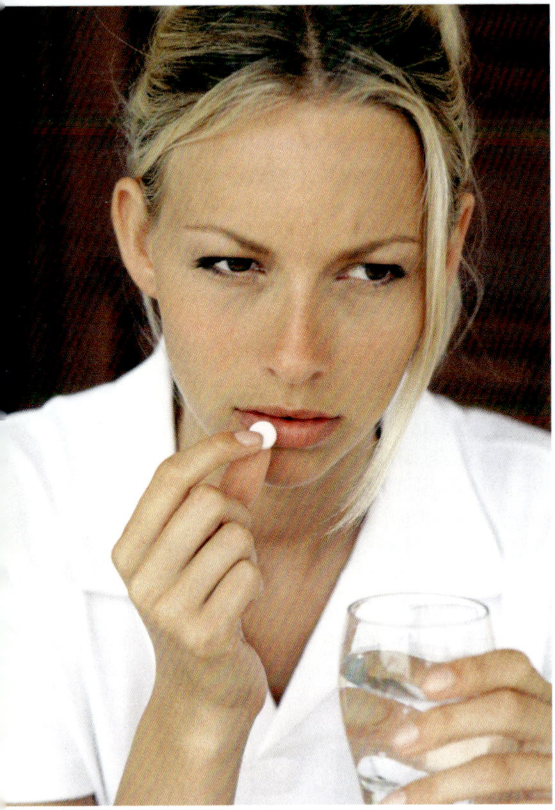

Doch nicht nur der Darm ist von nützlichen Bakterien besiedelt, sondern auch die Scheidenschleimhaut von Mädchen und Frauen, wie das oben angeführte Beispiel gezeigt hat. Daher wird auch sie durch diese Medikamente in Mitleidenschaft gezogen. Im Intimbereich findet man eine unglaubliche Menge an Keimen vor, in der Scheidenflüssigkeit einer gesunden Frau sind pro Milliliter mindestens 100 Millionen Bakterien nachweisbar. Mit durchaus günstigen Eigenschaften, wie u.a. die milchsäureproduzierenden Lactobacillen beweisen. Sie sorgen nämlich für ein optimales und gesundes saures Milieu im Vaginalbereich und auch dafür, dass keine anderen Keime das gesunde Gleichgewicht stören können. Je mehr von den nützlichen Bakterien vorhanden ist, desto besser. Bei einer zu geringen Anzahl von Milchsäurebakterien kann jedoch ein basenliebender Erreger wie z.B. die Hefe Candida albicans sich vermehren und zu einer vaginalen Pilzinfektion führen. Daher sind Scheidenpilzinfektionen eine häufig anzutreffende Nebenwirkung einer Antibiotikatherapie.

Fazit:

- Antibiotika sollte man nur einnehmen, wenn tatsächlich klar ist, dass Bakterien die Ursache der Infektion sind. Was bei einer Hirnhaut- oder Lungenentzündung schnell der Fall ist, in solchen schweren Fällen sollte rasch antibiotisch gehandelt werden. Ist man sich allerdings nicht zu 100 Prozent sicher und lässt es das Befinden des Patienten zu, ist es besser, einen Abstrich zu machen und diesen ins Labor zu schicken. Man erhält 36 bis 48 Stunden später eine sichere Antwort, ob tatsächlich ein Bakterium krankheitsauslösend ist. Und wenn dann gleich noch ein sogenanntes Antibiogramm (sagt aus, welcher Wirkstoff den Krankheitserreger trifft) vom Labor angefertigt wird, kann gezielt ein wirksames Antibiotikum angewendet werden. Das vermeidet unnötige Präparatewechsel und längere Tabletteneinnahme.

- Bei einer Antibiotika-Therapie immer auch ans Ökosystem Darm denken! Das unterbleibt zumeist, weil es nicht aufschreit. Und der Durchfall wird sich schon legen, die Bakterien werden sich schon erholen – so denken viele. Das ist schon richtig, denn bald nach der letzten Tablette sind die Keime wieder zu 100 Prozent anwesend. Sind aber auch die gewünschten dabei?
- Jede Antibiotika-Therapie daher mit der Einnahme von Probiotika begleiten! Spätestens mit Beginn der Antibiotika-Therapie sollte man parallel dazu auch Probiotika einnehmen, die die nützlichen Bifidobakterien und Lactobacillen, unter Umständen auch Enterococcen und Colibakterien enthalten. So kann man die Wiederbesiedlung des Darms durch nützliche Bakterien unterstützen. Bei einem Einnahmeintervall von drei bis vier Stunden können die probiotischen Keime trotz Antibiotikum überleben.

An dieser Stelle darf jedoch nicht unerwähnt bleiben, dass wir beim Thema Antibiotika nicht nur die Medikamente sehen dürfen. In der Nutztierhaltung werden in der Bundesrepublik Deutschland jährlich 1200 Tonnen – ja, Sie haben richtig gelesen – Antibiotika eingesetzt. Und das weiß Gott nicht nur zur Behandlung von Krankheiten, sondern zur Prophylaxe vor verheerenden Infektionen in der Massentierhaltung und zur Wachstumsförderung! Somit nehmen wir und unsere Darmbakterien auch über viele Fleischprodukte ganz still und heimlich Antibiotika auf. Dessen nicht genug, finden sich fast immer kleine Antibiotikamengen im Trinkwasser, von uns ausgeschieden und von den Wasserwerken nicht zu eliminieren.

Säureblocker

Unter Säureblocker versteht man Magenschutzpräparate (die heute am häufigsten angewendeten nennen sich in der Fachsprache Protonenpumpenhemmer bzw. Protonenpumpeninhibitoren (PPI). Sie gehören zu den am meisten verordneten Medikamenten weltweit. In Deutschland wurden 2015 13,4 Millionen Patienten PPI verordnet – also ca. jedem Sechsten. Säureblocker können Beschwerden wie Sodbrennen sehr effektiv lindern, indem sie die Bildung von Magensäure unterbinden (wichtig bei der sogenannten Refluxösophagitis – wenn der saure Mageninhalt wieder in die Speiseröhre zurückfließt). Säureblocker werden auch häufig zum Schutz der Magenschleimhaut bei der Einnahme bestimmter Schmerz- und Rheumamittel sowie Cortison eingesetzt (Magenschutz). Und auch im Rahmen der Therapie von Infektionen mit dem Bakterium Helicobacter pylori, das die gefürchteten Erkrankungen Gastritis, Ulcus oder

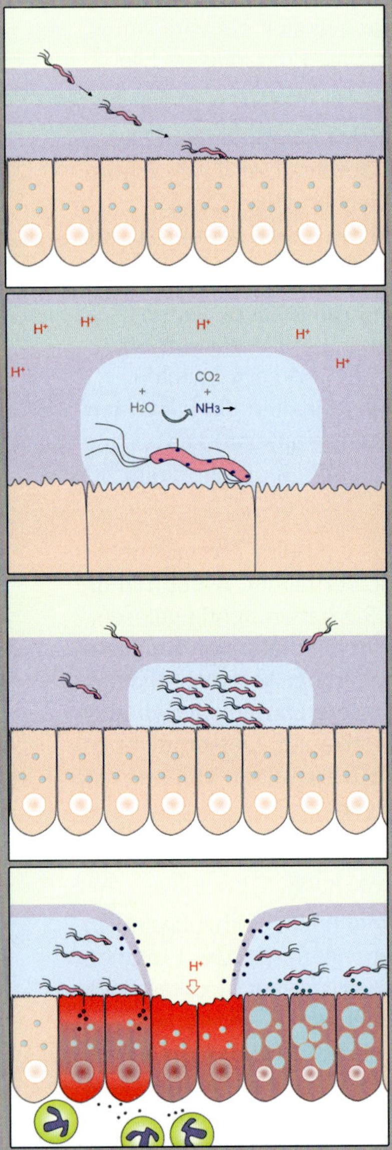

Schädigung der Darmwand durch Helicobacter pylori

Krebs verursachen soll, kommen sie zum Einsatz. In diesem Fall werden sie begleitend zu zwei verschiedenen Antibiotika gegeben, was die bekannte Dreifachkombination in der Therapie der Gastritis ergibt (die sogenannte Eradikationstherapie).

Da sie die Chemie von Magen und Darm verändern, haben sie enormen Einfluss auf das Ökosystem Darm. Was allerdings noch viel zu wenig beachtet wird. Durch die verringerte Produktion von Magensäure wird das Milieu im Magen weniger sauer, der Magensaft basischer. Durch den Mangel an Säure verschlechtert man aber die Vorverdauung von Nahrung im Magen. Auch das Enzym Pepsin, das zur Spaltung von Eiweiß wichtig ist, wird zu wenig aktiviert. Was bedeutet, dass der Magen die Eiweiße schlechter verdaut.

Das spürt der Patient so direkt zunächst nicht. Er freut sich, dass er sein lästiges Sodbrennen beziehungsweise die Magenschmerzen los ist.

Für den Dünndarm ist das aber eine große Herausforderung, denn jetzt gelangt ein Nahrungsbrei in seinen Bereich, der einen veränderten pH-Wert aufweist, schlechter vorverdaut ist und auch nur schlecht weiter verdaut werden kann, denn das Versäumte kann nicht so einfach nachgeholt bzw. kompensiert werden. Es besteht also die Gefahr, dass schlecht verdaute Eiweißrückstände weiter in den Dickdarm gelangen und dort die Bildung von Fäulniskeimen fördern. Die wiederum schaffen ein Milieu, in dem sich die nützlichen Bakterien nicht wohl fühlen, weil es zu stark basisch ist. Unsere Wunschkulturen wie die Lactobacillen und Bifidusbakterien lieben nämlich eine saure Umwelt. Mit Säureblockern wird also häufig ein Milieu geschaffen, das Probleme bereiten kann. Vor allem, wenn die Medikamente dauerhaft genommen werden!

Eine Dauermedikation ergibt sich häufig aus einem Teufelskreislauf: Unverdautes Eiweiß gelangt – wie soeben beschrieben – in den Dickdarm und führt zu mehr Fäulnis. Das wiederum verursacht die Bildung von Gasen. Weil der querliegende Ast des Dickdarms unter dem Magen durchführt, kommt dieser durch die Gasbildung im Dickdarm, der dadurch an Volumen zunimmt, unter Druck. Der Magen ist aber in seiner Lage durch das Zwerchfell limitiert, kann nicht ausweichen. Also wird er zusammengepresst. Durch diesen Druck kann die Magensäure wieder nach oben in die Speiseröhre aufsteigen, wie man es von der Refluxkrankheit kennt. Mit allen dazugehörigen Symptomen wie saures Aufstoßen, Brennen, Übelkeit und dgl. Von der ätzenden Magensäure ist unter Umständen gar nicht zu viel vorhanden (wogegen ein Säureblocker helfen würde), sondern sie bewegt sich deswegen in Richtung Speiseröhre, weil der darunterliegende Darm durch die Gasbildung Druck macht. Geht jedoch ein Betroffener mit den Oberbauchbeschwerden zum Arzt, bekommt er erst recht wieder Säureblocker verschrieben, weil ja der Patient über Sodbrennen klagt. Damit beginnt das Problem wieder von vorne bzw. findet seine Fortsetzung. Dass das eigentliche Problem nicht im Magen, sondern im Darm darunter liegt und vom Säureblocker zumindest mitverursacht wird, bleibt nicht selten unerkannt. Im Grunde müsste man dem Darm helfen, anstatt den Magen zu behandeln.

Außerdem sei noch erwähnt, dass diese Medikamente bei Dauermedikation dazu führen können, dem Körper neben Magnesium, Calcium und Kalium die Aufnahme von Vitamin B_{12} aus der Nahrung zu erschweren. Dieses Vitamin ist in Fleisch, Eiern und Milchprodukten enthalten und für mehr als 100 verschiedene Stoffwechselschritte im Körper wichtig, etwa für die Blutbildung oder den Kohlenhydratstoffwechsel.

Das heißt aber nicht, dass Säureblocker keine Berechtigung haben. Im Gegenteil! Sie tun bei Gastritis oder einem Ulkus gute Dienste, und natürlich auch bei einer „richtigen" Refluxkrankheit, wenn Säure aus dem Magen ungehindert in die Speiseröhre aufsteigen kann, weil ein Zwerchfellbruch (Hiatushernie) den Mageneingang nicht dicht hält. Dennoch sollte man die Anwendung der Säureblocker kritisch hinterfragen.

Dieses gilt umso mehr, als offensichtlich viel mehr Menschen eher an Säure- und Pepsinmangel leiden, als bisher angenommen. In diesen Fällen hilft oft trotz Sodbrennen die Anwendung von Präparaten, die unter anderem Pepsin und eine kleine Menge HCL enthalten, zu jeder Mahlzeit.

Abführmittel

Abführmittel werden gegen Verstopfung (Obstipation) eingesetzt. Man erzwingt damit also eine Entleerung des Darms (inklusive wichtiger Bakterien) bzw. eine Beschleunigung der Darmpassage, was im Grunde nicht physiologisch ist. Werden diese Arzneien regelmäßig genommen, kann es zu einem Gewöhnungseffekt kommen. Das heißt, dass nur mehr mit Hilfe dieser Mittel ein Stuhlgang möglich ist. Mit dem

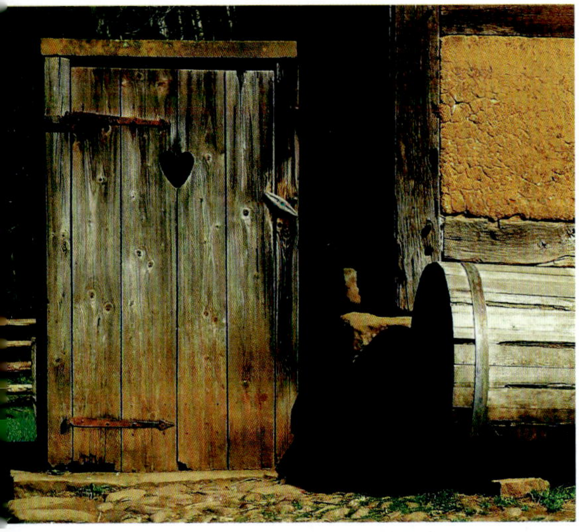

Stuhl wird aber mit Hilfe von Abführmitteln auch der wichtige Mineralstoff Kalium abgeführt, was zu Herzrhythmusstörungen und Bluthochdruck führen kann. Wäre es nicht wichtiger, herauszufinden, was die Ursachen der Verstopfung sind? Sie ist schließlich das eigentliche Problem. Wenn man schon von außen nachhelfen möchte, dann nur vorübergehend und am besten mit natürlichen Mitteln wie Flohsamenschalen. Sie binden unwiderruflich Wasser, so dass der Darm das Wasser nicht wieder entziehen kann, und erhöhen dadurch das Stuhlvolumen und – besonders wichtig – sie bieten den gewünschten Darmbakterien ausreichend Ballaststoffe als Nahrung an und fördern die günstigen Kulturen.

Koloskopie

Eine Koloskopie oder Darmspiegelung dient der Untersuchung des Dickdarms und seiner Schleimhaut auf Entzündungen, Geschwüre, Divertikel, Polypen und Tumoren. Dieser Untersuchung geht eine Darmspülung voraus, damit der Dickdarm auf seiner Länge von 120 bis 150 Zentimeter für den Arzt mit dem Endoskop gut einsehbar ist. Das heißt, dass der Darm vollständig entleert werden muss. Was durch das Trinken einer bestimmten abführenden Flüssigkeit am Vortag auch gelingt. Damit gehen aber auch Darmbakterien verloren, auch gewünschte Kulturen sind mit einem Schlag weg. Zumindest weitgehend, denn es besteht die Möglichkeit, dass ein Teil der gewünschten Kulturen von der Schleimhaut mit spezifischen Brückenproteinen festgehalten wird. Immerhin geben rund zehn Prozent der Patienten des Autors an, dass ihre Darmprobleme erst nach einer Koloskopie eingesetzt haben.

Um die Wiederbesiedlung des Darmes durch Bakterien in die gewünschte Richtung zu lenken, sollte man bereits ein paar Tage vor und zwei bis drei Wochen nach einer Koloskopie Probiotika zuführen, die Lactobacillen und Bifidobakterien enthalten.

Stress

Grundsätzlich ist Stress nichts Schlechtes, obwohl der Begriff negativ besetzt ist. Stress ist nichts anderes als die Antwort des Organismus auf einen Reiz oder eine Herausforderung. So etwas macht nicht nur Sinn, es ist auch lebensnotwendig. Ohne Stress gäbe es so wenig Leben wie ohne Mikroben!

Das oft zitierte Steinzeit-Beispiel veranschaulicht den wichtigen Stress-Mechanismus recht deutlich: Man begegnet einem Säbelzahntiger, der für seinen Hunger und seine Aggressivität berüchtigt ist. Nun hat man zwei Möglichkeiten, um lebend aus der bedrohlichen Situation herauszukommen: Man kämpft gegen das Raubtier oder man flüchtet. Für beide Strategien stellt der Körper alle wesentlichen Funktionen auf Alarm – die Muskeln werden angespannt, der Blutdruck steigt, Stresshormone wie Adrenalin werden ausgeschüttet, die Wahrnehmung, das Denken und Fühlen sind nur auf diese Situation fokussiert usw. Lassen wir das Ende dieser Begegnung offen, halten wir vielmehr fest, dass diese Mobilisierungsaktion des Körpers durchaus Sinn macht. Ohne sie wäre es nicht möglich, den Kampf aufzunehmen oder die Flucht zu ergreifen.

Heutzutage haben sich allerdings die Reize, die Stressoren geändert. Da biegt kein Säbelzahntiger mehr um die Ecke, sondern es ist der Chef, der einen vor versammelter Belegschaft zur Schnecke macht, oder der Partner, der lebensbedrohlich erkrankt usw. So unterschiedlich die Auslöser im Vergleich zur Steinzeit auch sein mögen – die Antworten des Organismus darauf sind noch immer die gleichen wie seinerzeit:

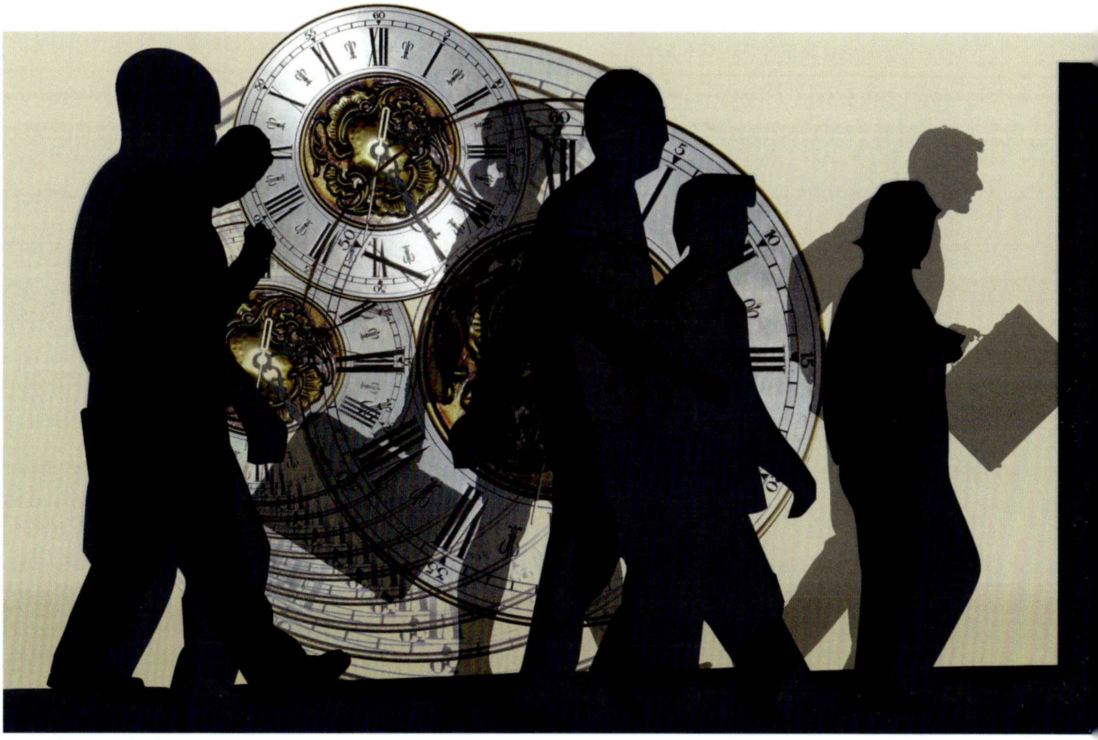

Die Muskeln verspannen, der Blutdruck steigt, Stresshormone werden ausgeschüttet, die Wahrnehmung, das Denken kreisen nur mehr um diesen Auslöser usw. Das ist es, was dem Stress den negativen Beigeschmack verleiht. Denn es folgt weder Kampf noch Flucht, Stress und Anspannung bleiben weitgehend aufrecht, werden nicht abgebaut. Auf Dauer machen solche Antworten auf die Reize krank, wenn man nicht durch bestimmte Maßnahmen Abhilfe schafft.

Auf den Darm bezogen kann der Stress unserer Zeit vielerlei Auswirkungen haben. Häufig ist es so, dass gestresste Menschen zu hastig essen und der Nahrungszufuhr nicht die nötige Zeit und Aufmerksamkeit schenken. Viele Gestresste wissen gar nicht mehr, was sie einen Tag davor zu Mittag oder zu Abend gegessen haben. Sie springen nach dem letzten Bissen vom Tisch auf, um zum nächsten Termin zu hetzen. Was bedeuten kann, dass die Verweildauer der Nährstoffe im Verdauungstrakt – auch wenn sie noch so gesund und ausgewogen sein mögen – zu kurz ist. Unverdautes kann dadurch zu den Bakterien im Dickdarm gelangen und ihnen als Nahrungsquelle dienen. Die leben dort sozusagen wie im Schlaraffenland, haben optimale Umgebungsbedingungen von konstanten 37 Grad Celsius, besser als auf Nährböden in jedem Labor, und sie erhalten regelmäßig ihre Nahrung. Denn Gestresste sorgen dafür, dass genügend Unverdautes übrig bleibt. Ein guter Nährboden für Gärungs- und Fäulniskeime!

Aber auch das Gegenteil kann passieren. Denn Stress muss nicht unbedingt zu einer schnelleren Darmpassage der Nahrung führen. Stress kann das System auch lähmen und die Prozesse verlangsamen. Wir kennen das vom Sport: Wer kurz nach dem Essen schwimmen oder laufen möchte, wird Probleme haben. Denn das Blut, das die Muskeln für die Aktivität bräuchten, ist zu einem großen Teil mit der Verdauung im Magen-Darm-Trakt beschäftigt. Man kommt also nicht richtig in die Gänge. Gelingt es jedoch, körperlich aktiv zu werden, wird man merken, dass einem „das Essen im Magen liegt“, also kaum verdaut wird, weil ja die dafür benötigte Energie von den Muskeln gebraucht wird. Unter Stress kann es ebenso wie beim Sport dazu kommen, dass die Verdauungsprozesse als nicht wichtig genug, sondern sekundär eingestuft werden. Mit der Folge, dass Teile der Nahrung unverdaut bleiben. Ein Festessen für Fäulnisbakterien!

Wie anders läuft die Verdauung ab, wenn zum Essen ausreichend Zeit besteht! Da nimmt man bereits beim Betreten des Restaurants oder beim Zubereiten des Essens zu Hause die Gerüche der Speisen und Gewürze wahr, so dass einem förmlich das Wasser im Mund zusammenläuft. Das bedeutet nichts anderes, als dass mit der Bereitstellung der Sekrete im Mund, aber auch in Magen und Darm, die Verdauung einsetzt, lange vor dem eigentlichen Essen. Und eventuell unterstreicht man noch mit einem Aperitif und seinen Bitterstoffen, dass es bald ernst wird mit dem Essen. Dieses wird dann langsam und mit Genuss verzehrt und gelangt ohne Stress, sondern optimal zerkleinert, in den gut vorbereiteten Magen.

Das Beispiel Stress zeigt recht anschaulich die Verbindung zwischen dem Gehirn und dem Ökosystem im Darm. Das zentrale Nervensystem kommuniziert sozusagen mit dem enteralen Nervensystem. Ob man einen Reiz als negativen Stress empfindet oder als positive Herausforderung, ist nicht selten eine Frage der Einschätzung oder der Bewertung – das sind Fähigkeiten, die dem Gehirn zugeordnet werden. Die Auswirkungen der Bewertung bekommt jedoch der Darm ab, weil man unter Stress hastiger isst und schlechter kaut. Experten schätzen, dass die Hirn-Darm-Achse in der Kommunikation der beiden Organe nur rund zehn Prozent ausmacht. In 90 Prozent der Fälle läuft es umgekehrt – vom Darm zum Hirn. Wir werden im nächsten Kapitel zeigen, wie der Darm das Gehirn in Sachen Depression beeinflussen kann. An dieser Stelle sei angemerkt, dass die Darm-Hirn-Achse auch unsere kulinarischen Vorlieben beeinflusst. Ob Sie große Lust auf Schokolade haben (sie aber einzukaufen vergaßen) und nun spätabends deswegen zur Tankstelle laufen, das befehlen Ihnen mit großer Wahrscheinlichkeit die Darmbakterien. Ob Sie es glauben oder nicht, es ist so! Sie haben nämlich in Ihrem Ökosystem beispielsweise durch allzu hohes Kohlenhydratangebot in Ihrer Kost dafür gesorgt, dass eine bestimmte Kultur von Bakterien überwuchert. Diese Darmbakterien fordern nun quasi durch Aussenden von entsprechenden Botenstoffen an unser Gehirn weitere Kohlenhydrate ein. Mit zum Teil unwiderstehlichem Verlangen nach Süßem. Eine schlaue und fast als intelligent zu bezeichnende Strategie der Keime, die sich damit ihre eigene Speisekammer füllen.

Wenn von Stress und dessen Auswirkungen auf das Ökosystem die Rede ist, dann darf ein Hinweis auf das sogenannte **Reizdarmsyndrom** (RDS) an dieser Stelle nicht fehlen. Bei diesem Krankheitsbild handelt es sich um ein übersensibles und extrem schmerzempfindliches Nervensystem des Darmes (enterales Nervensystem), das mit seiner Reaktionsweise Verdauungsprozesse erheblich stören kann. Forcierte Darmpassage bis zum Durchfall, gelähmte Abläufe bis in die Verstopfung oder gestörte Verdaubarkeit komplexer Kohlenhydrate und Ballaststoffe mit der Folge massiver Blähungen sind Beispiele für diese Störungen. Sie können sich gut vorstellen, wie massiv dabei das Mikroökologische System betroffen ist. An dieser Stelle sei aber Reizdarmpatienten Hoffnung gemacht, denn über eine Kostumstellung und eine gezielte Mikroökologische Therapie kann zumindest eine entscheidende Verbesserung des Krankheitsbildes erzielt werden.

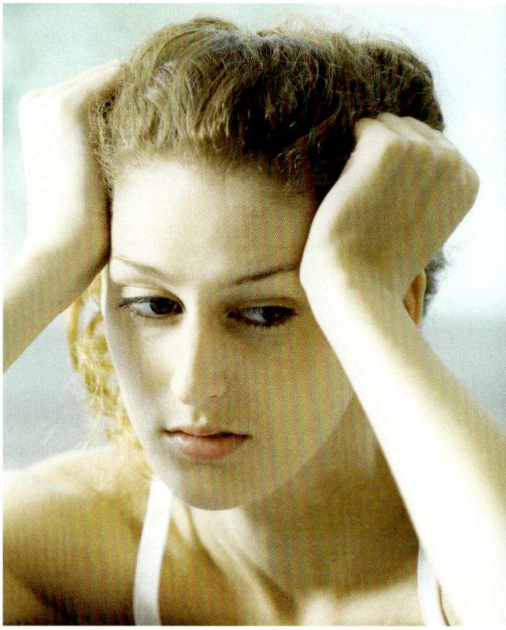

Interview:
Kann man sich glücklich essen?

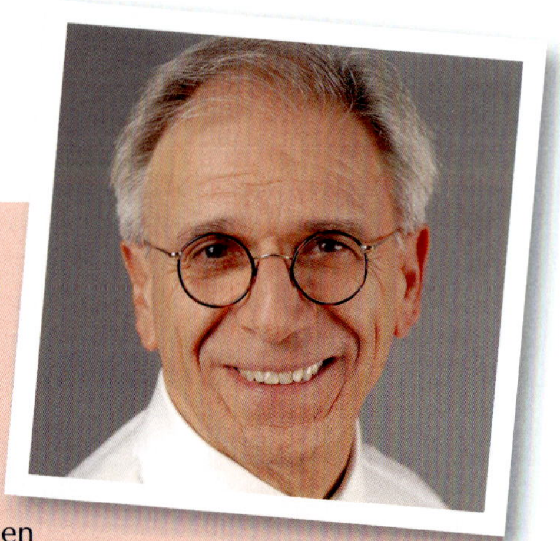

Herr Dr. Reckel, 95 Prozent der Serotoninbildung geschieht im Darm, falls er optimal arbeitet. Kann man dies mit der Ernährung günstig beeinflussen? Kann man sich quasi glücklich essen?

Dr. Reckel: Ja, das kann man wirklich. Zwei Aspekte müssen wir dabei berücksichtigen. Zum einen benötigt unser Darm für die Synthese des Serotonins bestimmte Bausteine aus der Nahrung. Neben Vitaminen (B_3, B_6, Folsäure u.a.) und Mineralstoffen (Eisen, Zink, Kupfer u.a.) benötigen wir besonders die Aminosäure Tryptophan, die in hohem Maße in Rinderfilet, Thunfisch, Hafer, Weizenkeimen, tropischen Früchten, Papaya, Avocado und glücklicherweise auch in Schokolade enthalten ist. Zum anderen muss unser Darm im Stande sein, all diese Bausteine auch vollständig aufzunehmen. Wir können uns auch damit glücklich essen, indem wir lieb zu unserer Darmschleimhaut sind. Essen wir aber beispielsweise den Tag über zu viele Kohlenhydrate, schlucken wir allzu viele Säureblocker oder beachten wir Nahrungsmittelintoleranzen nicht, dann ärgern wir die Schleimhaut durch Gärungs- und Fäulnisprozesse und die wunderbaren Glücklichmacher landen in der Toilette.

Könnte man vor diesem Hintergrund eventuell auch Süchte, die mit der Ernährung in Zusammenhang stehen – etwa die Bulimie oder die Alkoholsucht – über das Mikrobiom beeinflussen?

Dr. Reckel: Es wäre gewiss vermessen zu meinen, man könnte diese Süchte mit der Mikroökologischen Therapie allein heilen. Abmildern kann man sie aber schon. Neben einer qualifizierten Psychotherapie kann ein gesundes Mikrobiom schon helfen. Länger schon ist bekannt, dass vom Mikrobiom – z.B. durch das Bakterium Akkermansia muciniphila – Botenstoffe auch an das Gehirn gesendet werden, die unser gesamtes Verhalten und damit auch das Essverhalten beeinflussen. Zudem hat das entspannende und ausgleichende Serotonin seine Wirkung sowohl im Darm als auch im Gehirn. Hinsichtlich der Alkoholsucht sollte bedacht werden, dass bestimmte Gärbakterien im Sinne einer alkoholischen Gärung Alkoholbildner sind. Diese Bakterien zu verdrängen, heißt Leber und auch Gehirn zu entlasten.

Das Gesamtgewicht unserer Bakterien beträgt ein bis zwei Kilogramm, ihre Anzahl beträgt mehrere Trillionen. Können sich diese Kennzahlen erhöhen? Können die Bakterien also mehr werden, wenn man zum Beispiel Probiotika einnimmt?

Dr. Reckel: Nein, glücklicherweise nicht. Eine Überbesiedlung – zumal im offenen System des Darmkanals – ist kaum möglich. Die bisher bekannte Zahl der Bakterien innerhalb des Mikrobioms entspricht 100 Prozent Besiedlung im Darm. Bei diesen idealen Brutschrankbedingungen für Bakterien in unserem Darm bleiben keine Siedlungsplätze unbesetzt. Im Rahmen der probiotischen Therapie können wir lediglich durch Verdrängung bestehender Keime neue Kolonien ansiedeln. Das ist im Übrigen die hohe Kunst der probiotischen Therapie, entgegen dem Druck der aktuellen Standortflora gewünschte Kulturen zu etablieren.

Seit rund 100 Jahren weiß man, dass Bakterien im Darm unsere Gesundheit wesentlich mitbeeinflussen. Warum wird das Mikrobiom in Diagnostik und Therapie immer noch stiefmütterlich behandelt?

Dr. Reckel: Dafür gibt es sicher eine Fülle von Gründen, wobei fehlendes wirtschaftliches Interesse der Pharmaindustrie und das Fehlen der Mikroökologischen Darmstörungen im Lehrplan der Universitäten die Hauptgründe sein mögen. Die Ärzte müssen sich somit in Eigeninitiative um Fort- und Weiterbildung auf diesem Gebiet bemühen. Das ist im Übrigen mein Hauptmotiv, seit 20 Jahren zu diesem Thema Seminare anzubieten. Da es in der Praxis deutlich lukrativere Behandlungsschwerpunkte als die Mikroökologische Therapie gibt, werden sich nur begeisterungsfähige Ärzte mit echtem Interesse an ganzheitlicher Medizin hier engagieren. Aber es gibt Hoffnung. Wir erleben zurzeit zumindest unter den Patienten ein erstaunliches Interesse an allem, was mit dem Darm zu tun hat. Und immer mehr Mikrobiologen weltweit forschen an den Geheimnissen unseres Mikrobioms. Endlich bekommt auch der Darm eine Lobby, die ihm gebührt.

Wir haben bereits angedeutet, was vom Ökosystem Darm alles beeinflusst wird, von der Verdauung über die Abwehrkraft bis hin zur Stimmung. Gibt es einen Bereich, von dem Sie behaupten können, dass hier der Einfluss des Darms am stärksten ausgeprägt ist?

Dr. Reckel: Das glaube ich mit großer Gewissheit beantworten zu können. Das ist der ungeheure Einfluss des Darmes mit seinem eigenen Immunsystem auf alle Schleimhäute und die Haut. Die immer wiederkehrenden Blasenentzündungen, Nebenhöhlen-, Genital- und Bronchialinfekte sowie viele therapieresistente Hauterkrankungen sind die Domäne der Mikroökologischen Therapie.

Erinnern wir uns an die 38-jährige Lehrerin Susanne aus der Einleitung zu diesem Buch. Sie leidet unter den unterschiedlichsten Verdauungsproblemen, einmal ist es Durchfall, dann wieder eine Verstopfung. Der Blähbauch und die permanenten Darmgeräusche haben dazu geführt, dass sie nur mit Unbehagen in die Schulklasse geht, sie hat daher das Ausmaß ihrer Beschäftigung reduziert. Gelenkbeschwerden und eine erhöhte Anfälligkeit für Schnupfen, Heiserkeit und andere Infekte mindern zusätzlich ihre Lebensqualität. Nach jahrelangen Qualen und dem Aufsuchen mehrerer Ärzte landet sie bei einem Mediziner, der die Ursache ihrer Beschwerden dem Darm bzw. der Darmflora zuschreibt. Nach einer Diagnose mit Hilfe einer Stuhlprobe und einer ganzheitlichen Behandlung, die mehrere Monate in Anspruch nimmt, geht es ihr deutlich besser. Kein Zufall, wie wir meinen. Denn der Darm kann's, wenn sein Ökosystem durcheinandergeraten ist. Er kann's sogar richtig!

Ganzkörperliche Folgen eines gequälten Ökosystems

Dysbiose – wenn bakterielles Ungleichgewicht schadet

Susannes Beschwerden sind typisch für eine **Dysbiose**, das ist eine Fehlbesiedlung des Darms bzw. ein Zustand des Ungleichgewichts im Ökosystem Darm. Das heißt, dass von den Problemkeimen zu viele vorhanden sind, während die nützlichen Bakterien in den Hintergrund gedrängt worden sind. Die Folge kann – wie bei Susanne – beispielsweise eine vermehrte Gasbildung sein.

Eine Gasbildung im Darm hat zwei verschiedene Ausprägungsformen, die als **Meteorismus** und **Flatulenz** bezeichnet werden. Letzteres meint ein verstärktes Abgeben von Winden, wobei man festhalten muss, dass Winde per se nichts Krankhaftes sind. Jeder Mensch produziert täglich etwa 15 bis 18 Liter Darmgase, die keine Probleme machen, in der Darmwand gespalten und als geruch- und geschmackloser Wasserstoff abgeatmet werden oder vielfach unbemerkt abgehen. Bei einer Flatulenz wird dieses Ausmaß jedoch qualitativ und quantitativ übertroffen, das heißt, dass mehr Winde abgehen und dass sie geruchsarm bei Gärung oder unangenehm und geruchsintensiv bei Fäulnis wahrgenommen werden.

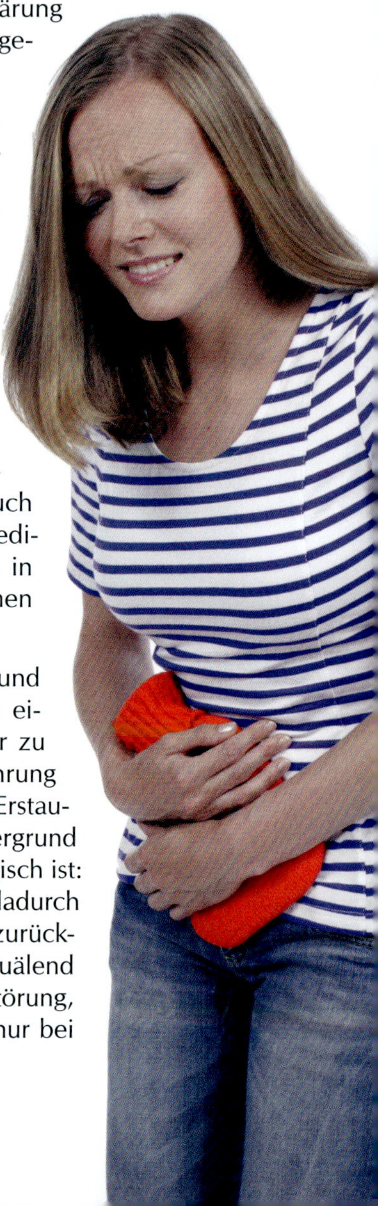

Bei Frauen gehen sie übrigens zumeist geruchloser ab als bei Männern, weil sich Frauen bewusster ernähren, meist weniger Fleisch essen. Den Meteorismus haben wir bereits kennen gelernt, ohne dass wir dieses Phänomen so bezeichnet haben. Er tritt dann auf, wenn die Gasbildung den Darm auftreibt, es aber zu keinen oder zu geringen Mengen abgehender Winde kommt. Vielmehr entsteht eine Zunahme des Volumens im Dickdarm, der insbesondere mit seinem querliegenden Ast Druck auf den darüber liegenden Magen ausüben kann und diesen dazu veranlasst, die Magensäure in Richtung Speiseröhre steigen zu lassen. Was zu dem berüchtigten Sodbrennen führt, das jedoch keine typische Refluxkrankheit darstellt und in Wirklichkeit auch nicht mit Säureblockern behandelt werden muss. Diese Medikamente werden jedoch aufgrund der Beschwerden auch in solchen Fällen häufig verschrieben. Wir haben das Phänomen im vorigen Kapitel angesprochen.

Eine **Dysbiose** ist oft mit diffusen Schmerzen im Bauch und nicht selten mit Mundgeruch vergesellschaftet. Auch mit einer Übelkeit, die unangenehm wahrgenommen wird, aber zu keinem Erbrechen führt, sondern die den Verzehr von Nahrung sogar zulässt. Dadurch können sich die Symptome zum Erstaunen der Betroffenen bessern, die Übelkeit kann in den Hintergrund treten. Was aus der Sicht der beteiligten Organe nicht unlogisch ist: Der Magen erhält Nahrung, gewinnt mehr Fülle und kann dadurch den geblähten Dickdarm zurückdrängen und seinen Platz zurückerobern. Mehr Platz, weniger Übelkeit. Häufig führt dieser quälend aufgetriebene Dickdarm zu einer noch weitreichenderen Störung, dem sogenannten Roemheld-Syndrom. Es bleibt oft nicht nur bei dem Druck auf den Magen, sondern das Zwerchfell wird unter Spannung gesetzt, was zu Atembeklemmungen und sogar zu Druck auf das Herz führen kann. Dabei ist der Oberbauch hart und schmerzhaft gespannt.

Eine Fehlbesiedlung oder Dysbiose ist meist das Ergebnis mehrerer Faktoren, die das Ökosystem Darm beeinflussen. Sie kann auftreten nach einer Therapie mit bestimmten Medikamenten wie Cortison, Antirheumatika, Chemotherapeutika oder ganz besonders Antibiotika oder – was häufig zu beobachten ist – durch eine Fehlernährung. Diese besteht vor allem in einer zu einseitigen Kost über einen längeren Zeitraum. Eine Kost mit einem Überangebot insbesondere an Kohlenhydraten, seltener an Eiweiß oder Fett. Überangebot heißt, dass nicht alles von diesen Nahrungsbestandteilen verdaut werden kann und dann als Verdauungsrückstände im Dickdarm landet. Obwohl sie im Dünndarm verdaut sein müssten (wir haben es im vorangegangenen Kapitel bereits erwähnt). Im Dickdarm dienen sie jenen Kulturen als Nahrung, die mit ihren Stoffwechselprodukten Probleme machen können:

Candidose – wenn Pilze dominieren

Die Darmschleimhaut wird von nützlichen Bakterien wie Bifidobakterien oder Lactobacillen überzogen wie ein Rasen. Sie bilden quasi eine Schutzschicht. Kommt es in diesem Rasen zu Lücken, etwa durch eine antibiotische Therapie, dann können sich dort Pilze ansiedeln – eine sogenannte Candidose entsteht. Hefen kommen in geringer Zahl immer im Darm vor. Da sie Opportunisten sind und nicht aggressiv gegenüber anderen Keimen, können sie sich nur vermehren, wenn das geschwächte Ökosystem es zulässt. Zu viele Pilze können Muskelschmerzen, rheumatische Beschwerden, Darmschleimhautreizungen, Neurodermitis sowie Erschöpfungszustände begünstigen. Wie wir von den Backhefen wissen, können Hefen große Mengen Gas bilden. Darum leiden Patienten bei der Candidose regelmäßig unter einem mächtigen Blähbauch.

Gärungsdyspepsie – wenn Kohlenhydrate schlecht verdaut werden

Wenn stärkehaltige Kohlenhydrate aus der Nahrung (Kartoffeln, Reis, Nudeln, Brot, Gebäck) nur unzureichend aufgespaltet werden können und Verdauungsrückstände hinterlassen (was als Maldigestion bezeichnet wird), dann füttert das Gärbakterien und es kommt zu Gärungsphänomenen im Ökosystem. Das führt zu mehr Bewegung bzw. Unruhe im Verdauungstrakt bis zum Durchfall und zur quälenden Gasbildung mit den beiden Möglichkeiten Meteorismus und Flatulenz.

Fäulnisdyspepsie – wenn Eiweiße schlecht verdaut werden

Von einer mangelnden Aufspaltung von Eiweißen profitieren vor allem Bakterien aus der Gruppe der Clostridien (und der Enterobacteriaceae), das sind typische Vertreter einer Fäulnisflora im Dickdarm mit erheblichem Krankheitspotenzial. Clostridien können sich vermehren, wenn im Magen und Dünndarm schlecht verdaute Eiweiße bis in den Dickdarm gelangen oder wenn durch eine antibiotische Therapie nützliche Bakterien wie Bifido- und Lactobacillen geschädigt wurden und somit die natürlichen Gegenspieler fehlen. Sie können Gifte und aggressive Stoffwechselprodukte bilden, die die Darmschleimhaut durchlässig machen („Leaky-Gut-Syndrom" – siehe unten). Dadurch gelangen Schadstoffe – Keime, Gifte, Fremdeiweiße, Allergene – in die Blutbahn, was zu Nahrungsmittelallergien, chronischen Entzündungen und einer gastrointestinalen Autointoxikation führen kann, wie man die Selbstvergiftung durch den Darm nennt. Da Clostridien auch kanzerogene (tumorbildende) Stoffe bilden können, sollte man deren Bedeutung für unsere Gesundheit nicht unterschätzen.

Fäulnis und Gärung als Problemfälle

Für die erhöhten Verdauungsrückstände, die den Gär- und Fäulniskeimen als Nahrung dienen, haben wir bereits unter anderem die unzureichende Aufspaltung von Kohlenhydraten, Fetten und Eiweißen (**Maldigestion**) als Ursache ausfindig gemacht, sowie die gestörte Nährstoffaufnahme (**Malabsorption**) durch eine gereizte oder entzündete Darmschleimhaut. Auch Nahrungsmittelallergien oder -intoleranzen können zu einer schlechten Aufnahme von Nahrung im Darm führen. Allergene Nahrungsmittel können dabei teilweise unverdaut zurückbleiben.

An dieser Stelle sei festgehalten, dass die genannten Beschwerden einer Dysbiose wie Blähungen, Durchfall, Verstopfung, Schmerzen, Appetitlosigkeit usw. häufig nur den Anfang einer gestörten Darmfunktion darstellen. Unbehandelt können sie sich zu ernsthaften Erkrankungen weiterentwickeln, wie etwa zu chronischen Verdauungsstörungen, Nahrungsmittelallergien und -intoleranzen, Depressionen, chronisch entzündlichen Darmerkrankungen und einer erhöhten Anfälligkeit für diverse Infekte. Der Nachweis der Fehlbesiedlung des Ökosystems ist übrigens nicht schwierig. Die bakterielle Besiedlung kann man mit Hilfe einer speziellen Mikroökologischen Stuhluntersuchung in einem Fachlabor feststellen. So zum Beispiel das Vorhandensein der aeroben Gärungs- und Fäulnisflora, also jener Bakterien, die Sauerstoff benötigen – wie Bakterien aus der Gruppe der Klebsiella (die eine Form einer Lungenentzündung hervorrufen können) oder der Enterobacter (die zum Beispiel eine Harnwegsentzündung verursachen können). Auch eine anaerobe Gärungs- und Fäulnisflora lässt sich im Stuhl leicht nachweisen, sie wird vor allem repräsentiert durch das gefürchtete Clostridium. Pilze wie Candida albicans oder Schimmelpilze findet man ebenfalls durch diese relativ einfache und schmerzfreie Diagnostik. Im Gegensatz zu einer Basis-Stuhluntersuchung auf pathogene Durchfallerreger werden bei der Mikroökologischen Stuhluntersuchung selbstverständlich auch die lebensnotwendigen gewünschten Kulturen analysiert, um später gezielt den Mangel therapeutisch auszugleichen. Zusammen mit dem pH-Wert des Stuhls, seiner Farbe, Konsistenz sowie anderen biochemischen Parametern kann der Ganzheitsmediziner eine Dysbiose sehr gut nachweisen und daraufhin individuell therapieren.

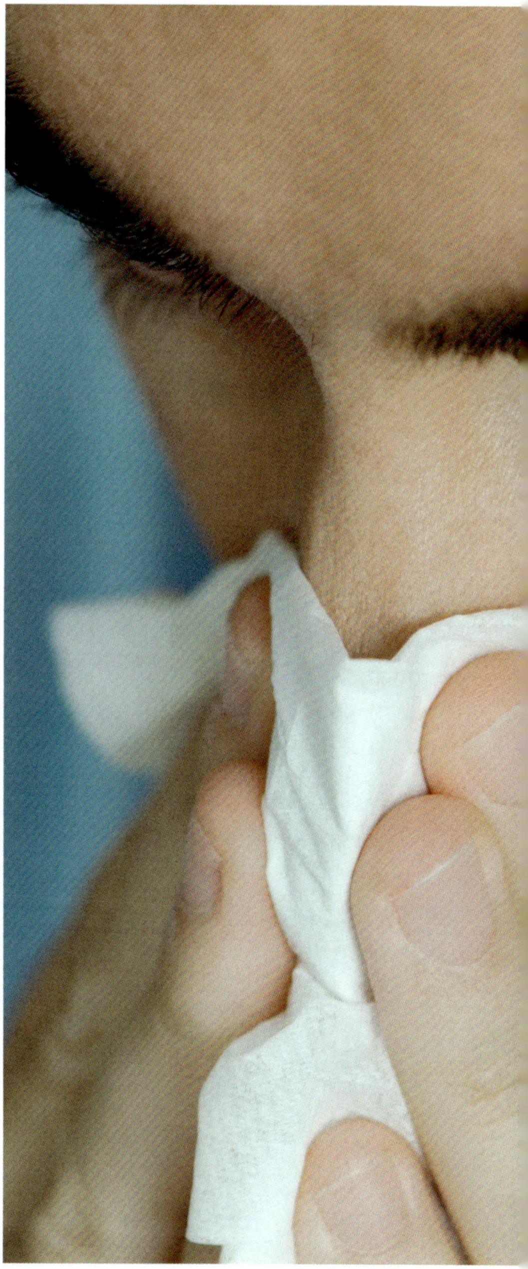

Ständige Infekte durch Fehlbesiedlung

Viele kennen das Phänomen: Kaum ist man nach Tagen des Hustens endlich wieder am Arbeitsplatz, stellen sich Schluckbeschwerden ein, beginnt die Nase zu rinnen, die Glieder schmerzen, die Körpertemperatur steigt. Hat man dann diese Erkältung halbwegs auskuriert, machen sich kaum zwei Wochen später die Nebenhöhlen bemerkbar – eine schmerzhafte Sinusitis zwingt zum nächsten Krankenstand ... Man ist immer wieder angeschlagen, krank, kann weder in die Schule noch ins Büro, sondern muss immer wieder das Bett hüten. Verzweifelt suchen die Betroffenen nach Ursachen ihrer häufigen Infekte: Hätte man vielleicht noch ein oder zwei Tage warten sollen mit den ersten sportlichen Aktivitäten nach dem Husten? Hätte man beim Besuch der Therme auf den Whirlpool oder dann in der Sauna auf den letzten Aufguss verzichten sollen?

Möglicherweise liegt es an unvorsichtigem Verhalten in der Phase der Rekonvaleszenz. Vielleicht sollte man bei immer wiederkehrenden Infekten weniger an Fehler im alltäglichen Verhalten denken, sondern vielmehr eine Stärkung der allgemeinen Konstitution in Erwägung ziehen. Ein Weg, der aus der Sicht der Mikroökologischen Therapie nur über das Ökosystem Darm führen kann.

Der Darm ist nämlich die wichtigste Adresse für die Stärkung der Abwehrkräfte. 80 Prozent der Immunleistung des Körpers wird über den Darm geregelt. Was nicht verwundert, denn bei einer Größe von über 400 Quadratmetern bietet er eine riesige Angriffsfläche für Eindringlinge und Schädlinge. Daher ist dort eine Bakteriendichte anzutreffen, die es sonst im Tierreich auf so engem Raum nicht gibt. Im Darm muss also das Immunsystem am aktivsten sein.

Dort, auf der Oberfläche der Darmschleimhaut, wachen etwa die IgA-Antikörper (Immunglobulin A, das ist ein Eiweißmolekül, das zum Beispiel auch an den Körperöffnungen Krankheitserreger bekämpft) darüber, dass schädliche Keime erfolgreich abgewehrt werden. Auch sie werden zu 90 Prozent im Darm gebildet, sie werden über die Blut- und Lymphbahnen überall dorthin gebracht, wo sie für die Abwehr benötigt werden, etwa zu den Schleimhäuten der Atemwege, der Vagina oder in die Blase und auch zur Haut – somit zu allen Körperoberflächen.

Im Übrigen kann der Darm auch selbst eine Art Antibiotikum bilden, um sich selbst entsprechend wehren zu können: die Alpha- und Beta-Defensine.

Wenn also der Darm und seine Schleimhaut gesund sind und genügend Antikörper produziert werden, dann sollte auch die Abwehr der anderen Schleimhäute intakt sein, weil sie gut von der Immunzentrale versorgt werden. Doch wenn der Darm selbst auf seiner Schleimhaut von Erregern bedroht wird und selbst nicht ganz gesund ist, sieht die Sache anders aus. Dann benötigt er selbst die meisten der von ihm produzierten Antikörper und kann sie anderen Bedrohungen im Körper nicht ausreichend als Abwehrkämpfer zur Verfügung stellen. Wenn zum Beispiel spezielle Bakterien aus der Gruppe der Enterobacteriacea oder Clostridien die Darmschleimhaut bedrohen, dann werden sich auch die meisten IgA-Antikörper dort einfinden, um gegenzuhalten. Dann fehlt aber an anderen Stellen die gewohnte Immunleistung, und so haben pathogene Keime der Harnblase oder der Vaginalschleimhaut, die immer in geringer Zahl vorhanden sind, leichteres Spiel und können zu Infekten führen. Es ist also nicht die kalte Parkbank

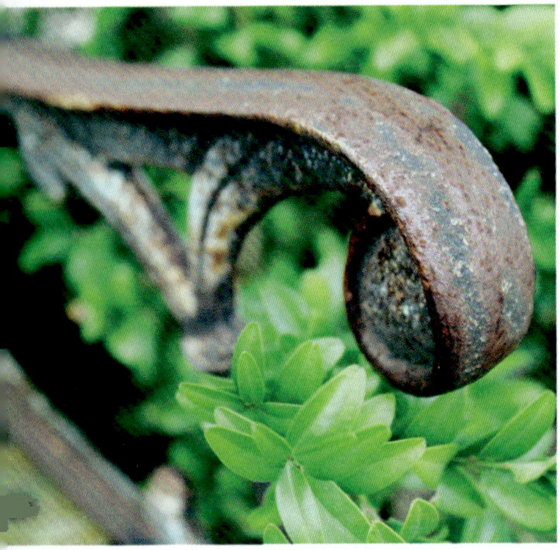

schuld am Harnwegsinfekt, denn diese ist nicht infektiös. Vielmehr ist es so, dass der Darm die Antikörper für die Reparatur seiner 400 Quadratmeter großen Oberfläche benötigt. Die 400 Quadratzentimeter der Blase müssen zwangsläufig zurückstehen, denn nun ist der Darm die eigentliche Baustelle, auf der die Antikörper gefordert sind, diverse Flurschäden zu reparieren. Die kalte Parkbank führte neben dem IgA-Mangel lediglich zu einer kurzzeitigen zusätzlichen Resistenzschwäche und das haben die schon anwesenden pathogenen Keime für ihre Vermehrung ausgenutzt.

Es handelt sich in vielen Fällen der Immunschwäche also nicht um ein Zuwenig an Antikörpern, diese sind sogar im Blut in ausreichender Zahl nachweisbar. Vielmehr werden sie im Zentralorgan selbst benötigt. Der Darm setzt sozusagen Prioritäten.

Die Moral aus der Geschichte: Wer an immer wiederkehrenden Infekten leidet, sollte an den Darm als Verursacher oder Mitverursacher denken und eine Mikroökologische Stuhldiagnostik durchführen lassen. Denn damit kann man die pathogenen Darmkeime ebenso bestimmen wie die Immunleistung. Die IgA-Antikörper sind beispielsweise im Stuhl ganz einfach nachweisbar.

Wer übrigens auf die Idee kommt, bei häufig auftretenden Infekten selbst tätig zu werden und zu diesem Zwecke Probiotika mit gewünschten Kulturen einnimmt (zum Beispiel Kapseln mit Lactobacillen und Bifidobakterien), der macht grundsätzlich nichts falsch, nur helfen wird es zumeist nicht viel. Es ist ein therapeutischer Blindflug und keine gezielte Therapie. Für eine optimale Verabreichung von Probiotika ist die Stuhldiagnostik unumgänglich.

Wenn der Darm leck ist

Dauerhafte Fäulnis und Gärung sind wesentliche Faktoren, die zu Irritationen und Schädigungen der Schleimhaut führen können. Mit der möglichen Folge, dass die Darmschleimhaut nicht mehr dicht hält, also ihre lebenswichtige Kontrollfunktion verliert. Man spricht dann von einer gestörten intestinalen Permeabilität (= Durchlässigkeit) der Schleimhaut. Keime, Makromoleküle, Gifte oder Antigene können nun unkontrolliert durch die Zwischenräume zwischen den Zellen in den Körper bzw. Blutkreislauf gelangen und Schäden anrichten. Man spricht in solchen Fällen vom „Leaky-Gut-Syndrom“ (leaky gut = der lecke Darm).

An und für sich wachen ja die Schleimhautzellen bzw. deren oberste Zellschicht (die Epithelschicht) sehr streng darüber, was in den Körper darf und was draußen bleiben muss und über den Stuhl ausgeschieden wird. Sie wirken wie ein Filter. So dürfen nur wichtige Bestandteile der Nahrung passieren, etwa Zucker, Fettsäuren, Aminosäuren und Vitamin- und Mineralstoffe. Ist jedoch auch nur der Ansatz eines unerwünschten

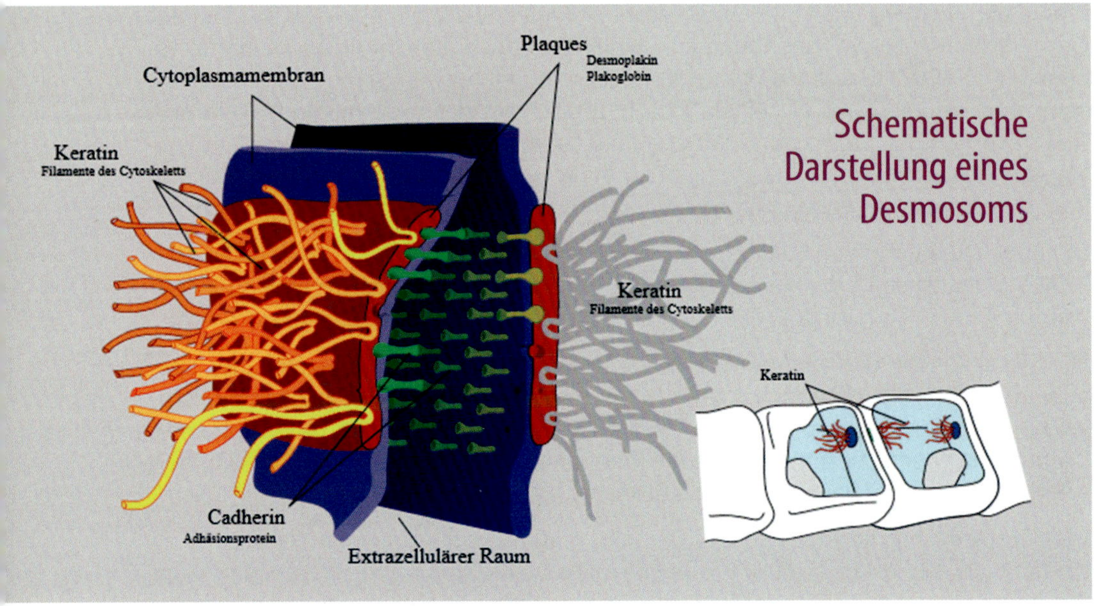

Schematische Darstellung eines Desmosoms

oder zweifelhaften Bestandteils dabei – etwa ein Bakterium im Zuge kontaminierter Nahrung –, dann wird es an der Passage gehindert. Die Verbindungszonen zwischen den Zellen (Desmosomen und Tight Junctions) sind bei der gesunden Schleimhaut dicht und undurchdringlich. So wird der Organismus vor schädlichen Eindringlingen bewahrt. Es findet ein ständiges Abgleichen und Checken darüber statt, was in den Körper darf und was draußen bleiben muss.

Das gilt im Optimalfall. Jedoch kann eine Dysbiose aufgrund von Fäulnis, Gärung oder Pilzbefall die Durchlässigkeitsstörung der Darmwand begünstigen. Das hat Auswirkungen in zweierlei Richtungen. Durchlässigkeitsstörung bedeutet einerseits eine eingeschränkte Aufnahmefähigkeit mit der Folge, dass Nahrungsmittel im Darm liegen bleiben und in Gärung oder Fäulnis übergehen. Chronische Bauchbeschwerden wie Verstopfung, Völlegefühl, Durchfall oder Krämpfe können die Folge sein. Ist die Darmwand einmal leck und die natürliche Barrierefunktion beeinträchtigt, können andererseits unerwünschte Stoffe oder Krankheitserreger ungehindert in die Blut- und Lymphbahn eindringen. Infolge der Selbstvergiftung des Körpers durch den Darm können auch eine Belastung der Leber, Migräne, Blutdruckschwankungen, Gelenkbeschwerden, Hauterkrankungen oder auch psychische Veränderungen auftreten. Eine ebenfalls häufige Begleiterscheinung eines lecken Darmes: Verschiedene Nahrungsmittel werden nicht mehr vertragen, eine sogenannte IgG-Nahrungsmittelallergie entsteht.

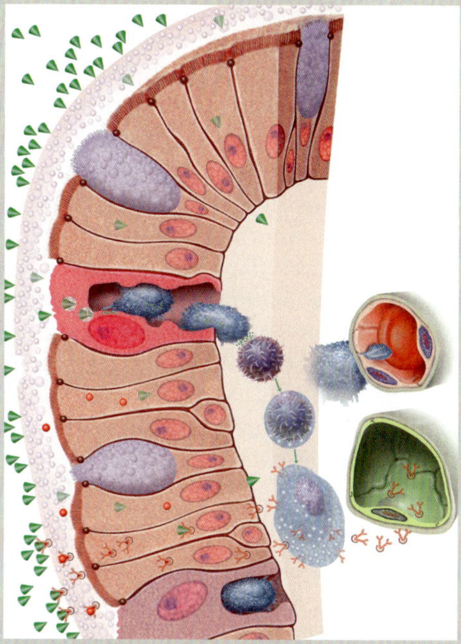

◂ Eine intakte Schleimhaut, von antikörperreicher Schleimschicht und gewünschten Darmbakterien geschützt, kontrolliert erfolgreich, was den Körper betreten darf.

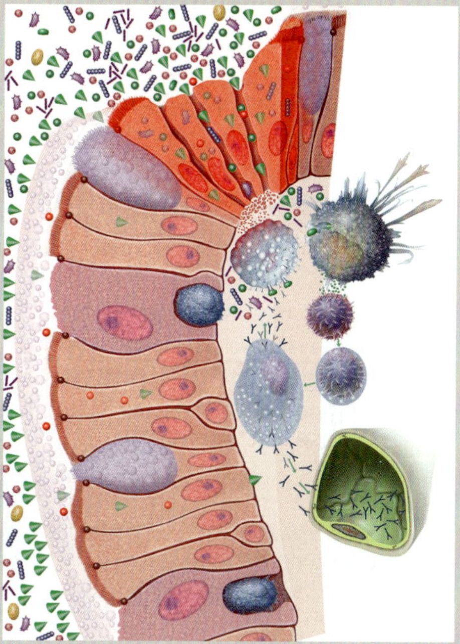

Die geschädigte Schleimhaut (Leaky-Gut-Syndrom) kann nicht verhindern, dass Eiweiße, Allergene, Toxine etc. unkontrolliert die Blut- und Lymphbahn erreichen. ▸

Allergische Reaktionen und Intoleranzen

Wenn aufgrund einer durchlässigen Darmschleimhaut ein Eiweiß aus der Nahrung die natürliche Barriere überwindet, wenn also der Eintritt in den Körper gelingt, dann gerät der Körper in eine Alarmsituation. Grundsätzlich sollte man wissen, dass wir Menschen Eiweiße aus Pflanze oder Tier benötigen; sie sind – wie wir sagen – essentiell. Dennoch dürfen wir diese Eiweiße so nicht in die Blutbahn bringen. Unsere Lymphozyten (weiße Blutkörperchen) haben zu unserem Schutz die Aufgabe, jedes Fremdeiweiß abzuwehren. Darum können wir auch nicht so ohne weiteres von fremden Menschen Organe transplantieren. Es käme zu Abstoßungsreaktionen. Genau das täten unsere Lymphozyten auch beispielsweise mit dem Steak. Dieses scheinbar unlösliche Problem muss der Magen mit seiner Magensäure und dem Enzym Pepsin sowie der Dünndarm mit den Enzymen der Bauchspeicheldrüse lösen. Sie sorgen für eine vollständige Spaltung des Eiweißes bis zur Unkenntlichkeit, bis zur Ebene der kleinsten Bausteine, den Aminosäuren. Nur diese dürfen ungehindert und gewünscht von den Lymphozyten unbehelligt durch die Schleimhaut. Lässt die Schleimhaut im Rahmen der Durchlässigkeitsstörung dammbruchartig größere Eiweißbruchstücke durch, dann werden die sogenannten Makrophagen (Fresszellen innerhalb des Immunsystems) aktiviert, die ihrerseits über mehrere Reaktionsschritte Plasmazellen (antikörperbildende Zellen) zur Bildung von IgG-Antikörper im Sinne der IgG-Allergien anregen. Dabei werden Milch und glutenhaltige Getreideeiweiße besonders intensiv attackiert, vermutlich deshalb, weil sie die jüngsten Nahrungsmittel in der Menschheitsgeschichte sind.

Mit einem Wort: Es findet eine **allergische Reaktion** statt. Allerdings nicht in der Art, wie man sie etwa vom Heuschnupfen kennt (sogenannte IgE-Allergie), wenn der Körper sofort nach dem Kontakt mit Pflanzenpollen mit Tränen, Niesen und dem Anschwellen der Schleimhäute reagiert. Oder beim Verzehr einer Haselnuss, wenn es bereits beim Schlucken der Nuss zu einem Anschwellen der Mundschleimhaut, asthmatischen Beschwerden, Erbrechen und anderen heftigen Reaktionen kommt.

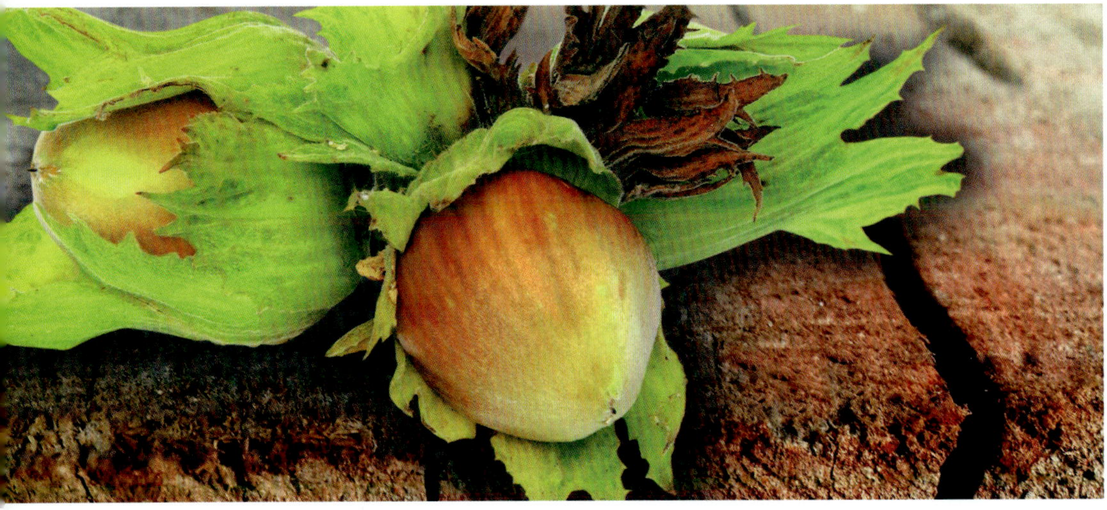

Vielmehr handelt es sich um verzögerte Reaktionen. Die Betroffenen haben eher diffuse Beschwerden im Bauch, aber nie im Zusammenhang mit der Nahrungsaufnahme, sondern erst viel später. Der Grund für die verzögerte Reaktion: Es handelt sich um eine sogenannte IgG-Allergie (IgG ist das Immunglobulin G, ein Antikörper im Plasma, der vor allem bei Infektionen tätig wird). Im Gegensatz zur angeborenen IgE-Allergie, bei der der Allergenkontakt sofort zur Histaminausschüttung aus den sogenannten Mastzellen führt und damit auch sofort spürbar ist, werden bei einer IgG-Allergie die Mastzellen nicht angesprochen, es wird kein Histamin ausgeschüttet, die ganze Reaktion läuft weitestgehend unbemerkt und sehr verzögert ab. Auf die verzehrten Nahrungsmittel als Auslöser fällt daher lange kein Verdacht. Auch deswegen nicht, weil ja z.B. Milch und glutenhaltiges Getreide zu unseren heutigen Grundnahrungsmitteln zählen, also selbstverständlich als gesund gelten. Warum also sollen diese Nahrungsmittel nicht vertragen werden?!

Dabei würden bestimmte ganzkörperliche Symptome bereits erste Hinweise auf einen möglichen Problemstoff liefern, Beschwerden wie Müdigkeit, Abgeschlagenheit, Gelenkprobleme. Sie entstehen durch die anhaltende und fast dauerhafte Zufuhr jener Nahrungsmittel, die der Körper im Grunde nicht verträgt. Ständig müssen daher Antikörper produziert werden, die aber von den Phagozyten (Fresszellen) aufgrund der großen Menge nur begrenzt beseitigt werden können. So sieht sich der Körper oft gezwungen, die überschüssigen Antikörper u.a. im Bindegewebe abzulagern, was die erwähnten Beschwerden z.B. in Form von Gewebsübersäuerung bewirken kann.

Eine komplexe Mikroökologische Stuhldiagnostik, kombiniert mit einer Blutuntersuchung, könnte Klarheit schaffen. Im Blut kann man die Antikörper nachweisen, im Stuhl lassen sich neben Antikörpern auch andere Indikatoren bestimmen und Rückschlüsse auf eine Allergie ziehen. Wenn etwa das Alpha-1-Antitrypsin erhöht und das IgA im Stuhl deutlich überhöht ist, so ist das ein deutlicher Hinweis, dass die Schleimhaut aufgrund ihrer Durchlässigkeitsstörung unter Stress steht.

Histamin – Speck und Käse im Zwielicht

Ähnlich problematisch kann sich eine **Histaminintoleranz** auswirken. Sie wird auch Histaminose genannt und ist in Wahrheit eine Pseudoallergie. Das heißt, sie fühlt sich an wie eine Allergie, allerdings führt ein Allergietest beim Arzt zu keinem pathologischen Befund. Es ist keine richtige Allergie, weil das Histamin nicht von den Mastzellen als Reaktion ausgeschüttet wird. Es stammt aus anderen Quellen, führt aber zu den gleichen körperlichen Symptomen wie eine Allergie.

So kann etwa eine kleine und feine Jause mit Speck, Käse und einem Glas Rotwein so viel Histamin in den Körper schleusen, dass dieser mit Bauch- und Kopfschmerzen, Blähungen, Durchfall, laufender Nase, Juckreiz bis zu Quaddeln, Husten und

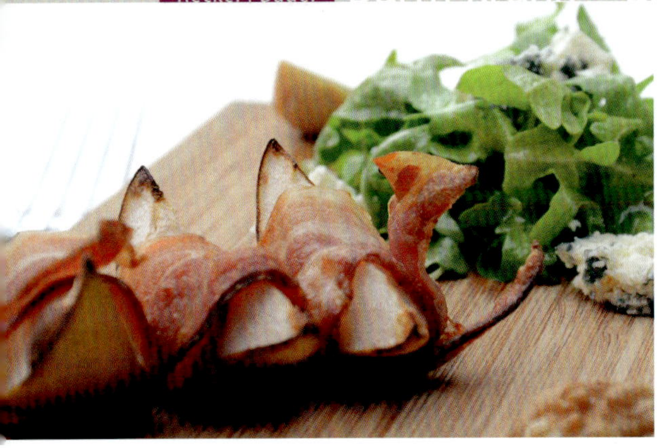

dergleichen reagiert. Käse, Speck, Rotwein sind Lebensmittel, die lange Zeit zum Reifen benötigen, sie enthalten aufgrund dieses Vorganges viel Histamin.

Histamin ist ein biogenes Amin, das bekanntermaßen in vielen Nahrungsmitteln vorkommt. Weit weniger bekannt ist, dass Histamin ohne Beteiligung der Mastzellen aber auch im Körper selbst gebildet werden kann. Und zwar von bestimmten Darmbakterien. So können zum Beispiel entartete Colibakterien und Clostridien aus so gesunden und im Grunde histaminfreien Nahrungsmitteln wie einer Bio-Linse im Rahmen eines Fäulnisprozesses Histamin entstehen lassen. Das gelingt diesen Bakterien auch mit jedem anderen Eiweiß. Was aber bedeutet, dass selbst ernährungsbewusste Zeitgenossen in die Histamin-Falle tappen können, auch wenn alle ihre Nahrungsmittel bio sind.

An dieser Stelle möchten wir ausdrücklich anmerken, dass Histamin nicht grundsätzlich mit Allergie oder Unverträglichkeit assoziiert werden darf oder gar generell für etwas Schlechtes gehalten werden muss. Ganz im Gegenteil: Histamin ist ein lebensnotwendiges Gewebshormon, ohne dem wir bestimmte Körperfunktionen im Bereich der Blutgefäße, Bronchien oder Gebärmutter nicht erfüllen könnten. Histamin ist also in gewisser Menge nützlich, es darf nur nicht zu viel werden. Dafür sorgt ein überwiegend in der Leber gebildetes Enzym, die Diaminoxydase (DAO), die im Körper Histamin zerlegt und abbaut. Dieser Prozess verläuft vor allem dann erfolgreich, wenn die körpereigene Bildung plus die Zufuhr über die Nahrung mit dem Abbau des Histamins im Gleichgewicht steht. Kommt es zu übermäßiger Histaminbildung im Rahmen von Fäulnisprozessen, dann ist die körpereigene DAO schnell überfordert und es kommt zu den oben beschriebenen Symptomen.

Wie weit uns das Histamin zu schaffen macht, das kann man einerseits mit der Bestimmung von Histamin und der DAO im Blut und andererseits mit einem Histaminnachweis in einer Stuhlprobe ermitteln. Allerdings handelt es sich dabei um eine kleine Extraprobe in einem Spezialröhrchen, die man zusammen mit der allgemeinen Stuhlprobe durchführen kann, um z.B. die histaminbildenden Clostridien nachzuweisen.

Problemfall Milchzucker

Bauchschmerzen, Blähungen, Durchfall und andere Darmsymptome können auftreten, wenn im Darm der Milchzucker nicht vollständig gespalten werden kann und unverdaut im Dickdarm landet. Es handelt sich in solchen Fällen um eine Lactoseintoleranz, die auf dem Fehlen des Enzyms Lactase beruht. Eine Intoleranz, die in unseren Breiten schon häufiger auftritt. An dieser Stelle sei kurz auf die Unterscheidung zwischen einer Allergie und einer Intoleranz in puncto Nahrungsmittel hingewiesen:

Bei einer Allergie kommt es zu einer überschießenden Reaktion des Immunsystems auf einen Eiweißstoff in der Nahrung, bei der IgE-Allergie mit zum Teil heftigen Symptomen wie Atembeschwerden, plötzlichem Anschwellen der Schleimhäute, Husten, Niesen, Durchfälle und dergleichen. Und das bei kleinsten Allergenmengen etwa aus Kuhmilch oder Getreide. Manchmal können sich solche Symptome auch zeitversetzt und unabhängig von der Nahrungsaufnahme einstellen, wie wir zuvor bei der IgG-Allergie gesehen haben.

Intoleranzen wiederum betreffen hauptsächlich den Darm, weil der Körper nicht die Fähigkeit besitzt, einen bestimmten Stoff ordnungsgemäß zu verdauen. Oder weil er diese Fähigkeit nie besessen hat. Die Reaktion darauf erfolgt nicht unmittelbar und mit heftigen Symptomen, in vielen Fällen verträgt man sogar kleinere Mengen des Stoffes. Symptome der Unverträglichkeit treten oft erst bei Überschreiten einer gewissen Toleranzschwelle auf.

Reagiert der Körper allergisch auf ein Nahrungseiweiß (etwa auf Kuhmilch), so sollte es der Patient grundsätzlich weglassen, um die überschießenden Reaktionen zu vermeiden (also Verzicht auf Produkte aus Kuhmilch). Bei einer Intoleranz wie einer Lactoseintoleranz darf man jedoch kleine Mengen von Milchprodukten zu sich nehmen, da hier nur der Milchzucker das Problem ist, dessen Verdaubarkeit man mit einem lactasehaltigen Enzympräparat unterstützen kann. Die Unterscheidung zwischen Allergie und Intoleranz mit entsprechenden Diätempfehlungen sollte unbedingt der Arzt treffen.

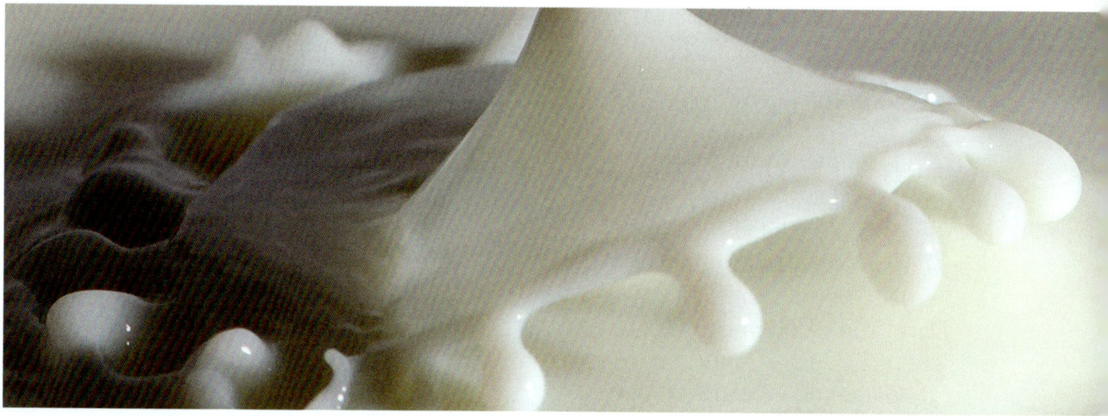

Was die Lactoseintoleranz betrifft, so haben wir Menschen in den ersten Lebensjahren sehr wohl die Fähigkeit, den Milchzucker zu spalten bzw. zu verwerten. Sonst könnten wir nicht gestillt werden. Doch nach Ende der Stillzeit verlieren viele diese Fähigkeit zu Recht und reagieren mit den Symptomen der Unverträglichkeit. Eigentlich eine sehr logische Reaktion der Natur, denn Muttermilch ist nicht mehr zu erwarten und sich ein Leben lang von der Kuh „stillen" zu lassen, war nicht vorgesehen. Übrigens: Fast alle Bewohner Asiens (80 bis 100 Prozent), Südamerikas und Afrikas vertragen nach Ende der Stillzeit keinen Milchzucker mehr. Bei uns in Mittel- und Nordeuropa hat die Toleranz gegenüber Milchzucker im Laufe der Evolution offenbar zugenommen, denn viele Europäer bilden das Enzym Lactase weiter bis ans Ende ihres Lebens, vertragen also Milch und Milchprodukte. Andere reagieren allerdings so, wie es Afrikaner und Südamerikaner auch tun. Experten schätzen, dass in Europa 15 bis 22 Prozent der Bevölkerung unter einer Lactoseintoleranz leiden. Was Patienten relativ leicht erkennen können, sie müssen nur eine Zeit lang Milch oder Milchprodukte weglassen, dann bessern sich die Symptome relativ schnell, sie treten bei einem Kostfehler wieder auf.

Fructoseintoleranz

Eine noch größere Aufmerksamkeit als der Milch sollte man dem Obst entgegenbringen. Auch wenn Obst, ähnlich wie Milch, zu den besonders gesunden Nahrungsmitteln zählt. Viele kennen das Phänomen: Wenn man zu viel rohes Obst und Gemüse isst, wird man bisweilen von Blähungen und Bauchschmerzen heimgesucht, auch Durchfall und Müdigkeit können sich einstellen. Das hat einen ganz bestimmten Grund: Wir Menschen können nur begrenzte Mengen an Fruchtzucker verarbeiten, sprich durch die Zellen der Schleimhaut aufnehmen. Was nicht verarbeitet werden kann, bleibt schlecht verdaut oder unverdaut im Darm zurück und beginnt zu gären. Ein guter Nährboden für Gärkeime. Aufgrund der

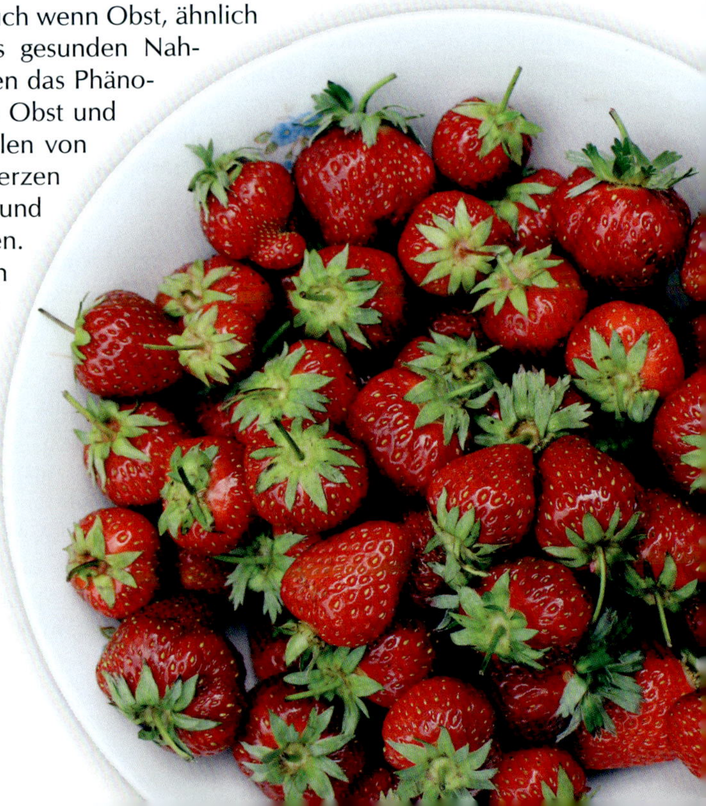

Gärungsprozesse erfolgt die Aufnahme von Fruchtzucker noch langsamer, der Transport durch die Zellen noch schleppender, so dass die Betroffenen mit der Zeit immer weniger Obst vertragen. Das gilt auch für die ungespritzten Äpfel oder Birnen aus dem eigenen Garten.

Dieses Phänomen nennt man Fructoseintoleranz (wird heute allgemein so bezeichnet, obwohl es korrekt Fructosemalabsorption heißen muss; die Fructoseintoleranz ist eine relativ seltene erbliche enzymatische Stoffwechselstörung der Leber), von der 40 bis 60 Prozent der Mitteleuropäer betroffen sind. Mit zum Teil überraschenden Auswirkungen. Denn durch den Verzehr von zu viel Obst können nicht nur Bauchschmerzen und Blähungen auftreten, sondern auch Schlaf- und Konzentrationsstörungen oder Depressionen.

Schlechte Stimmung von zu viel Obst? Ja! Denn der überschüssige Fruchtzucker kann im Darm mit der Aminosäure Tryptophan einen unlöslichen Komplex binden. Damit fehlt das Tryptophan als wichtigster Grundstoff bei der Synthese des „Glückshormons" Serotonin, das übrigens zu 95 Prozent vom Darm gebildet wird – allerdings nur, wenn der gesund ist.

Auch diese Zusammenhänge können durch eine komplexe Stuhlprobe entlarvt werden. Fruchtzucker ist im Stuhl gut messbar und der daraus möglicherweise resultierende Serotoninmangel im Blut bzw. Urin ebenfalls.

Unverdauliches Getreide

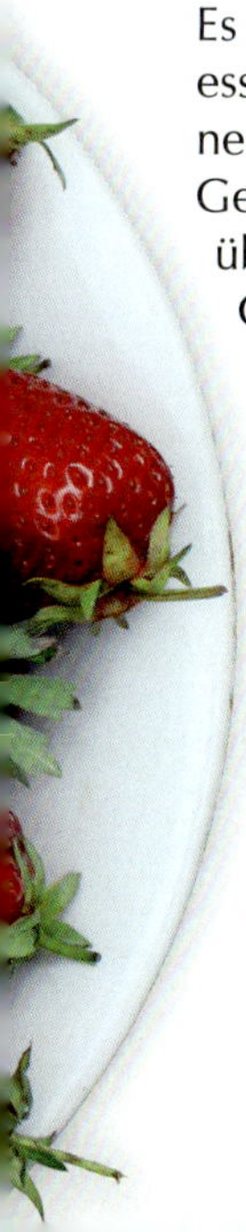

Es gibt Menschen, die nicht wirklich gerne Obst oder rohes Gemüse bzw. Rohkost essen. Auch wenn Ernährungsmediziner mehrere Portionen täglich davon einmahnen. Es gibt aber in unseren Breiten kaum jemanden, der auf Getreide verzichtet. Im Gegenteil. Die meisten von uns essen es mehrmals am Tag – vom Frühstücksmüsli über die Käsesemmel am Vormittag, die Nudeln zu Mittag bis hin zu Brot und Gebäck als wesentlichen Bestandteil des Abendessens. Doch Weizen, Roggen, Hafer, Dinkel, Gerste und Co. enthalten ein Eiweiß, das ein schwer verdauliches Problem darstellt: **Gluten**.

Das Klebereiweiß Gluten kann der Darm nur schlecht verwerten. Während der Urweizen, das Einkorn, nur wenig (ca. 3 Prozent) davon enthielt, findet man im hochgezüchteten Weizen der Gegenwart bis zu 70 Prozent Gluten. Der Grund: Damit kann man die Backwaren gefälliger herstellen. Gluten dient also der Konfektionierung der Ware, hat aber nur geringen Nährwert. Es bleibt teilweise unverdaut im Darm zurück und löst Gär- und Fäulnisprozesse aus. Diese wiederum zwingen den Körper dazu, sich zu wehren und Antikörper zu bilden – ein Paradebeispiel für eine Intoleranz, in diesem Fall eine Glutenintoleranz.

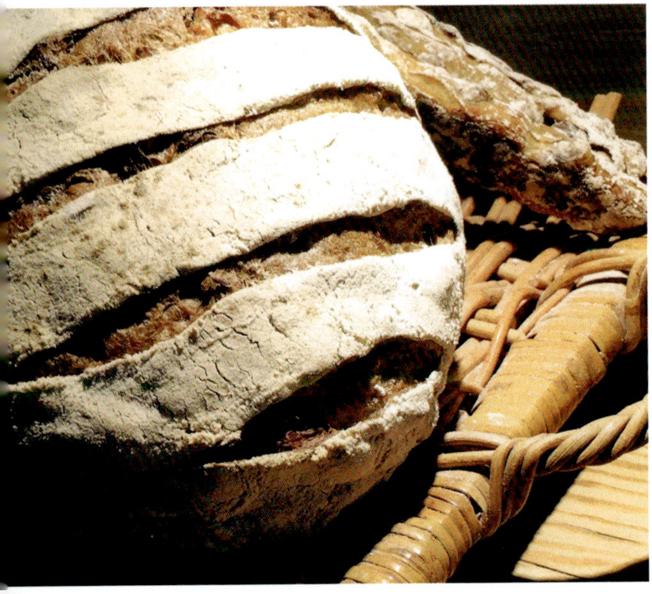

Eine chronische Fehlbesiedlung mit unerwünschten Kulturen aufgrund von Fäulnis- und Gärprozessen, die sozusagen nicht abreißt, weil man täglich mehrmals Getreideprodukte konsumiert. Fast jeder Dritte (mit eindeutig steigender Tendenz) leidet hierzulande unter dieser Form einer Intoleranz, ohne es zu wissen. Die Beschwerden sind eher diffus, so etwa kann es zu einem Blähbauch kommen, zu Durchfall oder Muskel- und Gelenkschmerzen.

Das Vorliegen bestimmter Antikörper (Gliadin- und Transglutaminase-Antikörper) insbesondere im Stuhl und später im Serum ist ein deutlicher Hinweis auf eine Glutenintoleranz.

Fazit: Nicht alles, was als Grundnahrungsmittel und allgemein als gesund gilt, wird auch von allen gut vertragen. Besonders gilt dies für glutenhaltiges Getreide und für tierische Milch bzw. Milchprodukte (das gilt zunehmend auch für Sojamilch). Getreide und Milch sind Lebensmittel, die wir evolutionsgeschichtlich erst seit der letzten Minute der Menschheit essen, als wir damit begannen, Ackerbau und Viehzucht zu betreiben. Sind vielleicht Getreide und Milch noch zu fremd für das Immunsystem unseres Darms? Wir versuchen die Frage am Ende dieses Kapitels zu beantworten.

Wenn die Haut reagiert

Es gibt insgesamt drei Wege, die der Körper nutzt, um etwas auszuscheiden oder Gifte loszuwerden: über den Darm (Stuhl), über die Nieren (Urin) und über die Haut (Schweiß). Wenn aber der Darm aufgrund von Fäulnis- und Gärprozessen mit der Ausscheidung überfordert ist, werden andere Wege dafür gesucht. Da jedoch viele Stoffe nicht nierengängig sind, wird der Weg über die Haut gewählt.

Darm und Haut sind durch ein gemeinsames Immunsystem miteinander verbunden. Das dürfte mit ein Grund dafür sein, dass Neurodermitis-Patienten zu 90 Prozent auch an einer Nahrungsmittelallergie bzw. -intoleranz leiden. 50 Prozent von ihnen haben eine Glutenintoleranz. Im Stuhl von Neurodermitis-Patienten findet man zumeist einen Mangel an jenen Kulturen, die für die Bildung von Antikörpern wichtig sind, das sind neben Lactobacillen und Bifidobakterien vor allem Enterococcen und Colibakterien. Stattdessen sind überdurchschnittlich viele Fäulniskeime vorhanden, wie Clostridien oder Klebsiellen. Jahrzehntelange Erfahrung in der Mikroökologischen Diagnostik und Therapie lassen uns davon ausgehen, dass es praktisch keinen Neurodermitis-Patienten mit einem gesunden Ökosystem im Darm gibt!

Umgekehrt bessern sich die Symptome eines Neurodermitikers um bis zu 50 Prozent, wenn man den Darm saniert und dadurch den Stress der Entgiftung über die Haut wegnimmt. Dazu gehört zum Beispiel auch, dass man Milch und glutenhaltiges Getreide weglässt. Viele benötigen dann weniger Kortison, Antihistaminika etc. oder werden dadurch sogar symptomfrei. Sie behalten zwar ihre neurodermitische Konstitution, aber die Symptomatik klingt ab. Bei Kostfehlern kann sich jedoch die Situation wieder rasch verschlimmern.

Stimmungskanone Darm

Das Hormon Serotonin spielt eine enorm wichtige Rolle im Zentralnervensystem, etwa indem es die Stimmung, die Stresstoleranz, die Appetitkontrolle sowie den Schlaf-Wach-Rhythmus beeinflusst. Auch die Schmerzwahrnehmung steht in engem Zusammenhang damit, so dass Serotonin aufgrund seiner psychischen Effekte häufig auch als „Glückshormon“ bezeichnet wird. Denn ein ausreichend hoher Serotoninspiegel verbessert den Antrieb und die Stimmung, umgekehrt weisen depressive Patienten häufig einen zu geringen Serotoninspiegel auf.

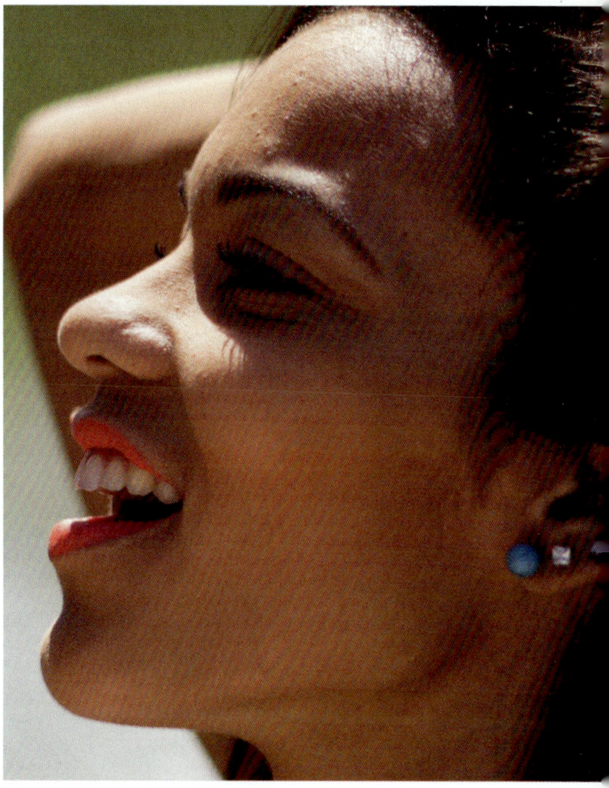

Serotonin wird – wir haben es bereits erwähnt – zu 95 Prozent im Darm gebildet. Genau genommen sind es bestimmte Zellen der Darmschleimhaut, die aus der Aminosäure L-Tryptophan die Aminosäure 5-Hydroxytryptophan (5-HTP) bilden, das dann zu Serotonin umgewandelt wird.

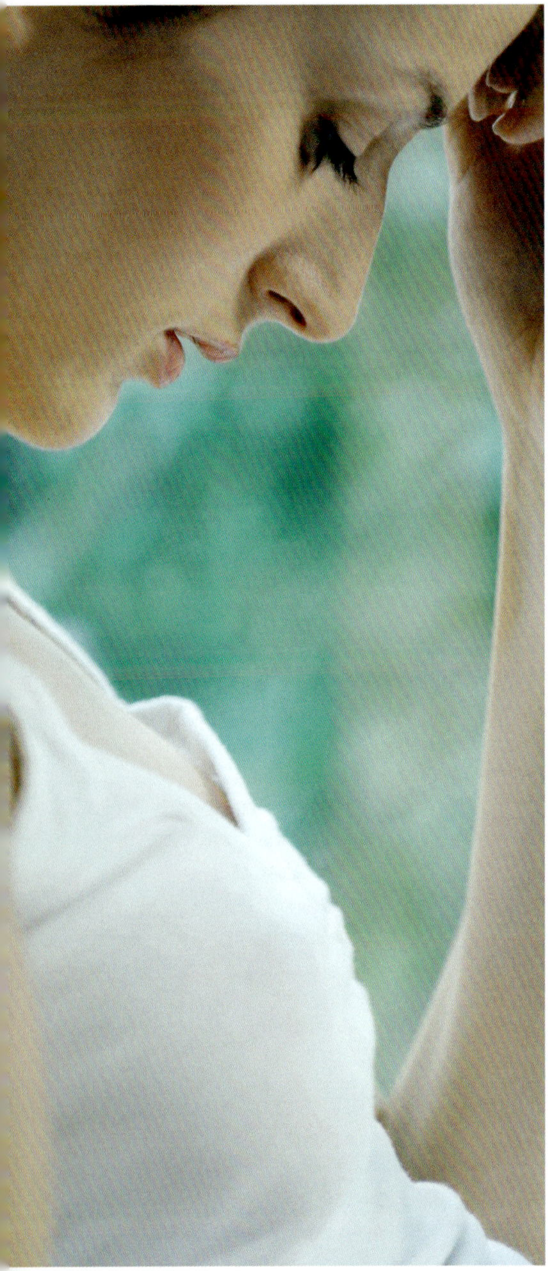

Im Darm befinden sich auch ca. 150 Millionen Nervenzellen, die in enger Verbindung mit den Darmbakterien stehen, mit diesen sogar sehr intensiv „kommunizieren". So können Stoffwechselprodukte der Darmbakterien das enterale Nervensystem, also die Nervenzellen im Darm, im Guten wie im Bösen beeinflussen. Von diesen Nervenzellen, vielfach auch als Bauchgehirn bezeichnet, führen Nervenverbindungen in Gehirnregionen, die für Emotionen zuständig sind – der Begriff „Bauchgefühl" deutet ja an, dass es zwischen Darm und Hirn Verbindungen bzw. Zusammenhänge gibt. Dass es auch umgekehrt funktioniert, also vom Gehirn in Richtung Darm, haben im vorigen Kapitel die Ausführungen über Stress gezeigt.

Die Bildung von Serotonin ist nicht nur vom Vorhandensein der Aminosäure Tryptophan abhängig, sondern auch von bestimmten Mikronährstoffen wie Zink, Niacin, Folsäure oder von diversen B-Vitaminen. Gibt es allerdings Probleme mit der Durchlässigkeit (Permeabilität) der Darmschleimhaut, kann die Aufnahme dieser Mikronährstoffe aus der Nahrung beeinträchtigt sein, die Serotonin-Bildung gerät ins Stocken, die Stimmung ist im Keller. Ob es Probleme mit der Durchlässigkeit und in der Folge mit der Serotoninbildung gibt, kann man nachweisen. In diesem Fall mit Hilfe eines Urintests auf sogenannte Neurotransmitter. Damit kann man Zwischenprodukte der Serotoninbildung bestimmen, die der Körper wieder entsorgt, weil er nicht alle nötigen Bausteine für die Bildung vorfindet.

Übrigens kann man sich auch ausgelaugt und erschöpft fühlen, wenn die Aufnahme von Mikronährstoffen aus der Nahrung aufgrund eines gestörten Darms beeinträchtigt ist.

Wenn die Bewegung leidet

Auch wenn es weit hergeholt scheint: Sie werden es nicht für möglich halten, wie viele Menschen unter Schmerzen an Gelenken, Sehnen und Muskeln leiden, deren wahre Ursache in Stoffwechselstörungen zu finden ist. Neben der Gewebsübersäuerung (Azidose) sind die toxischen Stoffwechselprodukte aus dem Darm (enterale Autointoxikation) die wahren Übeltäter. Sie haben schon zuvor gelesen, dass die Darmbakterien in der Regel unsere Blutbahn nicht betreten, aber ihre Stoffwechselprodukte tun es. Ob das beispielsweise Fuselalkohole aus Gärungsvorgängen oder die biogenen Amine aus Fäulnisprozessen sind, all diese Stoffe können, sofern sie nicht bei einem ersten Durchlauf durch die Leber entsorgt wurden, ins Bindegewebe gelangen. Dafür sorgt der Organismus sogar aktiv. Denn wenn er irgendwelche Schadstoffe nicht sogleich eliminieren und ausscheiden kann, dann muss er sie zwischenlagern. Und ein willkommenes Depot dafür ist das Fett- und Bindegewebe.

Da Gelenkkapseln und Sehnen Bindegewebsstrukturen sind und auch zwischen den Muskelzellen reichlich Bindegewebe liegt, können folglich diese Gewebe als temporäre Müllhalden in unserem Körper fungieren. Und was das Einlagern toxischer Substanzen im Gewebe bedeutet, das weiß jeder Schmerzpatient, der zwangsweise ständiger Gast beim Orthopäden oder Rheumatologen ist. Das toxisch belastete Bindegewebe kann furchtbar schmerzen und durchaus rheumaähnliche Beschwerden vortäuschen. Typisch ist dabei, dass die Symptome in der Bewegung meist besser werden und man den belasteten Geweben von außen weder Schwellungen noch Rötungen ansieht. Mit dem folgenden einprägsamen Merksatz ist Patient und Therapeut gleichermaßen geholfen: „Wenn Orthopäden, Röntgenärzte und Rheumatologen nichts finden und der Patient dennoch Beschwerden hat, dann sollte man stets an eine Gewebsübersäuerung oder eine enterale Autointoxikation denken." In der Mikroökologischen Therapie erfahrene Ärzte finden immer wieder ähnliche Therapieabläufe. Unter entsprechender Therapie wird der Bauch besser und zeitgleich mindern sich scheinbar wie von Zauberhand Beschwerden im Bewegungsapparat.

Wenn der Darm selbst unter seinem Mikrobiom leidet

Wenn wir in diesem Kapitel von ganzkörperlichen Folgen einer gestörten Mikroökologie reden, dann dürfen wir natürlich das am nächsten gelegene Organ nicht vergessen. Denn welches Organ wird mehr unter den unmittelbaren Folgen eines gestörten Mikrobioms leiden als der Darm? Auch wenn sich nicht immer gleich schwere Entzündungen der Darmschleimhaut entwickeln, muss der Darm unendlich viel aushalten. Und das kann er offensichtlich auch bis zu einer gewissen Belastungsgrenze.

Wenn man bedenkt, wie viele Menschen unter massiven Dysbiosen leiden, bei der Darmspiegelung aber keinen pathologischen Befund haben. Aber wie heißt es schon bei Heinrich Kleist: „Der Krug geht so lange zum Brunnen, bis er bricht."

Im Folgenden möchten wir aufzeigen, welche Bedeutung bzw. welchen Einfluss das gesamte mikroökologische Milieu auf verschiedene Darmerkrankungen haben kann.

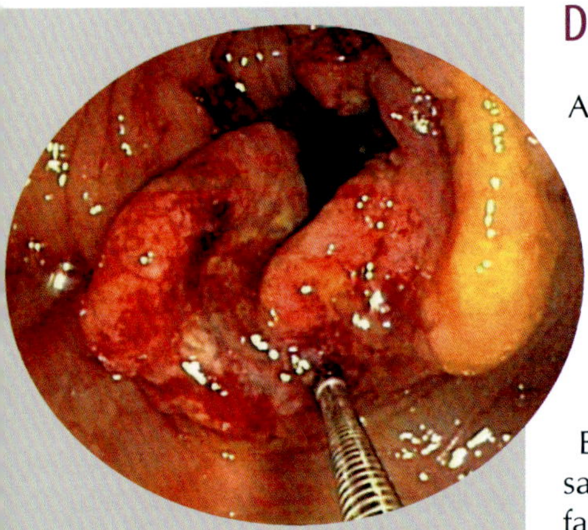

Adeno-Karzinom des Colon – Darstellung mittels Koloskopie

Dickdarmkrebs (Kolorektales Karzinom)

An dieser Stelle werden Sie vermutlich stutzig und sich fragen, was eine derartig schwerwiegende und lebensbedrohliche Erkrankung, die in Mitteleuropa mit zu der häufigsten Tumorerkrankung überhaupt zählt, mit Darmbakterien zu tun haben mag. Auch wenn es Sie überrascht, die Antwort kann nur lauten: sehr viel!

Schon lange gelten neben ca. 25 Prozent erblicher Belastungen vor allem Umweltfaktoren als Hauptverursacher, und hier an allererster Stelle die Ernährung. Rohfaserarme sowie eiweiß- und fettreiche Speisen sollen indirekt kanzerogene Schäden an der Darmschleimhaut auslösen. Indirekt deshalb, weil die wahren Übeltäter wohl Fäulniskeime wie die Clostridien sind, die mit ihren toxischen und zum Teil kanzerogenen Stoffwechselprodukten die Schleimhaut schädigen. Und das mag uns allen einleuchten, dass eine jahrelange permanente Konfrontation mit so gefährlichen Substanzen die Neubildung von Zellen außer Kontrolle geraten lassen kann. Zumal Fäulniskeime schützende Keime unterdrücken und damit die Bildung u.a. von Buttersäure, die entzündungshemmend und tumorprotektiv wirken kann.

Wie Sie sicher bemerken, sind wir schon wieder beim Thema Darmbakterien und beim bekannten Problem Fäulnis. An dieser Stelle müssen wir gemeinsam gedanklich kurz innehalten, denn ganz offensichtlich sind somit nicht die Eiweiße und Fette das Problem, sondern die Fäulniskeime, die von ihnen leben und für uns gefährliche Abfallprodukte erzeugen! In den vorherigen Kapiteln haben Sie aber zwei wichtige Vorbedingungen dafür erfahren:

1. Fäulniskeime im Dickdarm können sich nur über Gebühr vermehren, wenn sie im Magen und Dünndarm nicht ausreichend vorverdaute Eiweiße und Fette geliefert bekommen.

2. Nur ein Mangel an gewünschten Dickdarmkeimen lässt zu, dass sich Fäulniskeime überhaupt entwickeln können.

Was lernen wir daraus? Eine gründliche Verdauung von Eiweißen und Fetten in Magen und Dünndarm und ein mit ausreichend Rohfasern versorgtes physiologisches Mikrobiom schützen in hohem Maße den Darm vor Tumoren.

Übrigens: Haben Sie sich schon einmal gefragt, warum der Darmkrebs fast ausschließlich in den unteren Abschnitten des Dickdarms und des Enddarmes vorkommt? Die Antwort ist recht einfach: Die höchste Keimzahl – im Krankheitsfall auch der Clostridien – findet sich am Ende des Darmes!

Und so ist es natürlich auch kein Zufall, warum die im Folgenden beschriebenen chronisch entzündlichen Darmerkrankungen und die Entzündungen von Divertikeln auch überwiegend in dieser Region vorkommen.

Chronisch entzündliche Darmerkrankungen (M. Crohn, Colitis)

Welchen Krankheitsursachen diese schweren Erkrankungen auch unterliegen, ihnen allen (z.B. kollagene, lymphozytäre, pseudomembranöse Colitis) ist gemeinsam, dass die Schleimhaut entzündet, wund und geschwächt ist. Teilweise blutet sie sogar und ganz sicher ist ihre Schutzbarriere massiv geschädigt oder sogar zerstört.

Beim Begriff Barrierefunktion müssen wir sofort wieder an die Darmflora denken, denn diese bildet bekanntlich im Sinne der Bildung eines Biofilmes zusammen mit der Schleimschicht der Schleimhaut einen Schutzwall. So einen pflasterartigen Schutz bräuchten all diese chronisch entzündlichen Schleimhäute dringlicher als alles andere. Denn man kann sich leicht vorstellen, wie schutzlos die kranke Schleimhaut den unendlich vielen Fremdkeimen im Darm ausgesetzt ist. Ein derartiges biologisches Pflaster können die für uns so wichtigen Darmkeime wie z.B. die Colibakterien, Lactobacillen und vor allem die Bifidobakterien sowie Akkermansia muciniphila bilden. Darum ist es gänzlich unverständlich, warum in der Gastroenterologie allenfalls die Colibakterien hier Anwendung finden. Immerhin drohen auf den entzündeten Schleimhautflächen schwerste Fäulniszustände u.a. durch Clostridien, denn hier finden sie große Mengen ihres Lieblingsfutters Eiweiß in Form von Blut, Schleim und abgestorbenen Schleimhautzellen! Wo aber Fäulniskeime leben, fehlen an deren Stelle gewünschte Keime und damit deren Produktion u.a. von Buttersäure. Die wiederum fehlt als wichtiger Nährstoff den Schleimhautzellen, sie sterben ab!

Was lernen wir auch für die chronisch entzündlichen Darmerkrankungen? Neben den sicher notwendigen Standardtherapien *gegen* die Entzündungen ist die Mikroökologische Therapie *für* den Schutz und die Regeneration der Schleimhaut ebenso wichtig.

Divertikulose/Divertikulitis

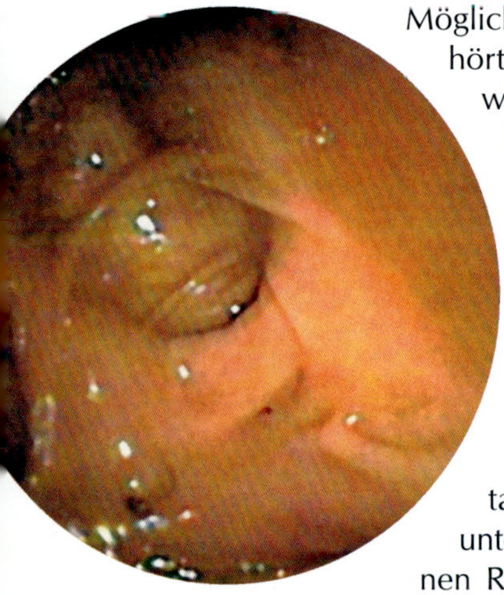

Möglicherweise mögen Sie von dieser Erkrankung noch nichts gehört haben, auch wenn sie gar nicht so selten ist. Immerhin entwickeln in Mitteleuropa jenseits des 50. Lebensjahrs ca. 20 Prozent und ab dem 70. Lebensjahr jeder Zweite einen oder mehrere Divertikel. Das sind zunächst harmlose sackförmige Ausstülpungen bestimmter Darmwandteile besonders im unteren Dickdarm. Solange sich diese Aussackungen nicht entzünden und in ihnen ein gesundes Darmmilieu herrscht, bleiben sie reizlos und machen keine Beschwerden. Doch wehe, wenn sich die Schleimhaut, insbesondere im Eingang zum Divertikel, entzündet! Dann schwillt er möglicherweise zu, es kann sich ein Abszess bilden. Denn sobald der Austausch von Bakterien zwischen Divertikel und Darminnenraum unterbrochen ist, können sich Darmkeime in einem geschlossenen Raum ungehindert und ungezügelt vermehren. Schlimmstenfalls kann es sogar zur Darmruptur mit den dramatischen Folgen einer lebensbedrohlichen Bauchfellentzündung (Peritonitis) kommen. Auch im Fall der Divertikel sehen wir wieder die außerordentliche Bedeutung des Darmmilieus.

Was lernen wir auch hier? Ein intaktes Mikroökologisches System bildet auch im Bereich der Divertikel eine entzündungshemmende Schutzbarriere und wir können weitestgehend unbehelligt von krank machenden Keimen in Frieden mit Divertikeln leben.

Darum sollten nicht nur ganzheitlich-naturheilkundlich denkende Therapeuten, sondern eigentlich alle Ärzte – mit den Gastroenterologen voran – erkennen, dass neben der Therapie der Divertikulitis die Prophylaxe der Divertikulose vor einer Entzündung ***die*** Domäne der Mikroökologischen Milieutherapie ist!

Exemplarisch für viele andere Darmerkrankungen haben wir Ihnen die drei schwerwiegendsten Darmerkrankungen vorgestellt. Selbstverständlich können Sie all das oben Dargestellte hinsichtlich der Bedeutung des Darmmikrobioms auch auf alle anderen Darmerkrankungen übertragen. Ob das die Reisekrankheit, der Durchfall durch Medikamente, der Salmonellen- oder EHEC-Infekt oder die Stressgastroenteritis ist: Das Darmmilieu spielt immer in irgendeiner Weise eine bedeutende Rolle.

Fazit: Es lohnt sich, wenn man neben den eigentlichen Darmerkrankungen bei der Erforschung der Ursachen von Erschöpfung, depressiver Stimmung, bei Hauterkrankungen, Allergien, Intoleranzen, Schmerzen in Muskeln und Gelenken, bei ständig wiederkehrenden Infekten und vielen anderen Beschwerden auch den Darm mit berücksichtigt! Er kann nämlich bei vielerlei gesundheitlichen Problemen, auch außerhalb des Verdauungstraktes, als wichtige Drehscheibe fungieren.

Interview: Wie viel Altsteinzeit steckt noch in uns?

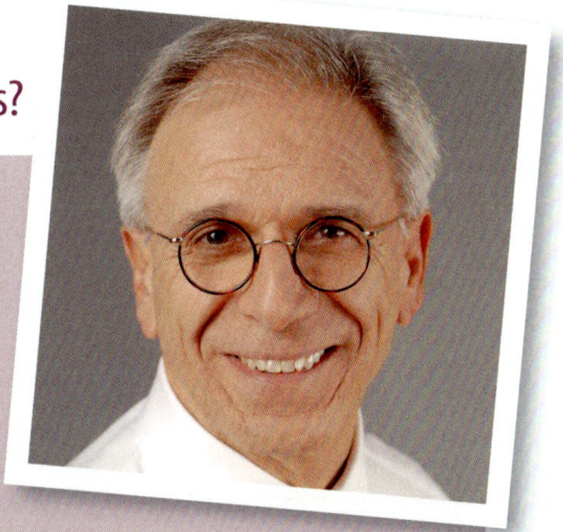

Herr Dr. Reckel, Milch und Getreide können den Darm gehörig durcheinanderbringen. Diese Nahrungsmittel seien in der Geschichte der Menschheit noch zu jung, wie es heißt. Der Darm wäre noch größtenteils auf jenes Nahrungsangebot programmiert, dass vor der Verbreitung des Ackerbaus und der Nutztierhaltung herrschte. Steckt uns also die Altsteinzeit noch in den Knochen?

Dr. Reckel: Das kann man ohne weiteres mit ja beantworten. Es gibt genügend Beweise, dass wir genetisch noch in der Altsteinzeit leben. Wenn man bedenkt, dass die Entwicklung des Menschen vor ca. 1,7 Millionen Jahren begann und wir bis vor ca. 10.000 Jahren überwiegend von Fleisch, Fisch, wilden Obst- und Gemüsesorten, Nüssen, Sämereien und Pilzen lebten – und das gut, was unsere enorme Entwicklung zeigt –, dann mag verständlich sein, dass wir an so junge Nahrungsmittel wie Milch und Getreide nicht ausreichend angepasst sind.

Obst und Gemüse, zumindest in roher Form, sollen die meisten auch nicht in größeren Mengen verzehren, weil der Körper mit dem vielen Fruchtzucker bzw. den Rohfasern nicht zurechtkommt. Was also sollen wir dann essen?

Dr. Reckel: Hier müssen wir uns vor Verallgemeinerung hüten. Wie soeben gesagt, sind Obst und Gemüse – auch roh – angestammte Nahrungsmittel, auch wenn diese damals nur saisonbedingt wenige Monate im Jahr zur Verfügung standen. Zwölf Monate im Jahr Fruchtzucker aus Obst und ebenso lange jede Menge Rohfasern aus Gemüse gab es damals nicht. Insofern ist die heutige Überfrachtung schon ein Problem, mit dem wir oft nicht fertig werden. Wesentlich gravierender ist jedoch der bei uns weitverbreitete Mangel an rohfaserspaltenden Darmbakterien. Somit kann die Konsequenz nur sein, nichts zu übertreiben. Obst in Maßen, weil wir nur begrenzt Fruchtzucker aufnehmen können, Gemüse eher gekocht oder gedünstet, weil die Rohfasern durch das Erhitzen aufquellen und damit besser verdaubar werden.

Wie verhält es sich mit Zusatzstoffen, zum Beispiel Emulgatoren? Können sie den Darm ebenfalls irritieren?

Dr. Reckel: Grundsätzlich können alle Fremdstoffe, die nicht in den natürlichen, unverarbeiteten Nahrungsmitteln vorkommen, Probleme im Darm auslösen. Farb-, Konservierungs- und Geschmacksstoffe können einerseits die Darmschleimhaut irritieren, andererseits aber auch unser Mikrobiom. Jeder kann sich denken, dass beispielsweise die Konservierungsstoffe unsere Nahrungsmittel vor Verderbnis, also vor bakterieller Zersetzung bewahren sollen. Dass eben diese Wirkung vor unseren gewünschten Darmbakterien haltmacht, ist schwer vorstellbar. Hier kann die Konsequenz nur heißen: Möglichst so viel wie möglich frische, nicht konservierte Nahrungsmittel bevorzugen. Neuere Untersuchungen zeigen, dass auch Emulgatoren unserem Darm schaden. Das häufig von der Nahrungsmittelindustrie verwendete Polysorbat 80 oder Carboxymethylcellulose (CMC) beispielsweise schädigt die schützende Schleimschicht auf unserer Darmschleimhaut. Dadurch können uns schädigende Darmbakterien näher auf die Pelle rücken und im Zweifelsfall leichter angreifen. Das alles vielleicht nur, damit beispielsweise eine in mehrere Phasen getrennte Flüssigkeit von uns nicht wieder aufgeschüttelt werden muss. Für optisch schönere und haltbarere Nahrungsmittel zahlen wir oft einen hohen Preis.

Viele gesundheitliche Probleme ergeben sich aufgrund von Gärungs- und Fäulnisprozessen, also aus Fehlbesiedlungen (Dysbiosen) im Darm. Warum aber kriegt der eine davon eine Allergie, ein anderer eine Depression und der Dritte ständig einen Schnupfen?

Dr. Reckel: Die Auswirkungen der Dysbiosen auf den Darm fallen sehr unterschiedlich aus und sind sowohl von der Art der Dysbiose, der

Ernährung und der Konstitution der Darmes abhängig. Auf jeden Fall kommt es immer zu einer Belastung der Darmschleimhaut und des dazugehörigen Immunsystems. Fremdkeime binden häufig derart viele Immunleistungen an der Darmwand, dass die Schleimhäute anderer Organe wie z.B. die Nebenhöhlen oder die Blase hinsichtlich der Antikörperversorgung aus dem Darm vernachlässigt werden. Der Klassiker ist hier eine infolge einer antibiotischen Infektbehandlung entstandene Dysbiose, die das Immunsystem des Darmes so belastet, dass der nächste Infekt alsbald folgt und möglicherweise einen Teufelskreis auslöst. Über einen ähnlichen Mechanismus kann es je nach Schleimhautbeschaffenheit auch zu Allergien kommen. Ob jemand eine Depression entwickelt, hängt u.a. auch davon ab, ob seine Schleimhaut wichtige Botenstoffe und Bausteine für die Synthese von Serotonin im Darm aufnehmen kann. Hier sei insbesondere die wichtige Aminosäure Tryptophan erwähnt. Und ob jemand vielleicht sogar Gelenkprobleme durch die Dysbiose entwickelt, das hängt von den toxischen Stoffwechselprodukten der Gär- und Fäulniskeime ab. Die Auswirkungen können also individuell sehr unterschiedlich ausfallen.

Und warum entwickeln einige eine chronisch entzündliche Darmerkrankung – CED genannt – wie Colitis ulcerosa oder Morbus Crohn?

Dr. Reckel: Noch immer gelten diese Erkrankungen mehr oder weniger als primär psychosomatisch. Daran habe ich persönlich in meiner 30-jährigen Erfahrung mit diesen Erkrankungen erheblichen Zweifel. Dass uns diese Patienten nach längerer Vorgeschichte in der Praxis als psychosomatisch überlagert begegnen, will ich nicht bestreiten, denn wer wird bei derartig viel Schmerz und Leid psychisch unbelastet bleiben? Aber diese psychosomatische Reaktion ist in der Regel die Folge und nicht zwingend die Ursache der Erkrankung. Zumindest bei der Colitis bin ich sicher, dass langfristige Gärungs- und Fäulnisprozesse einen chronischen Triggerreiz an der Schleimhaut auslösen, der irgendwann, möglicherweise sogar während eines Stressereignisses, Geschwüre und später sogar Tumore entstehen lassen kann. Auffallend ist auf jeden Fall, dass bei diesen Patienten regelmäßig schwerste Dysbiosen, zum Beispiel mit diversen Clostridienstämmen, in Stuhlproben nachzuweisen sind.

Wie sollte man mit dem Bakterium Helicobakter pylori umgehen, das ja für eine Gastritis bzw. einen Ulcus verantwortlich zeichnet? Das wird ja im Sinne der sogenannten Eradikationstherapie mit zwei Antibiotika und einem Säureblocker bekämpft. Mit Medikamenten, die das Ökosystem Darm massiv stören.

Dr. Reckel: Für das Ökosystem des Darmes ist die Behandlung ohne jeden Zweifel ein Supergau! Nach einer derartigen Therapie ist das Mikrobiom nie mehr so, wie es vorher war. Das steht fest. Ohne eine begleitende probiotische Therapie ist es absolut dem Zufall überlassen, welche Keime sich als erste nach dem Gau erholen und vermehren. Wenn man diese dramatischen Folgen einer Eradikationstherapie beachtet, dann muss zwangsläufig die Indikation für eine derartige Behandlung sehr streng gestellt und das Für und Wider sorgfältig abgewogen werden. Und genau das ist beim Helicobakter außerordentlich schwer, da auch viele Gesunde den Helicobakter ohne jegliche Beschwerden im Magen beherbergen. Selbst unter den führenden Gastroenterologen gibt es keine einhellige Meinung, wie man beim Nachweis des Helicobakter vorgehen sollte, auch wenn die allgemeine Tendenz dahin geht, in jedem Fall den nachgewiesenen Helicobakter zu eradizieren. Es hätte dieses Buch seinen Sinn verfehlt, wenn wir nicht auf biologische Alternativen hinweisen würden, auch wenn sie nicht dem sogenannten Goldstandard entsprechen und ihre Wirkung nicht mit großen Studien belegt ist. Keime mit Keimen verdrängen ist ein Grundgedanke der probiotischen Therapie. So verwundert es nicht, dass wir im Rahmen dieser Therapie des Darmes immer wieder beobachten, wie zuvor nachgewiesene Helicobakter in Kontrollen nicht mehr wiederzufinden sind! Ganz besonders gut scheint das mit dem gewünschten Lactobacillus reuteri zu gelingen. Aber wie auch immer die Entscheidung fällt: Wird eine Eradikationstherapie durchgeführt, sollte unbedingt schon währenddessen und natürlich für einige Wochen danach eine probiotische Begleittherapie durchgeführt werden! Weitere Empfehlungen dazu lesen Sie später im Kapitel Therapie.

Diagnostik: einfach – schmerzfrei – aussagekräftig

Seit den ersten Seiten dieses Buches begleitet uns der Begriff Stuhldiagnostik. Das mag für manche Leser vielleicht einen unappetitlichen Beigeschmack haben, aber dieses diagnostische Instrumentarium ist ein zentrales Element unserer ganzheitlichen Sichtweise des Themas Darmgesundheit. Was hinter der laboranalytischen und biochemischen Beschau der Materie Stuhl steht, warum diese so wichtig ist und wie genau und umfassend sie über die Gesundheit Auskunft gibt, darüber wollen wir in diesem Kapitel berichten.

Stuhlbefunde haben gleich zu Beginn des Buches dem Arzt der darmkranken Familie die nötigen Informationen geliefert, aufgrund derer die entsprechenden Behandlungen eingesetzt haben. Auch bei der Präsentation des Ökosystems und seiner Störungen wurde immer wieder angemerkt, dass man mit Hilfe einer Stuhldiagnose die Ursachen dieser Störungen herausfinden kann. So zum Beispiel eine mögliche Durchlässigkeit der Darmschleimhaut oder eine Fructose-Unverträglichkeit.

Bei einer Stuhldiagnose handelt es sich um ein Instrumentarium, das den behandelnden Arzt recht umfassend über den Zustand der Darmflora informiert und darüber hinaus auch Auskunft gibt über mögliche Wirkungen der Darmbakterien auf den gesamten Organismus. Für Sie, liebe Leser, ist vor allem eines wichtig: Es handelt sich bei einer Stuhldiagnostik um eine schmerzfreie Diagnosemöglichkeit, die Sie selbst einfach, mit ein bisschen Überwindung, handhaben können.

Die Diagnose über den Stuhl ist für die Mikroökologische Therapie das zentrale Element schlechthin. Denn uns interessiert das, was im Darm lebt und arbeitet, was der Darmgesundheit nützt oder schadet. Und genau das ist aus dem Stuhl eindrucksvoll ersichtlich. Wir haben diese Art der Diagnose auch mehrmals als komplexe Stuhldiagnostik bezeichnet, weil sie sich von den bekannten Routineuntersuchungen der Labore deutlich unterscheidet. Dort kann man so manches Problem ausfindig machen, zum Beispiel, ob es irgendwo im Darm versteckte Blutungen gibt, ob Salmonellen oder andere Erreger hinter einem starken Durchfall stecken und vieles andere mehr. Mit der Stuhldiagnostik, wie wir sie verstehen, suchen wir nicht nach den akuten Durchfallerregern, sondern wir erhalten Auskunft über die Zusammensetzung unseres Mikrobioms in seiner Gesamtheit. Besondere Beachtung finden dabei die Bakterienarten, die uns gesund erhalten und uns z.B. in Zeiten erhöhter Infektionsgefahr stärken und schützen. Eine solche Diagnostik kann nur in einigen Speziallaboren durchgeführt werden.

Stuhl ist im Grunde die medizinische Bezeichnung für das, was wir bei einer Darmentleerung ausscheiden – der Kot. Er besteht aus Wasser, Zellen der Darmschleimhaut, aus Sekreten der an der Verdauung beteiligten Drüsen, aus unverdaulichen Ballaststoffen und eben aus Darmbakterien. Die Bakterien machen etwa 60 Prozent des Stuhlgewichts aus. Dass Stuhl häufig unangenehm riecht, liegt daran, dass ein Zuviel an bestimmten Nahrungsmitteln, etwa Proteinen, unvollständig verdaut in Fäulnis oder Gärung übergeht.

Eine Stuhldiagnose ist nicht nur bei Verdauungsbeschwerden hilfreich, um etwa die Ursachen von chronischem Durchfall, Verstopfung, Krämpfen oder Blähbauch herauszufinden. Auch bei Immunschwäche, Allergien, Muskel- und Gelenkbeschwerden oder Hauterkrankungen kann dieses diagnostische Mittel wertvolle Informationen liefern.

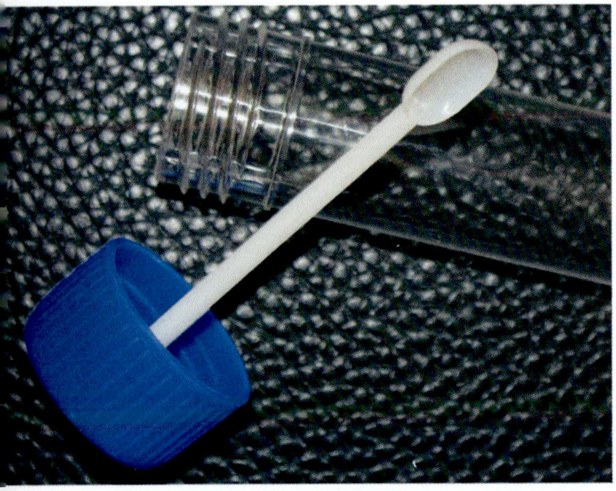

Das Handling

Freilich muss sich der eine oder die andere überwinden, um das Röhrchen mit dem eigenen Stuhl zu füllen. Aber im Vergleich zu einer Koloskopie samt vorangehender Darmentleerung sollte sich das unangenehme Gefühl in puncto Stuhldiagnose schnell relativieren. Sie ist übrigens nicht zu vergleichen mit den Stuhlbriefchen, die man im Zuge einer Vorsorgeuntersuchung einsetzt, um auf okkultes Blut zu untersuchen. Die Mikroökologische Stuhldiagnostik bietet im Gegensatz dazu Dutzende Parameter und somit einen umfassenden Überblick über den Zustand der Darmschleimhaut, des Darmimmunsystems sowie der Darmflora.

Dafür genügt eine einzige Probe eines Tages. Das dafür nötige Röhrchen bekommt man von jenem Therapeuten, der sich mit Mikroökologischer Therapie befasst. Das sind zumeist Heilpraktiker und Ärzte, die sich dieses ganzheitliche Wissen in speziellen Seminaren und mittels Fachliteratur in Eigenregie und mit persönlichem Engagement selbst angeeignet haben. Im Lehrplan des Medizinstudiums ist diese Ausbildung (noch) nicht enthalten. Ein Hinweis: Wenn ein Arzt „Darmsanierung" in seinem Leistungsangebot vorweist, dann ist die Wahrscheinlichkeit hoch, dass er die Mikroökologische Therapie einsetzt. Von diesem Arzt bekommt man also das entsprechende Röhrchen, das man mit dem Spatel im Deckel unbedingt bis zur angegebenen Füllmarke füllen sollte. Das Röhrchen bringt man wiederum zu diesem Arzt oder sendet es in der entsprechenden Versandtüte an eines der Speziallabore. Besonders wichtig: Die Probe sollte möglichst binnen 48 Stunden im Labor sein, daher ist es ratsam, die Probe zu Beginn der Woche durchzuführen. Dauert der Weg ins Labor länger, dann verändert sich das Milieu und die Diagnose wird unsicher.

Was man messen kann

Der Stuhlprobe geht eine ausführliche Anamnese voraus, also ein Gespräch zwischen Patient und Arzt über die Beschwerden, die Lebens- und Ernährungsgewohnheiten, die Einnahme von Medikamenten, zurückliegende oder aktuelle Infekte, Stress bzw. Belastungen und vieles andere mehr.

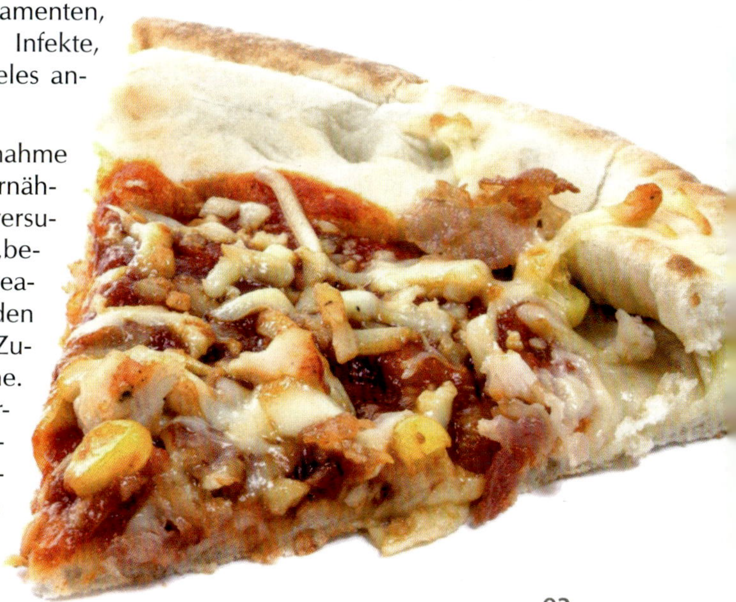

Unmittelbar vor der Probenentnahme sollte man so leben und sich so ernähren wie sonst auch und nicht versuchen, das Ergebnis irgendwie zu „beschönigen". Nur so entsteht ein realistischer Gesamteindruck von den Verdauungsprozessen und der Zusammensetzung der Darmkeime. Der Arzt ersieht aus dem Laborergebnis z.B. wie es der Schleimhaut geht, was die Verdauungsprozesse stört, welche Keimarten dominieren und warum.

- Mangelt es an gewünschten Kulturen wie Lactobazillen, Bifidobakterien, Bacteroides, Enterococcen und E. coli (analysiert durch Anzüchtung auf Spezialnährböden) oder an Akkermansia muciniphila und Faecalibacterium prusnitzii (neuerdings analysiert durch molekulargenetische Verfahren)?
- Überwiegen Problemkeime wie Clostridien und andere Fäulniskeime? Wenn ja: Warum ist das so, wodurch erhalten diese Keime Nahrung, wo sie doch überwiegend im Dickdarm leben, wir aber normalerweise schon im Dünndarm alle wertvollen Nahrungsbestandteile verdaut haben sollten? Ganz offensichtlich gelingt das nicht immer vollständig. Den Nachweis kann man mit den sogenannten Verdauungsrückständen im Stuhl führen – eine der wichtigsten Untersuchungen. Denn die Höhe und die Art der Rückstände lässt Rückschlüsse darauf zu, welche Keime sich im Dickdarm entwickeln können. Fette und insbesondere Eiweiße sind das willkommene Futter der Fäulniskeime, Kohlenhydrate das der Gärkeime.
- Gibt es Verdauungsrückstände aus Kohlenhydraten, Eiweißen, Fetten?
- Wenn ja, dann gibt es dafür drei entscheidende Gründe:
  - Die Nahrung wird nicht vollständig gespalten (Maldigestion), weil im Magen das Enzym Pepsin und die Magensäure fehlen, die Galle nicht ausreichend ausgeschüttet wird oder die Bauchspeicheldrüse zu wenig Proteasen, Lipasen und Amylasen abgibt. Zum Nachweis der Maldigestion bestimmt man die Pankreaselastase und die Gallensäuren.
  - Die Nahrung wird zwar enzymatisch gut gespalten und müsste nur noch im Dünndarm von der Schleimhaut aufgenommen werden, die hat aber Probleme damit. Ist die Darmschleimhaut gereizt oder entzündet, dann ist die Resorption von Nährstoffen behindert (Malabsorption). Mit den biochemischen Markern Alpha-1-Antitrypsin und Calprotectin ist das beweisbar.
  - Nahrungsmittelallergien und -intoleranzen führen zu einer eingeschränkten Verwertung der Nahrung. Eine Unverträglichkeit von Fructose, Xylit, Sorbit oder Gluten lässt sich problemlos im Stuhl nachweisen.
- Bestehen Darmschleimhautentzündungen, dann sind im Stuhl nachweisbar neben Alpha-1-Antitrypsin und Calprotectin auch noch Laktoferrin, Lysozym und PNM-Elastase erhöht.
- Ist die Schleimhautdurchlässigkeit im Sinne eines Leaky-Gut-Syndroms gestört, findet sich erhöhtes Zonulin im Stuhl bzw. Serum.
- Mangelt es an immunstimulierenden Keimen oder ist die Schleimhautbarriere gestört, dann verändert sich die Produktion von Antikörpern, gemessen mit dem sekretorischen IgA (sIgA).

- Besteht bei der bakteriellen Spaltung von Ballaststoffen im Dickdarm eine ausreichende Bildung von den kurzkettigen Fettsäuren Essigsäure, Buttersäure und Propionsäure, die man qualitativ und quantitativ im Stuhl analysieren kann? Damit sind Rückschlüsse auf zu ballaststoffarme Kost, ein Mangel an gewünschten Kulturen, eine schlechte Energieversorgung der Dickdarmschleimhaut und mangelnder Schutz vor Tumoren möglich.
- Besteht eine Histaminose oder Histaminintoleranz? In einem separaten Test kann Histamin im Stuhl nachgewiesen werden, das zumeist aus Nahrungsmitteln stammt oder von Fäulnisbakterien gebildet wird.
- usw., usw.

Sie merken an dieser Stelle, warum die Mikroökologische Stuhlprobe als komplex bezeichnet wird. Sie liefert nämlich zahlreiche wichtige Infos und damit ein mehr als aufschlussreiches Bild über die Gesundheit oder Krankheit des Darms.

Damit Sie sich ein besseres Bild über die vielen gemessenen Parameter machen können, veröffentlichen wir am Ende dieses Kapitels einen Musterbefund des Speziallabors Ganzimmun in Mainz, das unter anderem diese komplexe Stuhldiagnostik anbietet. Mit entsprechenden Tabellen und laborärztlichen Interpretationen. Die darin enthaltenen Therapieempfehlungen präsentieren wir im nächsten Kapitel.

Blut und Urin befragen

Manchmal ist es erforderlich, nicht nur im Stuhl, sondern auch im Blut und im Urin nach den Ursachen von Darmproblemen zu suchen. Im **Blut** lässt sich klären, ob sich Antikörper finden und wie viele – ein wichtiger Hinweis auf das Vorliegen von Allergien und Intoleranzen. Oder ob ein Mangel an Mikronährstoffen vorliegt. Das kann vorkommen, wenn eine Durchlässigkeitsstörung der Darmschleimhaut (Malabsorption) besteht und dadurch Vitamine, Spurenelemente, Mineralstoffe und Co. nur unvollständig aus der Nahrung aufgenommen werden können. Allerdings sollte man auf der Suche

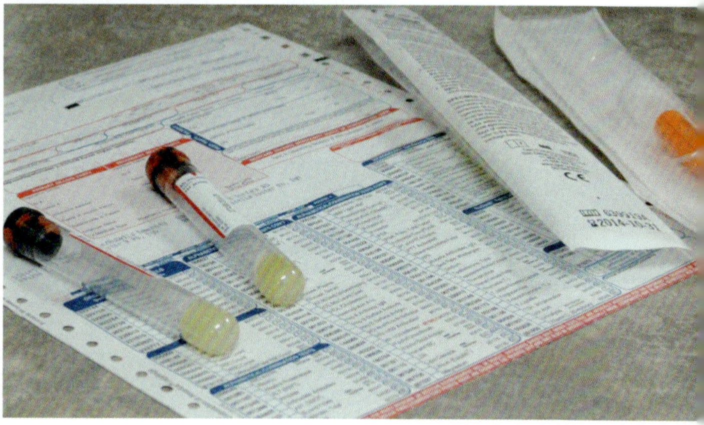

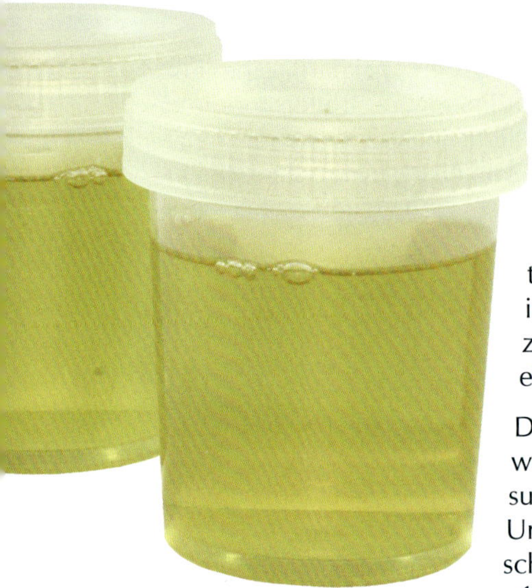

nach solchen Mängeln eine Vollblutanalyse durchführen, also darauf schauen, wie die Verteilung der Mikronährstoffe im Serum und in den Zellen aussieht. Man sollte nämlich wissen, dass sich die Verteilung der Mikronährstoffe in den Zellen gegenüber dem Serum grundlegend unterscheidet. So findet sich tatsächlich beispielsweise das Zink zu 90 Prozent (!) intrazellulär. Kommt es also darauf an, Mängel präzise zu bestimmen, dann sollte immer eine Vollblutanalyse einer normalen Serumanalyse vorgezogen werden.

Der **Urin** kann wiederum eine wichtige Fundgrube werden, wenn man nach Fäulnissubstanzen im Darm sucht. Es kann zum Beispiel vorkommen, dass man im Urin Phenylpropionsäure oder Indikan entdeckt, typische Gärungs- und Fäulnisprodukte. Sie tauchen dort auf, wenn im Darm zu viel Gärung und Fäulnis herrscht, die Leber mit dem Abbau überfordert ist und nun zusätzlich über die Niere ausgeschieden werden muss. Dieser Urintest ist sehr aussagefähig, denn er bietet den Beweis, dass Toxine im Sinne der enteralen Autointoxikation (aus dem Darm stammende Selbstvergiftung) über die Schleimhaut in den Körper gelangen und somit die verschiedensten Symptome auslösen konnten.

Sind zu viele Hefen im Darm (Candidose), dann kann eines ihrer Stoffwechselprodukte, das Arabinitol, ebenfalls im Urin und nicht im Stuhl nachgewiesen werden. Dieser Test ist insbesondere dort eine Hilfe, wo die Symptomatik für eine Candidose spricht, im Stuhl aber keine Hefen nachweisbar sind. Da man in den Stuhluntersuchungen immer nur die Keime nachweisen kann, die den Darm verlassen, werden sich nicht stark vermehrende Bakterien und Hefen, die in oberen Darmabschnitten leben, im Stuhl unter Umständen nicht nachgewiesen.

Wann braucht man die Apparatemedizin?

Nun werden sich vielleicht manche Leser fragen, welchen Sinn denn Apparate wie Endoskope dann noch haben, wenn aus Stuhl, Blut und Urin bereits so viele Informationen herausgelesen werden können, die für eine umfassende Diagnostik wichtig sind. Nun, wenn man Blut im Stuhl findet, wenn Patienten Sorge wegen Tumoren haben (etwa wegen gehäufter Fälle von Darmkrebs in der Familie) oder Patienten unter starken Schmerzen leiden, die mit der Stuhldiagnostik nicht hinreichend abgeklärt werden können, dann ist eine Koloskopie unbedingt nötig. Aber in vielen Problemfällen kann man mit einer Stuhldiagnostik eine Behandlung beginnen und nach den Ursachen der Beschwerden suchen. Gegebenenfalls kann als weiterer Schritt eine apparative Untersuchung herangezogen werden.

Beginnt man als erstes mit einer Koloskopie, dann sollte man mit der Stuhlprobe einen Monat zuwarten, bis sich das Ökosystem nach der Darmspülung wieder erholt hat, die ja einer Koloskopie vorangeht.

Mitwirkung des Patienten

Wie bei jeder medizinischen Intervention, so ist es auch bei einer Mikroökologischen Therapie ganz wichtig, dass Patienten entsprechend mitwirken. Das bedeutet, dass sie sich selbst gut beobachten und dem Arzt auch regelmäßig über ihren Zustand berichten. Vor allem gilt dies in der ersten Phase der Therapie, die aufgrund der komplexen Diagnose in Angriff genommen wird. Sie greift ja in das kranke Ökosystem des Darms ein. Da sich aber schädliche Bakterien, die verdrängt werden sollen, auch wehren können, wenn plötzlich nützliche Gegenspieler auftauchen, ist es für den Arzt ganz wichtig, vom Patienten zu erfahren, wie die getroffenen Maßnahmen wirken.

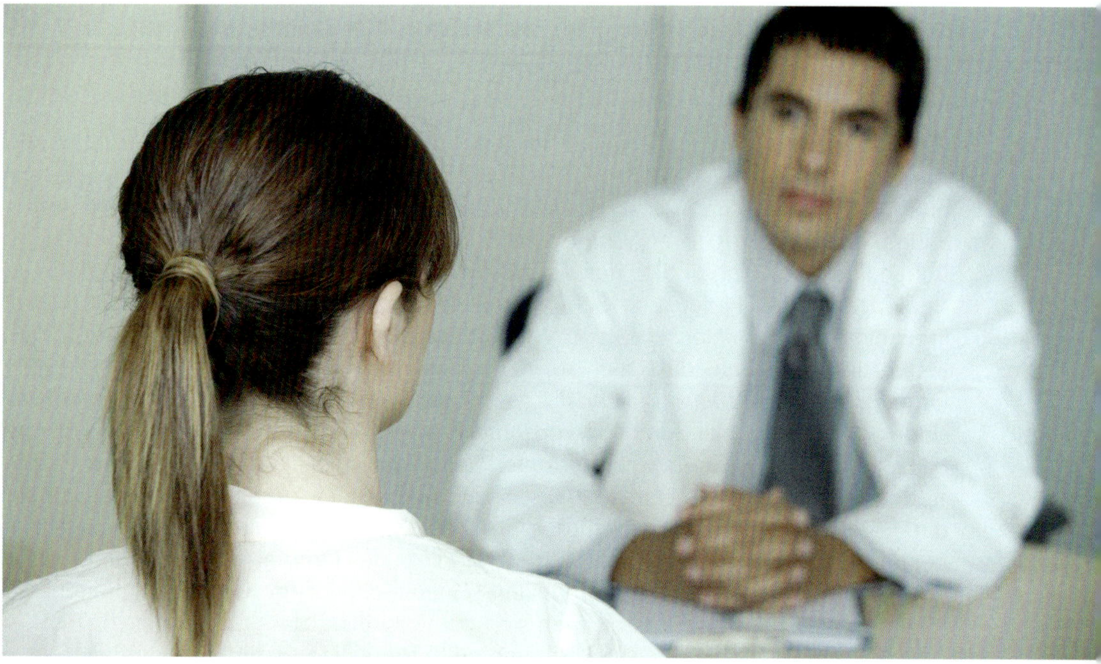

Mikroökologische Therapie verläuft nie gradlinig und kalkulierbar. Immer wieder sind Kurskorrekturen in der Anwendung der Probiotika und Darmtherapeutika nötig. Arzt und Patient müssen sich immer wieder mit Ehrfurcht und Bescheidenheit bewusst machen, dass Trillionen von Darmbakterien bei einer Generationsfolge von sage und schreibe ca. 30 Minuten nicht wirklich zu beherrschen sind. Nur mit Umsicht und unter Beachtung der Therapiereaktionen kann man schrittweise das Ökosystem in eine für uns gesündere Zusammensetzung bringen. Und wir Ärzte oder Heilpraktiker können immer nur so gut helfen, wie der Patient es zulässt! Compliance heißt also das Zauberwort der Mikroökologischen Therapie. Compliance bedeutet in der Medizin nichts anderes als die aktive Mitarbeit des Patienten, das Befolgen von vereinbarten Maßnahmen. Selbstkritisch müssen wir Ärzte jedoch bekennen, dass nur ein gut informierter Patient den Therapieverlauf beurteilen, begleiten und hohe Compliance beweisen kann. Leider werden allzu wenige Praxen diesem Informationsbedürfnis ihrer Patienten gerecht. Aber solange die technischen Leistungen von Krankenversicherungen weit höher honoriert werden als das beratende Wort, wird sich sobald nichts grundsätzlich ändern.

Musterbefund

(mit freundlicher Genehmigung des Speziallabors Ganzimmun in Mainz)

Kommentar

Der Musterbefund ist ein Beispiel für eine ausgeprägte Dysbiose. Der erhöhte pH-Wert von 8,0 ist einerseits durch Vermehrung der basenbildenden Fäulniskeime (wie hier durch Proteus und Clostridien), andererseits durch einen Mangel gewünschter Säurebildner (Enterococcen, Bifidobakterien, Lactobacillen) erklärt. Hier könnte eine Behandlung mit Antibiotika der Grund für diese Dysbiose gewesen sein. Fehlbesiedlungen durch Hefen und Schimmelpilze finden sich hier nicht. Die wichtigen Ergebnisse aus dem Nachweis von Verdauungsrückständen zeigen mit den erhöhten Fetten und Eiweißen, dass hier zu viele unverdaute Nährstoffe für ungewünschte Darmkeime verfügbar sind. Die Frage, warum die Verdauungsrückstände erhöht sind, erklärt sich u.a. durch das erhöhte Alpha-1-Antitrypsin (Nachweis gestörter Nährstoffaufnahme) und die erniedrigte Pankreaselastase (Nachweis gestörter Nährstoffspaltung). Über die etwas eingeschränkte Immunleistung informiert das geminderte sekretorische IgA (sIgA). In der Gesamtsicht erkennt man in der Dysbiose neben dem Mangel gewünschter Kulturen vor allem das Dominieren der Fäulniskeime, die sich aufgrund des üppigen Überschusses an Nährstoffen wie im Schlaraffenland fühlen mögen. Und somit kann man sich gut vorstellen, dass sie ohne gezielte Therapie die eroberten Siedlungsplätze auch nicht freiwillig wieder hergeben werden.

Magen-Darm-Diagnostik

Florastatus:		
Stuhlkonsistenz	breiig	
Stuhl pH-Wert	8,0	5,5 - 6,5
aerobe Leitkeime:		
Escherichia coli	3 x 10^8	1x10^6 - 9x10^7
Proteus species	2 x 10^10	< 1x10^4
Klebsiella species	<1 x 10^4	< 1x10^4
Enterobacter species	<1 x 10^4	< 1x10^4
Hafnia alveii	<1 x 10^4	< 1x10^4
Serratia species	<1 x 10^4	< 1x10^4
Providencia species	<1 x 10^4	< 1x10^4
Morganella morganii	<1 x 10^4	< 1x10^4
Kluyvera species	<1 x 10^4	< 1x10^4
Citrobacter species	<1 x 10^4	< 1x10^4
Pseudomonas species	<1 x 10^4	< 1x10^4
Enterococcus species	1 x 10^5	1x10^6 - 9x10^7
anaerobe Leitkeime:		
Bacteroides species	2 x 10^10	1x10^9 - 9x10^11
Bifidobacterium species	2 x 10^8	1x10^9 - 9x10^11
Lactobacillus species	1 x 10^4	1x10^5 - 9x10^7
Clostridium species	1 x 10^10	< 1x10^6
Clostridium difficile	negativ	negativ
Pilze (quantitativ):		
Candida albicans	<1 x 10^3	< 1x10^3
Candida species	<1 x 10^3	< 1x10^3
Geotrichum species	<1 x 10^3	< 1x10^3
Schimmelpilze	negativ	negativ
Nachweis Verdauungsrückstände:		
Fett im Stuhl**	5,1 g/100g	< 3,5
Wassergehalt im Stuhl**	81 g/100g	75 - 85
Eiweiß im Stuhl**	1,3 g/100g	< 1,0
Stärke im Stuhl**	7,2 g/100g	9 - 13
Zuckergehalt im Stuhl**	2,1 g/100g	< 2,5
Malabsorption/Entzündung:		
Alpha-1-Antitrypsin im Stuhl	56,0 U/ml	< 27,5
Calprotectin im Stuhl	23,4 mg/kg	< 50
Maldigestion:		
Pankreaselastase im Stuhl	180,0 µg/g	> 200
Gallensäuren im Stuhl	negativ	negativ
Schleimhautimmunität:		
Sekretorisches IgA im Stuhl	498,0 µg/ml	510 - 2040

Gesamtbeurteilung

Übersicht Stuhldiagnostik:

- Instabiles Darmmilieu
- Hinweis auf leichte exokrine Pankreasinsuffizienz
- Hinweis auf eine gestörte intestinale Permeabilität
- Hinweis auf verminderten Aktivitätsgrad des intestinalen Mukosaimmunsystems

Magen-Darm-Diagnostik - Befundinterpretation

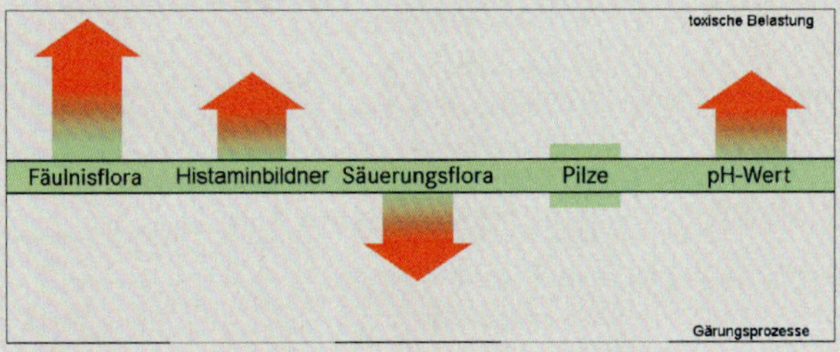

Flora-Index = 9

1 - 5: leichte Dysbiose
6 - 12: mittelgradige Dysbiose
> 12: ausgeprägte Dysbiose

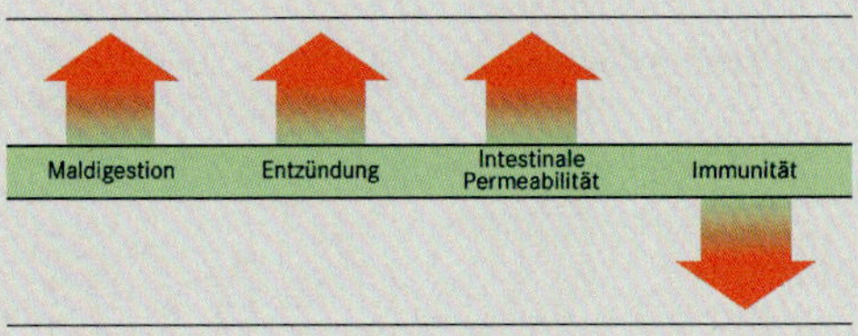

Laborärztlicher Befundbericht

Endbefund

Florastatus

Der Stuhlbefund entspricht einer **ausgeprägten Fäulnisdyspepsie**. Die dafür verantwortlichen Fäulnisbakterien verstoffwechseln vorwiegend Eiweiß und Fett, wobei toxisch wirkende, alkalisierende Metabolite entstehen, die längerfristig zu einer Schädigung der Darmschleimhaut führen können. Die im Darm anfallenden Stoffwechselprodukte werden von der Leber entgiftet, wodurch das Organ erheblich belastet werden kann (endogene Intoxikation). Auch **die antagonistische Säuerungsflora ist vermindert** und kann aufgrund einer gestörten Kolonisationsresistenz eine Vermehrung pathogener Keime begünstigen. Diese Konstellation führt zu einem Anstieg des pH-Wertes.
Mögliche Ursachen sind eine einseitige eiweißreiche Ernährung, eine Maldigestion (exokrine Pankreasinsuffizienz) oder ein Plasmaeiweißverlust ins Duodenum z.B. durch entzündliche Schleimhautveränderungen.
Um das quantitative und qualitative Ausmaß einer etwaigen Belastung des Organismus durch unerwünschte mikrobielle Metabolite zu beurteilen, empfiehlt sich die Untersuchung von organischen Säuren im Morgenurin (Organix®-Dysbiose).

Biochemie-Index = 9

0:	ohne
1 - 5:	leicht
6 - 12:	mittel
> 12:	ausgeprägt

Je hoeher der biochemische Index, desto hoeher die Verschiebung in den pathogenen Bereich.

Aerobe Leitkeime

Als Aerobier werden Mikroben bezeichnet, die Sauerstoff verwerten können. Es handelt sich um die Flora der oberen Darmabschnitte (mit Ausnahme der aeroben Colibacterien, die im Dickdarm siedeln). Das Verhältnis Aerobier zu Anaerobier liegt bei ca. 1:10.000.

Enterobacteriaceae

In die Gruppe der Enterobacteriaceae gehören z.B. E. coli sowie die Vertreter der Gattungen Citrobacter, Enterobacter, Hafnia, Klebsiellen, Morganella, Proteus, Pseudomonas, Serratia und Yersinia. Da sie in der Umwelt weit verbreitet sind, sind sie durch die Aufnahme mit der Nahrung auch bei Darmgesunden im Stuhl nachweisbar. Einer übermäßigen Vermehrung sollte allerdings entgegengewirkt werden. Keimzahlen über 10^5 KBE/g Stuhl können auf eine gestörte Kolonisationsresistenz hinweisen. Enterobacteriaceae produzieren Endotoxine, Enterotoxine sowie Zytotoxine, die entzündliche Darmschleimhautreizung hervorrufen können.
Ein **vermehrter Nachweis von Keimen aus der Gattung der Enterobacteriaceae** kann als Ausdruck einer gestörten Kolonisationsresistenz interpretiert werden und ist bei unzureichend gewaschener, rohkostreicher Ernährung insbesondere aus biologischem Anbau, Darmträgheit sowie unzureichender Kautätigkeit häufig nachweisbar. Auch eine unzureichende Aktivität des darmassoziierten Immunsystems kann Ursache für aufgewucherte Enterobacteriaceae sein. Der Befund könnte somit mit einer unzureichenden Bildung von sIgA assoziert sein oder als Hinweis auf eine ungünstige Ernährung oder auf Verdauungsstörungen interpretiert werden.
Enterobacteriaceae gehören in die Gruppe der Fäulniskeime. Durch Zersetzung von Proteinen entstehen toxisch-aggressive Substrate, die bei hohen Keimzahlen zu entzündlichen Schleimhautveränderungen führen können. Enterobacteriaceae können durch Produktion alkalisierender Stoffwechselprodukte den pH-Wert im Colon erhöhen, so dass die antagonistische Säuerungsflora zunehmend in ihrem Wachstum gehemmt und verdrängt wird. Enterobacteriaceae sollten physiologische Keimzahlen aufweisen.

In geringen Keimzahlen sind Bakterien der Gruppe Enterobacteriaceae als passagere Keime im Stuhl bei Darmgesunden nachweisbar.

Ein Anstieg von Escherichia coli kann insbesondere bei einem verstärkten Kohlenhydratangebot zur Freisetzung großer Mengen gasförmiger Metaboliten führen (Ursachen für Meteorismus und Flatulenz). In Abhängigkeit des Proteinangebotes kann E. coli auch proteolytische Aktivitäten entwickeln, was zu einem erhöhten Aufkommen von Fäulnismetaboliten führen kann.

Zur Beurteilung eines vermehrten Aufkommens belastender Metaboliten können verschiedene biogene Amine sowie organische Säuren im Urin bestimmt werden.

Eine aufgewucherte Proteus-Flora ist häufig mit entzündlichen Veränderungen der Mukosa assoziiert.

Die Bedeutung mikrobieller Histaminbildung

Die Darmflora kann für die Bildung klinisch relevanter Histaminkonzentrationen im Darmlumen verantwortlich sein. Im Rahmen proteolytischer Zersetzungsprozesse wird von den zur Histaminbildung befähigten Keimen das in Nahrungs- oder ggf. Entzündungseiweiß enthaltene Histidin durch Decarboxylierung in Histamin umgewandelt.
In Abhängigkeit der luminalen Histaminkonzentration kann es zu Symptomen im Sinne einer Histaminunverträglichkeit wie Kopfschmerzen, Migräne, Schwindel, Blähungen, Durchfall, Verstopfung, Übelkeit, Erbrechen, Bauchschmerzen, Bluthochdruck, Herzrasen, Herzrhythmusstörungen, Menstruationsbeschwerden, Gelenkschmerzen, Erschöpfungszuständen, Müdigkeit und Schlafstörungen bis hin zu Asthmaanfällen kommen.

Als **weiterführende Diagnostik** empfehlen wir die Bestimmung der Histaminkonzentration im Stuhl sowie der Aktivität des histaminabbauenden Enzyms Diaminooxidase (DAO) im Serum.

Der nachfolgende Keim wurde in **erhöhten Konzentrationen** nachgewiesen:

Die erhöhten Zellzahlen von Escherichia coli können in Bezug auf eine intestinale Histaminproduktion bedeutsam sein. Aufgrund ihrer proteolytischen Eigenschaften produziert E. coli im Falle eines erhöhten Eiweißangebotes biogene Amine sowie Ammoniak.

Enterococcaceae
Verminderte Enterococcus-Keimzahlen zeigen ein gestörtes mikrobielles Milieu und eine reduzierte Kolonisationsresistenz an (erhöhtes Risiko für Fremdkeimbesiedelung und Infektionen).
Enterokokken gehören zur obligaten wandständigen Darmflora des Dünn- und Dickdarms. Ihre Anzahl ist ein Maßstab für eine stabile Säuerungsflora, da sie zur Aufrechterhaltung der Kolonisationsresistenz durch Bildung von Bacteriocinen und Wasserstoffperoxid beitragen. Aufgrund ihrer Säure- und Gallenresistenz sind Enterokokken auch im Dünndarm zu finden. Sie verwerten überwiegend Kohlenhydrate, in geringem Umfang auch Eiweiß. Durch Bildung kurzkettiger Fettsäuren nehmen Enterokokken regulierend Einfluß auf den intestinalen pH-Wert. Damit kommt den Enterokokken eine antagonistische Funktion gegenüber Fäulniskeimen im Bereich des Dünndarms zu. Ihre Bedeutung als Immunstimulanz wird unterschiedlich bewertet, hinsichtlich der Bildung von sIgA kommt ihnen eine geringe Stimulationsfähigkeit zu.

Anaerobe Leitkeime

Als Anaerobier werden Mikroben bezeichnet, die nur in einem sauerstofffreien Milieu überleben können: Es handelt sich um die Flora des Dickdarms, die insgesamt ca. 99% der Stuhlflora ausmacht.

Bifidobacterium species
Eine **Verminderung von Bifidobakterien** zieht eine unzureichende Hemmung der Fäulnisflora nach sich und kann darüber hinaus eine Obstipation begünstigen.
Bifidobakterien gehören zur anaeroben Säuerungsflora. Mit einer Keimzahl bis zu 10^11 KBE/g Stuhl stellen Sie einen erheblichen Anteil der obligaten Darmflora. Bifidobakterien sind reine Saccharolyten, d.h. sie verstoffwechseln nur Kohlenhydrate. Abbauprodukte des Kohlenhydratumsatzes sind kurzkettige Fettsäuren, die durch Ansäuerung und antagonistische Wirkung auf diverse Fäulniskeime eine wichtige Aufgabe im Rahmen der Kolonisationsresistenz übernehmen.

Lactobacillus species

Eine **verminderte Laktobazillenflora** erhöht das Risiko für eine übermäßige Vermehrung von Fäulnis- und Fremdkeimen sowie für ein Aufsteigen der Dickdarmflora in die oberen Darmabschnitte.

Laktobazillen stellen den funktionell wichtigsten Bestandteil der physiologischen Dünndarmflora dar. Lactobazillen sind reine Saccharolyten, d.h. sie verwerten ausschließlich nicht spaltbare Kohlenhydratverbindungen sowie Bestandteile des Darmmukus. Hierbei entsteht in erste Linie die Milchsäure. Laktobazillen bewirken eine Ansäuerung des Darmmilieus. Verschiedene Stoffwechselprodukte haben einen direkten hemmenden Einfluss auf Fremdkeime und Fäulniskeime wie Clostridium spp. und Enterobacteriacae wie z.B. Proteus spp. u.a..

Clostridium species

Der **erhöhte Nachweis** von Clostridien spp. gilt als Hinweis für eine **gestörte Kolonisationsresistenz** und ist in der Regel auf **ungünstige Ernährungs- und Lebensbedingungen** (z.B. veränderte Ernährungsgewohnheiten sowie eine eingeschränkte Kauleistung im Alter, ballaststoffarme Ernährung, fett- und eiweißreiche Ernährung, Darmträgheit (Bewegungsmangel), Einnahme cholesterinbindender Medikamente) zurückzuführen, die zu einem vermehrten Substratangebot führen.

Ebenso kann eine Maldigestion- bzw. Malabsorption zu einem stark erhöhten Substratangebot und folglich verbesserten Überlebensbedingungen für Clostridien führen.

Clostridien zeichnen sich durch ihre intensive Stoffwechselaktivität aus, wobei durch die Fett- und Eiweißverwertung toxische, den Gesamtorganismus belastende Metabolite anfallen (z.B. biogene Amine, Amoniak, Enterotoxine). Toxinbildende Stämme können bei Vorliegen prädisponierender Faktoren schwere Kolitiden hervorrufen. Einige Clostridien spp. sind in der Lage, aus Gallensäuren präkanzerogene Stoffe zu bilden (NDH-Clostridien), die in Verbindung mit der Entstehung kolorektaler Karzinome gebracht werden. Darüber hinaus gelten einige Arten als starke Gasbildner, so dass ein vermehrtes Auftreten von Blähbeschwerden auf Clostridien zurückzuführen sein kann.

Hefen/ Schimmelpilze

Candida albicans

Candida albicans konnte in der Stuhlprobe **nicht nachgewiesen** werden. Es gilt hier aber zu beachten, dass im Falle einer adhärierenden Hefeflora mit zeitlich diskontinuierlichen Abschilferungen von Pilzzellen zu rechnen ist, was den durchaus häufigen Wechsel von pilznegativen und –positiven Stuhlbefunden erklärt. Da es somit nicht immer gelingt, Hefen aus einer einmaligen Stuhlprobe kulturell nachzuweisen, empfehlen wir bei klinischem Verdacht auf eine intestinale Mykose die Bestimmung von D-Arabinitol im Morgenurin.

D-Arabinitol ist ein sensitiver Marker zur Detektion eines übermäßigen intestinalen Hefewachstums. Das Ergebnis erleichtert die Indikationstellung für eine Antimykose. Bei unauffälligen D-Arabinitol-Konzentrationen kann das Therapieregime auf millieustabilisierende (Candida-verdrängende) Maßnahmen beschränkt werden.

Verdauungsrückstände

Stärke im Stuhl

Der verminderte Stärkegehalt der Stuhlprobe lässt i.d.R. auf eine ballaststoffarme Ernährung schließen.

Malabsorption / Entzündung

Alpha-1-Antitrypsin im Stuhl

Alpha-1-Antitrypsin wurde erhöht nachgewiesen. Alpha-1-Antitrypsin ist ein Marker für eine erhöhte intestinale Permeabilität der Darmschleimhaut (Leaky-Gut-Syndrom). Erhöhte Werte im Stuhl finden sich im Rahmen eines enteralen Eiweißverlustes und bei entzündlichen Darmschleimhautveränderungen (Enteritiden und chronisch entzündliche Darmerkrankungen). Auch anderweitige Noxen wie z.B. Immunreaktionen gegen Nahrungsmittelbestandteile können eine erhöhte Permeabilität und damit einen Anstieg von alpha-1-Antitrypsin im Stuhl nach sich ziehen. Gleichsam ist dieser Zustand mit einem erhöhten Risiko für Sensibilisierungen gegenüber Antigenen aus dem Darmlumen, insbesondere auch Nahrungsantigenen, verbunden.

Alpha-1-Antitrypsin wird als Proteaseinhibitor in der Leber und in geringem Umfang auch in der Darmschleimhaut gebildet.

Ausmaß und Umfang einer Permeabilitätsstörung kann mit Hilfe des Laktulose-Mannitol-Tests beurteilt werden.

Maldigestion

Pankreaselastase im Stuhl

Die **Konzentration der Pankreaselastase ist leicht erniedrigt**. Insbesondere bei eiweißreichen- bzw. schwerverdaulichen Mahlzeiten kann es zu Maldigestionsbeschwerden kommen. Darüber hinaus kann die damit verbundene unzureichende Spaltung von Nahrungsbestandteilen Substratvorteile für die Fäulnisflora nach sich ziehen, so dass deren Wachstum gefördert wird. Durch die verstärkte Fäulnisaktivität werden auch biogene Amine wie beispielsweise Histamin gebildet. Bei einer schwachen Aktivität der Diaminoxidase, deren Aufgabe es ist Histamin zu inaktivieren, kann diese Konsteallation zu Symptomen einer Histaminose führen und pseudoallergische Reaktionen begünstigen. Der Nachweis einer Histaminose sollte über die Bestimmung von Histamin im Stuhl und der Diaminoxidase im Serum erfolgen.

Verminderte Elastase-Werte finden sich auch bei beschleunigter Darmpassage (Diarrhoe), Malabsorption und Z.n. Billroth-II-Operationen.

Schleimhautimmunität

Sekretorisches IgA im Stuhl

Die **verminderte Konzentration von sIgA** im Stuhl deutet auf einen verminderten Aktivitätsgrad des Mukosaimmunsystems hin und kann oft mit einer erhöhten Permeabilität einhergehen.

Ein dauerhaft vermindertes sIgA kann mit einer erhöhten Infektanfälligkeit, mit Erkrankungen des allergischen Formenkreises, sowie mit Darmmykosen assoziiert sein.

Beachtenswert: Die Bildung von sIgA wird unter anderem durch die Aktivität der sog. TH3-Zellen gesteuert. TH3-Zellen spielen eine bedeutende Rolle in der Induktion und Aufrechterhaltung der oralen Toleranz gegenüber Nahrungsbestandteilen. Das Risiko für Nahrungsmittelallergien bzw. IgG-vermittelten Immunreaktionen gegen Fremdproteine steht in unmittelbarer Abhängigkeit einer ausreichenden TH3-Aktivität.

Um Rückschlüsse auf eine reduzierte TH3-Aktivität zu erhalten, empfiehlt sich im Falle persistierend niedriger fäkaler sIgA-Spiegel die Differenzierung der regulatorischen T-Zellen.

Das **sekretorische Immunglobulin A** gibt einen ersten Überblick über die Funktion des darmassozziierten Immunsystems (GALT); hemmt das Eindringen und die Kolonisation von potentiell pathogenen Bakterien, Viren oder Pilzen über die Darmschleimhaut und neutralisiert eine Vielzahl von Antigenen (auch Nahrungsantigene) sowie Toxinen.

Molekulargenetische Stuhluntersuchungen

Alles, was Sie in diesem Kapitel über die Analyse der Darmkeime aus einer Stuhlprobe gelesen haben, basiert auf einer kulturellen Anzüchtung von lebenden Keimen auf entsprechenden Nährmedien. Diese Form der Diagnostik wird seit Jahrzehnten mit großem und zuverlässigem Erfolg angewendet und wird es ganz sicher bis auf Weiteres auch noch bleiben.

Dennoch hat diese Untersuchungsmethode einen Schönheitsfehler: Wir können im Labor aus der Stuhlprobe nur die Keime anzüchten und bestimmen, die lebend den Darm verlassen und auch den Transport ins Labor überleben. Was ist aber mit den bisher übersehenen Keimarten, die in höheren Abschnitten des Darmes für uns nützlich oder schädigend leben, im Stuhl abgestorben sind oder auf Kulturmedien nicht wachsen? Diese diagnostische Lücke schließt seit gut einem Jahr die routinemäßig durchführbare Molekulargenetische Stuhluntersuchung, da diese neue Methode auch am abgestorbenen Keim eine Identifizierung durch kleinste genetische Bruchstücke ermöglicht – ähnlich der DNA-Analyse in der Kriminalmedizin.

Da man mit dieser Untersuchungsmethode weit mehr Keimarten identifizieren kann, bekommen wir Einblick in die Diversität, also die so wichtige Artenvielfalt im Mikrobiom eines Patienten. Bekanntlich entscheidet die Diversität nicht nur über die immunologische Stabilität des Ökosystems, sondern ganz offensichtlich auch über den Zusammenhang mit bestimmten Erkrankungen. Die große Diversität auf einem Bauernhof mit Rinderhaltung beispielsweise ist der Grund, warum dort geborene Kinder um bis zu 50 % seltener an Neurodermitis, Asthma und Allergien erkranken als Stadtkinder. Störungen des Mikrobioms sind u.a. auch mit Diabetes mellitus, Adipositas (starkes Übergewicht), Autoimmunkrankheiten, Tumorerkrankungen oder neurologisch-psychiatrischen Erkrankungen und natürlich mit chronisch entzündlichen Darmerkrankungen wie Morbus Crohn oder Colitis ulcerosa assoziiert. Und immer spielt die Diversität eine entscheidende Rolle.

Die neue Technologie erlaubt auch eine genauere Untersuchung des sogenannten Kernmikrobioms. Das ist der Hauptanteil an Bakterien, der mehr oder weniger stabil bei allen Menschen vorkommt und von Umweltfaktoren nur wenig beeinflussbar ist. Dieses Kernmikrobiom unterteilt man in drei sogenannte Enterotypen, von denen ein Typus bei jedem Menschen dominiert. Interessant ist, dass den jeweiligen Typen unter bestimmten Umständen prognostisch ein gewisses Risiko für Diabetes, Rheuma, Herzkreislauferkrankungen und Darmkrebs zuzuordnen ist. Spannend ist festzustellen, dass der Typ I (Bacteroides) bei eiweiß- und fettreicher tierischer Kost dominiert und am häufigsten in der westlichen Bevölkerung vorkommt. Dem gegenüber findet sich der Typ II (Prevotella) bei den Menschen, deren Kost sehr kohlenhydratlastig und besonders zuckerhaltig ist. Der Typ III (Ruminococcus) zeichnet sich durch die Zugehörigkeit zur Gattung der Firmicuten aus, unter denen Fäulniskeime und gewichtsfördernde Keime zu finden sind. Letzteres lässt den Schluss zu: „Nenne mir deinen Enterotypus und ich sage dir, ob du eher als andere zu Übergewicht oder bestimmten Erkrankungen neigen wirst."

Ähnlich wie bei der konventionellen Labordiagnostik werden auch hier die bedeutendsten Bakterienstämme und Arten in ihrer Häufigkeit untersucht, wobei einige besonders wichtige neue in den Vordergrund treten.

Musterbefund

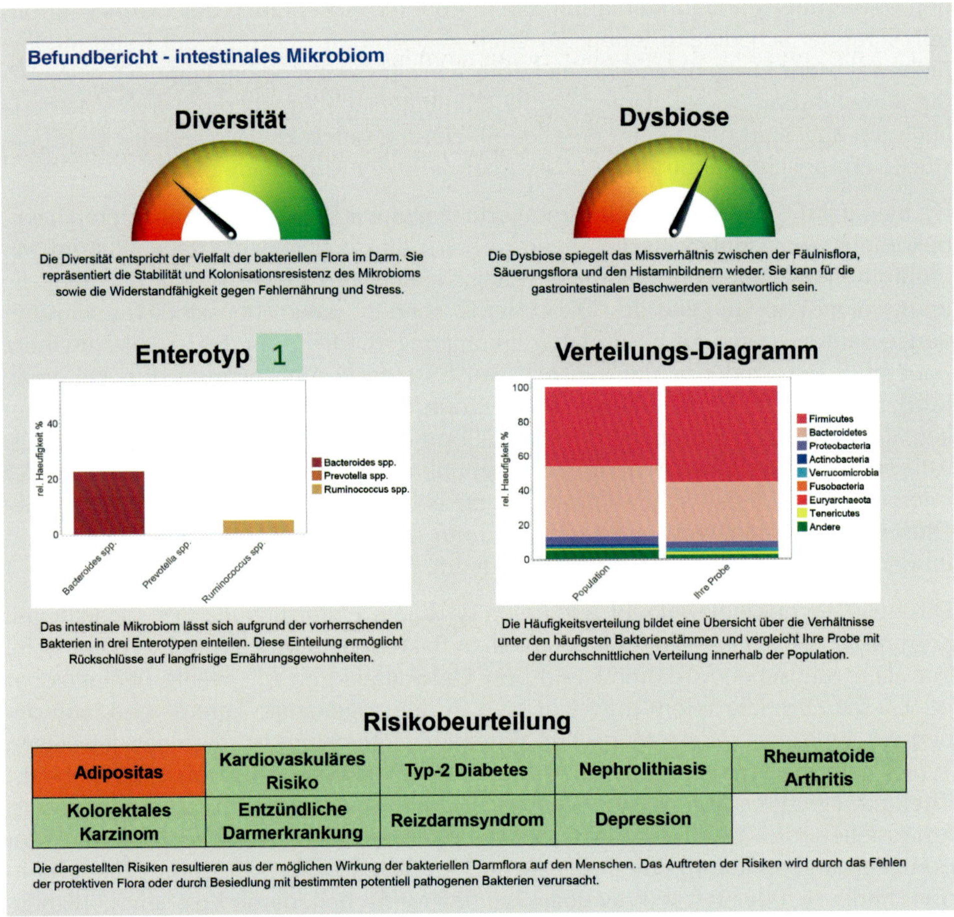

Befundbericht - intestinales Mikrobiom

Diversität

Die Diversität entspricht der Vielfalt der bakteriellen Flora im Darm. Sie repräsentiert die Stabilität und Kolonisationsresistenz des Mikrobioms sowie die Widerstandfähigkeit gegen Fehlernährung und Stress.

Dysbiose

Die Dysbiose spiegelt das Missverhältnis zwischen der Fäulnisflora, Säuerungsflora und den Histaminbildnern wieder. Sie kann für die gastrointestinalen Beschwerden verantwortlich sein.

Enterotyp 1

Das intestinale Mikrobiom lässt sich aufgrund der vorherrschenden Bakterien in drei Enterotypen einteilen. Diese Einteilung ermöglicht Rückschlüsse auf langfristige Ernährungsgewohnheiten.

Verteilungs-Diagramm

Die Häufigkeitsverteilung bildet eine Übersicht über die Verhältnisse unter den häufigsten Bakterienstämmen und vergleicht Ihre Probe mit der durchschnittlichen Verteilung innerhalb der Population.

Risikobeurteilung

Adipositas	Kardiovaskuläres Risiko	Typ-2 Diabetes	Nephrolithiasis	Rheumatoide Arthritis
Kolorektales Karzinom	Entzündliche Darmerkrankung	Reizdarmsyndrom	Depression	

Die dargestellten Risiken resultieren aus der möglichen Wirkung der bakteriellen Darmflora auf den Menschen. Das Auftreten der Risiken wird durch das Fehlen der protektiven Flora oder durch Besiedlung mit bestimmten potentiell pathogenen Bakterien verursacht.

Kommentar

Im ersten Teil dieses ausgeprägt pathologischen Befundes erkennt man in der Grafik auf einen Blick sehr deutlich die ausgesprochen **niedrige Diversität** als Ausdruck eines deutlich gestörten Gleichgewichts innerhalb des Mikrobioms. Diese Fehlbesiedlung ist meist gekennzeichnet durch verminderte Besiedlung mit gewünschten Kulturen und ermöglicht potentiell pathogenen Fäulniskeimen oder Hefen eine Vermehrung. Dies macht uns anfällig für Krankheiten. Zudem führt eine niedrige Diversität des Mikrobioms zu einer verminderten Synthese von Vitaminen und kurzkettigen Fettsäuren.

Die Grafik **Dysbiose** zeigt beruhigenderweise trotz geminderter Diversität in diesem Fall dank noch recht guter Besiedlung mit einigen gewünschten Kulturen nur eine mäßige Dysbiose.

Der **Enterotypus** und das Verteilungsdiagramm lassen gewisse Schüsse auf bestimmte gesundheitliche Risiken zu. Im **Verteilungsdiagramm** dieses Musterfalles kann man bei genauerer Betrachtung sehr schön den Vergleich zwischen der Normverteilung gesunder Menschen und der Verteilung bestimmter Stämme beim Patienten erkennen.

Stuhleigenschaften			
Farbe	hellbraun		
Stuhl pH-Wert	6,5	7,5	5,5 - 6,5
Diversität			
Diversität gesamt**	851		> 950
Bakterienstämme (Phyla)			
Firmicutes**	55,646 %		42,000 - 50,000
Bacteroidetes**	34,530 %		35,000 - 45,000
Proteobacteria**	3,803 %		2,900 - 6,100
Actinobacteria**	0,109 %		0,700 - 3,000
Verrucomicrobia**	2,165 %		0,150 - 3,900
Fusobacteria**	0.000 %		< 0,010
Euryarchaeota**	0.000 %		< 0,020
Tenericutes**	1,507 %		0,030 - 0,250
Firmicutes/Bacteroidetes-Ratio**	1,6		< 1,1

Bei der Verteilung der Stämme dominieren sehr ausgeprägt die Firmicuten bei einer sehr schwachen Präsenz der Bacteroidetes, was sich in der pathologischen Firmicutes-/Bacteroidetes-Ratio zeigt. Letztere lässt vermuten, dass der Patient an Übergewicht oder Adipositas leidet.

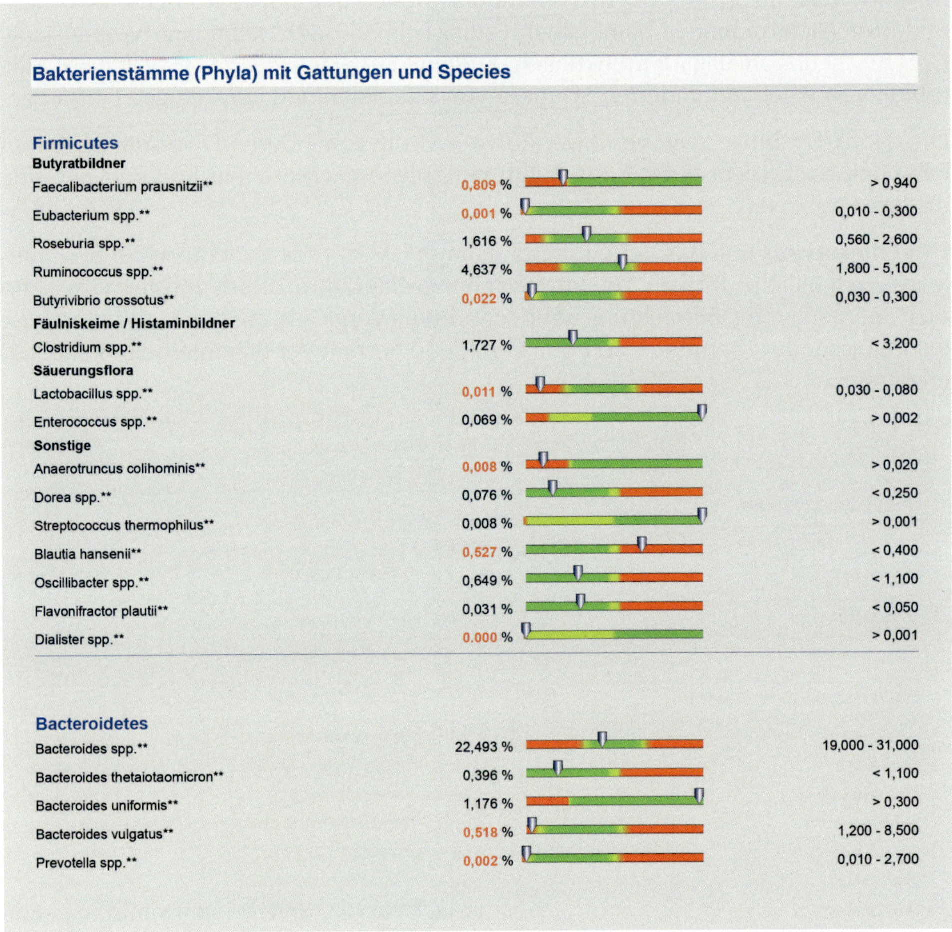

Bakterienstämme (Phyla) mit Gattungen und Species

Firmicutes		
Butyratbildner		
Faecalibacterium prausnitzii**	0,809 %	> 0,940
Eubacterium spp.**	0,001 %	0,010 - 0,300
Roseburia spp.**	1,616 %	0,560 - 2,600
Ruminococcus spp.**	4,637 %	1,800 - 5,100
Butyrivibrio crossotus**	0,022 %	0,030 - 0,300
Fäulniskeime / Histaminbildner		
Clostridium spp.**	1,727 %	< 3,200
Säuerungsflora		
Lactobacillus spp.**	0,011 %	0,030 - 0,080
Enterococcus spp.**	0,069 %	> 0,002
Sonstige		
Anaerotruncus colihominis**	0,008 %	> 0,020
Dorea spp.**	0,076 %	< 0,250
Streptococcus thermophilus**	0,008 %	> 0,001
Blautia hansenii**	0,527 %	< 0,400
Oscillibacter spp.**	0,649 %	< 1,100
Flavonifractor plautii**	0,031 %	< 0,050
Dialister spp.**	0.000 %	> 0,001
Bacteroidetes		
Bacteroides spp.**	22,493 %	19,000 - 31,000
Bacteroides thetaiotaomicron**	0,396 %	< 1,100
Bacteroides uniformis**	1,176 %	> 0,300
Bacteroides vulgatus**	0,518 %	1,200 - 8,500
Prevotella spp.**	0,002 %	0,010 - 2,700

Innerhalb des Stammes der Firmicuten sind einerseits u.a. das säurebildende Faecalibacterium prausnitzii und die aus den konventionellen Stuhluntersuchungen bekannten Enterokokken und Lactobacillen als für uns wichtige Kulturen dargestellt. Andererseits finden sich hier auch die mehrfach schon erwähnten Clostridien neben diversen anderen Arten.

Proteobacteria		
Escherichia spp.**	0,003 %	0,01 - 0,50
Citrobacter spp.**	0.000 %	< 0,010
Serratia spp.**	0.000 %	< 0,070
Hafnia alveii**	0.000 %	< 0,01
Klebsiella spp.**	0.000 %	< 0,01
Providencia spp.**	0.000 %	< 0,010
Pseudomonas spp.**	0.000 %	< 0,010
Enterobacter spp.**	0,069 %	< 0,060
Sulfatreduzierende Bakterien		
Desulfovibrio piger**	0,002 %	< 0,003
Oxalatabbauende Bakterien		
Oxalobacter formigenes**	0,011 %	> 0,001
Actinobacteria		
Säuerungsflora		
Bifidobacterium spp.**	0,006 %	> 0,200
Bifidobacterium animalis**	0,001 %	> 0,001
Bifidobacterium longum**	0.000 %	0,010 - 0,430
Sonstige		
Eggerthella spp.**	0,024 %	< 0,100
Collinsella aerofaciens**	0.000 %	< 0,800
Verrucomicrobia		
Mucinspaltende Bakterien		
Akkermansia muciniphila**	1,826 %	> 3,130
Fusobacteria		
Fusobacterium spp.**	0.000 %	< 0,004
Fusobacterium nucleatum**	0.000 %	< 0,001
Euryarchaeota		
Methanogene Bakterien		
Methanobrevibacter smithii**	0.000 %	< 0,001

Innerhalb des Stammes der Proteobacteria werden u.a. diverse zu Fäulnis neigende Arten (z.B. Citro- und Enterobacter) untersucht, die in diesem Fall aber nicht vermehrt sind. Während unter den Actinobacteria die für uns so wichtigen Bifidobakterien hier in sehr geringer Präsenz zu finden sind, werden unter dem Stamm der Verrumicrobia die für unseren Schleimhautschutz so unverzichtbaren Akkermansia muciniphila dargestellt. Im Sinne der geringen Diversität sind sie in diesem Fall kaum nachweisbar. Ein schwerwiegender Befund!

Es war schon lange bekannt, dass diverse gewünschte Keimarten unsere Darmschleimhaut bewachen und schützen. Dank modernster Diagnostik erfahren wir nun immer mehr darüber, wie das im Einzelnen funktioniert. Anhand zweier Bakterienarten, die wir erst jetzt mangels Anzüchtbarkeit nachweisen können, lässt sich das sehr schön veranschaulichen. In der Firma „mukosaprotektive Flora" arbeiten für unser Wohl u.a. zwei ganz besonders wichtige und für uns unverzichtbare Arten (Akkermansia muciniphila und Faecalibacterium prausnitzii). Die schützende Funktion erfüllen die beiden einerseits, indem sie die isolierende Schleimschicht auf unsere Schleimhaut auf- und abbauen und damit ständig erneuern. Merke: Nur eine intakte Schleimschicht ist für Bakterien kaum durchdringbar! Andererseits haben sie zusammen mit anderen Arten die wunderbare Fähigkeit, aus für uns unverdaulichen Ballaststoffen energiereiche kurzkettige Fettsäuren (Essig-, Butter- und Propionsäure) freizusetzen, die wir und unsere hungrige Dickdarmschleimhaut dringend benötigen. Insbesondere die Buttersäure ist die Hauptenergiequelle unserer Dickdarmzellen!

Nun werden Sie sich sicher fragen, warum die Energie ausgerechnet aus kaum verdaubaren Ballaststoffen besteht und nicht aus ebenfalls energiereichen leckereren Eiweißen und Fetten aus Fleisch oder Milchprodukten. Die Antwort lautet: weil dem Dickdarm nichts anderes übrigbleibt. Der Dickdarm ist ernährungstechnisch gegenüber dem Dünndarm arm dran. Wenn wir die Speisen gut kauen, im Magen gut vorverdauen und im Dünndarm endverdauen und über die Schleimhaut in die Blutbahn resorbieren, hat der Dickdarm das Nachsehen. Bei dem harten und unangenehmen Job, den er zu erledigen hat, braucht er besonders viel Energie, denn die Schleimhautzellen müssen sich ständig regenerieren. Und sich auf vom Dünndarm resorbierte Nährstoffe über die Blutbahn zu verlassen, ist ein zu unsicherer Weg. Vielleicht rennen wir den ganzen Tag rum und unsere Muskulatur beansprucht die meisten Nährstoffe, dann hat unser Dickdarm das Nachsehen. Dieser Unwägbarkeit begegnet die Natur, indem wir uns ein Heer von bakteriellen Servicekräften im Dickdarm halten, die die Versorgung sicherstellen.

Diese mukosaprotektiven Keime können aber noch weit mehr. Durch Produktion bestimmter Stoffwechselprodukte wirken sie antientzündlich, immunsteigernd, entgiftend, fördern den Fettabbau und wirkend somit gewichtsreduzierend.

Sie sehen, es gibt viele gute Gründe, warum man sich diagnostisch u.a. Akkermansia und Faecalibacterium genauer anschauen sollte. Bei deren antientzündlichen Eigenschaften gilt das natürlich im Besonderen bei den chronisch entzündlichen Darmerkrankungen!

Musterbefund

Molekularbiologie

Mukosaprotektive Flora:

Akkermansia muciniphila**	<2.21 x 10^3 KBE/g Stuhl	> 1x10^8 optimal >= 1x10^8 KBE/g Stuhl suboptimal 7x10^6-9,9x10^7 KBE/g Stuhl vermindert < 7x10^6 KBE/g Stuhl
Faecalibacterium prausnitzii **	1,15 x 10^10 KBE/g Stuhl	> 3,5x10^9 optimal >= 3,5x10^9 KBE/g Stuhl suboptimal 4,3x10^8-3,4x10^9 KBE/g Stuhl vermindert < 4,3x10^8 KBE/g Stuhl

Kommentar

Bei diesem Musterbefund eines anderen Patienten findet sich anschaulich der eklatante Mangel dieser beiden für uns so wichtigen Keimarten, was natürlich gleichbedeutend ist mit einem deutlich reduzierten Schutz der Darmschleimhaut.

An dieser Stelle sei hinsichtlich der Therapie eines derartigen Befundes vermerkt, dass sich diese beiden Keimarten nicht anzüchten lassen. Deshalb sind sie auch nur molekulargenetisch zu diagnostizieren. Aber deshalb sind sie auch nicht als Probiotikum herstellbar. Dennoch kann man sie erfolgreich mit löslichen Ballaststoffen wieder zur Vermehrung bringen.

Da die Bedeutung dieser Keime untrennbar mit den von ihnen produzierten Fettsäuren verbunden ist, empfehlen wir dringend, den Stuhl qualitativ und quantitativ auf Butter-, Propion- und Essigsäure zu untersuchen. Dies ist umso wichtiger, als hier auch ein Zusammenhang zum mehrfach schon erwähnten pH-Wert des Stuhles hergestellt werden kann.

Magen-Darm-Diagnostik

Kurz-kettige Fettsäuren aus Stuhl

Fettsäuren gesamt	57,4 mmol/l	
Essigsäure	33,3 mmol/l	62,2 - 162,0

Die Messwerte konnten nicht kontrolliert werden, da das vorhandene Untersuchungsmaterial nicht ausreichte.

Essigsäure (relativ)	58,1 %	
Propionsäure	15,5 mmol/l	19,5 - 68,7
Propionsäure (relativ)	27,1 %	
Buttersäure	8,5 mmol/l	13,4 - 71,8
Buttersäure (relativ)	14,8 %	

normale Verteilung der kurzkettigen Fettsäuren

Die vom Mikrobiom gebildeten kurzkettigen Fettsäuren Essigsäure, Propionsäure und Buttersäure haben in ihrer Gesamtheit als Energielieferanten überwiegend positive Auswirkungen. Ihr Verhältnis zueinander hängt stark von der aufgenommenen Nahrung und deren Anteilen an pflanzlichen Speicherstoffen ab. Erhöhte oder verminderte Werte einzelner Fettsäuren sind daher nicht per se als pathogen zu betrachten. Wichtig ist vielmehr, dass insgesamt das Verhältnis der hier untersuchten Metabolite Essigsäure, Propionsäure und Buttersäure bei ca. 3:1:1 liegt.

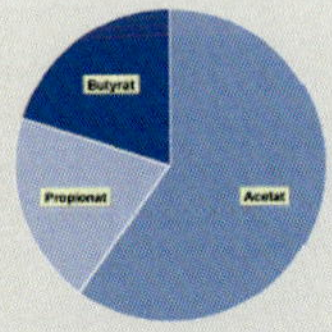

Verteilung in der gemessenen Probe

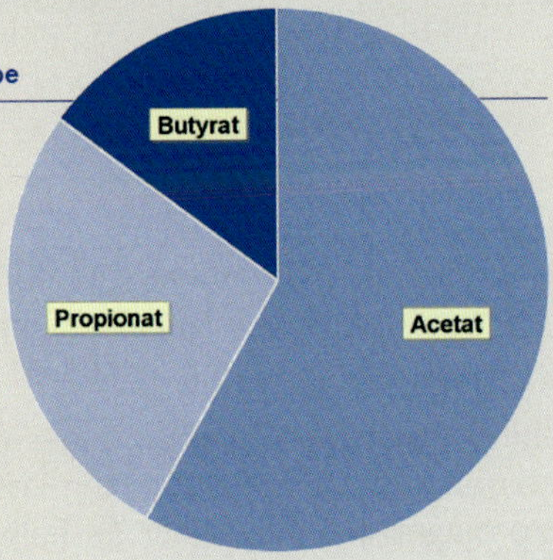

Passend zu der geringen Präsenz von Akkermansia und Faecalibacterium zeigen die parallel im Stuhl untersuchten kurzkettigen Fettsäuren eine sehr ungünstige Verteilung untereinander und einen gravierenden Mangel an die Dickdarmschleimhaut ernährenden Buttersäuren!

Seit wir molekulargenetisch mehr über diverse Keimarten in unserem Darm erfahren, wird immer deutlicher, dass sie auf alle Gewebe und Körperfunktionen Einfluss haben – im Guten wie im Bösen.

Dabei beschäftigt die Wissenschaft seit einiger Zeit ein besonders interessanter Aspekt, der möglicherweise in der Zukunft nahezu alle Diätformen zur Gewichtsreduktion überflüssig macht. Es gibt immer mehr Hinweise, dass bestimmte, erst jetzt mit der Molekulargenetik identifizierbare Bakterien unser Körpergewicht beeinflussen können. Dabei scheinen bestimmte Gattungen und Arten innerhalb des Stammes der Firmicuten Schuld am Übergewicht zu haben. Auf jeden Fall fällt auf, dass bei Übergewichtigen die Firmicuten gehäuft und die eher gewichtsreduzierend wirkenden Bacteroidetes gemindert vorkommen. Da die Relation dieser beiden Stämme offensichtlich bedeutsam ist, messen Fachlabore speziell für diese Fragestellung die Firmicutes-/Bacteroidetes-Ratio. Mehr zum Thema Übergewicht und Adipositas lesen Sie ab Seite 143.

Die Mikroökologische Therapie

Immer wieder wird die Frage gestellt, ob es eine Alterseinschränkung für die Mikroökologische Therapie gibt. Darum möchten wir an dieser Stelle ausdrücklich anmerken, dass diese Therapie für jedes Lebensalter, also auch schon für Säuglinge geeignet und hilfreich ist. Ebenso wirksam ist diese Methode in der Schwangerschaft auch als Prävention, da wir wissen, dass die Besiedlung mit gewünschten Bakterien schon im letzten Drittel der Schwangerschaft beginnt – aber nur, wenn die Schwangere ein intaktes Darmmilieu besitzt.

Wie schaut nun eine Therapie aus, die nach einer komplexen Diagnostik einsetzt? Nun, grundsätzlich wird das im jeweiligen Einzelfall der in Mikroökologischer Therapie ausgebildete Therapeut entscheiden und die nötigen Therapieempfehlungen geben. Daher können und wollen wir an dieser Stelle keine konkreten therapeutischen Maßnahmen für bestimmte Beschwerden schildern. Aber wir können sehr wohl aufzeigen, welche Interventionen grundsätzlich in Frage kommen, um ein entgleistes Ökosystem Darm wieder zu normalisieren und Ordnung in der Darmflora zu schaffen.

Die Laboranalyse eines Befundes ist umfangreich, umfasst mehrere Seiten und ist höchst aussagekräftig. Nun gilt es für den Therapeuten, die richtigen Schlüsse daraus zu ziehen und die Empfehlungen für den Patienten zu übersetzen. Noch etwas ist wichtig: Die anstehenden Maßnahmen erfordern gewiss auch viel Geduld bzw. die Mitarbeit des Patienten. Aufgrund der Komplexität und Wandelbarkeit des Mikrobioms verläuft die Mikroökologische Therapie nie gradlinig und stets berechenbar. Immer wie-

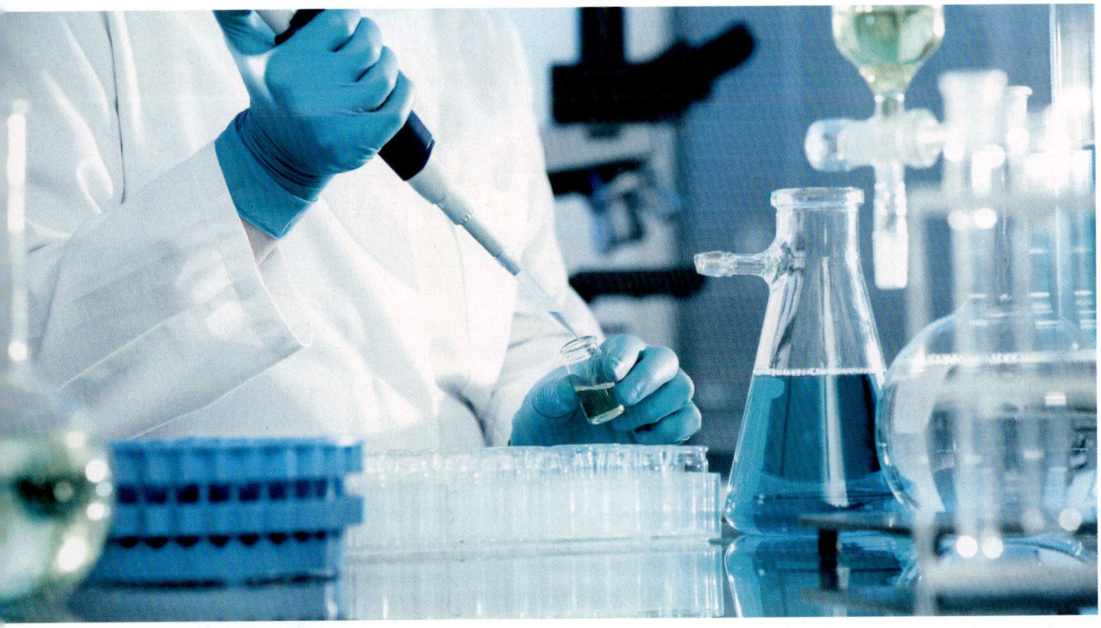

der wird das Prinzip Versuch und Irrtum angewendet werden, weil die Darmkulturen nicht so reagieren, wie wir wollen. Bei ihrer ungeheuren Vermehrungsfähigkeit von ca. 30 Minuten pro Generation ist es ohnehin fast ein Wunder, dass wir dieses Ökosystem überhaupt in unserem Sinne beeinflussen können. Zudem sollten wir nie vergessen, dass der Innenraum des Darmes biologisch gesehen für uns Außenwelt ist, die Keime also auf uns und nicht in uns leben. Mit der Mikroökologischen Therapie auf uns erreichen wir nicht so schnelle Erfolge wie z.B. mit einem Schmerz- oder Hochdruckmittel in uns. Und eines ist so gut wie sicher: Ohne Kostumstellung wird man das Ökosystem im Darm wohl kaum günstig beeinflussen können. Beginnen wir also mit der Ernährung.

Das Essen hinterfragen

Nach einer komplexen Mikroökologischen Stuhldiagnostik liegt das Ernährungsverhalten des Patienten wie ein offenes Buch vor den Augen eines erfahrenen Arztes. Daraus ist nämlich recht deutlich ersichtlich, was im Ernährungsangebot zu viel ist und was zu wenig. Das Zuviel oder Zuwenig ist ja schließlich der Nährboden für gewünschte oder unerwünschte Kulturen im Ökosystem. Darum gilt: Jeder hat das Ökosystem, das er verdient!

Und deshalb ist in einem ausführlichen Arzt-Patienten-Gespräch die Erhebung einer Ernährungsanamnese so unendlich wichtig. Ohne zu wissen, was dieses therapiebedürftige Ökosystem beeinflusst, ist eine erfolgreiche Therapie unmöglich. Neben Medikamenten-, Alkohol- und Nikotinkonsum, Stressbelastungen, allgemeinen Lebensgewohnheiten, wie z.B. das Schlaf- oder das Essverhalten, spielen das Was und das Wie der Ernährung eine entscheidende Rolle. Denken Sie immer daran: Das Ökosystem ist immer nur so gut, wie wir es ernähren. Wer einseitig isst, darf keine intakte, differenzierte und uns hilfreiche Darmflora erwarten!

Wir Therapeuten müssen leider immer davon ausgehen, dass sich die meisten unserer Patienten trotz besseren Wissens schrecklich ernähren. In unserer Praxis machen wir immer wieder die Erfahrung, dass mit Schutzbehauptungen wie: „Ich habe keine Zeit, frische Kost einzukaufen und zu kochen", Convenience-Kost gerechtfertigt wird. Die angeblich hohen Kosten für gesunde Lebensmittel werden ebenfalls häufig als Ausrede angeführt, obgleich Frisches z.B. auf Wochenmärkten nicht wirklich teuer sein muss. Die Kücheneinrichtung darf viel kosten, die Kost aber nicht. Die meisten Menschen zumindest in Mitteleuropa fragen eher nach dem Preis als nach dem Wert eines Lebensmittels! Und das rächt sich häufig im Darm.

Auf dieser Basis müssen zumeist entsprechende Ernährungsempfehlungen ausgesprochen werden. Sie sind deswegen wichtig, weil man beispielsweise keine gewünschten Bakterienkulturen ansiedeln kann, wenn diese nicht ausreichend durch eine bestimmte Kost versorgt werden. Wer zum Beispiel jene Bakterien fördern muss, die Ballaststoffe benötigen, wird mit einem Salatblatt und einer Tomaten- oder Gurkenscheibe, die dem Fastfood beigemengt ist, nichts erreichen, sondern muss sich entschieden ballaststoffreicher ernähren.

Bei den Ernährungsempfehlungen, wie wir sie verstehen, geht es weniger um Rezepte mit exakten Mengenangaben in Gramm und genauen Koch- oder Garzeiten. Vielmehr nehmen sie auf folgende Elemente Bezug:

Die Zusammensetzung der Nahrung

Möglicherweise ist es aufgrund des Stuhlbefundes zielführend, die Zufuhr von Kohlenhydraten einzuschränken, dafür aber den Anteil der Ballaststoffe vorsichtig zu steigern. Oder – im Sinne der Trennkost – Eiweiß und Kohlenhydrate auseinanderzuhalten. Also eiweißreiche Nahrung wie etwa ein Stück Fleisch nicht mit Nudeln oder Kartoffeln zu kombinieren, sondern mit Gemüse. So wirkt man der Bildung von Gärkeimen entgegen. Es ist also wichtig, sich um die Zusammensetzung der Nahrung zu kümmern, immer passend zu den Kulturen, die man verändern möchte oder muss.

Grundsätzlich sind wir der Auffassung, dass tierisches bzw. pflanzliches **Eiweiß** ein besonders wichtiger (ein essentieller) Bestandteil unserer Nahrung sein sollte. Proteine sind übrigens auch wichtiger Bestandteil der Darmschleimhaut. Sie werden vom Magenpepsin vorgespalten, von Enzymen der Bauchspeicheldrüse (Pankreasproteasen) zerlegt und als Aminosäuren vom Körper aufgenommen. Proteine werden nur ordnungsgemäß verdaut, wenn ein Gleichgewicht besteht zwischen dem Eiweißanteil in der Kost und der Ausschüttung von Pepsin und den Proteasen. Zufuhr und Verdauung sollten sich also die Waage halten. Dieses Verhältnis wird leider häufig durch bakterielle Hemmstoffe gestört, sodass trotz optimaler Ausschüttung der Enzyme ein Eiweißüberschuss im Darm entsteht. Diese können dann zum Futter für Fäulniskeime und zur Ursache von Dysbiosen werden. Dysbiosen entstehen in der Regel nicht durch zu viel, sondern durch unzureichend verdautes Protein.

Auch **Fette** sind lebensnotwendig, wir benötigen sie zur Energiegewinnung und zur Bildung von Zellmembranen. Auch sie werden problemlos verdaut, wenn sich der Fettanteil der Nahrung mit der Ausschüttung von Galle und den Lipasen der Bauchspeicheldrüse die Waage hält. Auch sie können Fäulniskeimen als Nahrung dienen. In diesem Fall gilt ebenfalls: Nicht weil sie in zu großer Menge vorhanden sind, sondern weil sie unzureichend verdaut werden, können sie die Ursache von Dysbiosen sein.

Anders verhält es sich mit den **Kohlenhydraten**, die wir tatsächlich nicht zuführen müssen, weil unsere Leber täglich jede Menge Kohlenhydrate in Form von Glykogen herstellt, um uns Hungerzustände überbrücken zu lassen. Kohlenhydrate sind also nicht lebensnotwendig, vor allem nicht in dieser Fülle, in der sie heute unser Nahrungsangebot in Form von Kartoffeln, Reis, Nudeln, Gebäck, Brot und Zucker

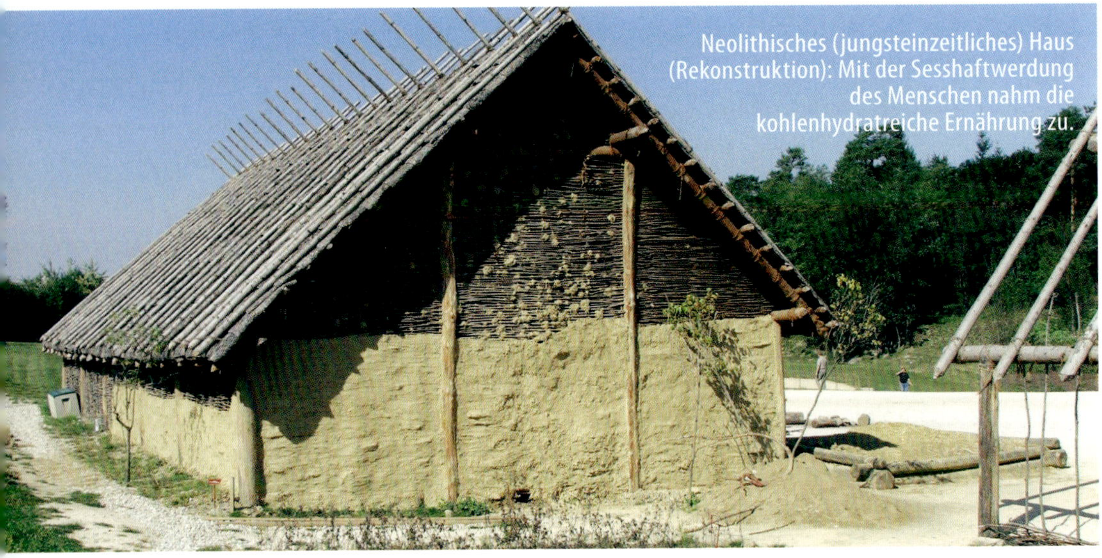

Neolithisches (jungsteinzeitliches) Haus (Rekonstruktion): Mit der Sesshaftwerdung des Menschen nahm die kohlenhydratreiche Ernährung zu.

dominieren. Dieses Überangebot gibt es erst seit der letzten Minute der Menschheitsgeschichte. In früheren Epochen – etwa in der Altsteinzeit – gab es nur für kurze Zeit und saisonal abhängig Kohlenhydrate in Form von reifem Obst oder Honig. Kartoffeln, Reis, Nudeln oder Brot gab es nicht, von verstecktem Zucker in industriellen Fertigprodukten als Fruchtsaftkonzentrat, Dextrose, Gerstenmalz etc. getarnt ganz zu schweigen. Kohlenhydrate in Form von Stärke werden mit dem Speichel vorverdaut, sind dann für den Magen so etwas wie ein Durchlaufposten, werden im Dünndarm von Enzymen der Bauchspeicheldrüse (Amylasen) gespalten und in Form verschiedener Zucker aufgenommen. Sie sind aufgrund des täglichen Überangebotes eine Hauptursache für das Entstehen von Dysbiosen, vor allem, wenn sie zusammen mit Eiweiß, also mit Fleisch oder Fisch, gegessen werden. So ist zumeist die Kombination von Eiweißarten mit Gemüse deutlich verträglicher – insbesondere als Abendmahlzeit – als Eiweiß mit Kartoffeln, Reis oder Nudeln. Dass wir in vielerlei Hinsicht noch genetisch in der Altsteinzeit leben, mag uns z.B. die deutlich eingeschränkte Verdaubarkeit der Stärke veranschaulichen. Wenn Sie glauben, dass Sie die Stärke im Morgenmüsli, in der mittäglichen Pasta und im Abendbrot vollständig für sich nutzen, dann irren Sie gewaltig. Jeder gesunde Mitteleuropäer scheidet bei diesen drei Kohlenhydratmahlzeiten durchschnittlich ca. 20 Gramm unverdaute Stärke wieder aus – weil wir genetisch darauf nicht programmiert sind! Was meinen Sie, warum es eine so dramatische Zunahme von Diabetes Typ 2 in den Ländern gibt, wo die Menschen unverhältnismäßig viele Kohlenhydrate zu sich nehmen? Die Bauchspeicheldrüse des Altsteinzeitmenschen konnte bei den wenigen Kohlenhydraten in dieser Zeit jedenfalls nicht erschöpfen.

Was die für uns weitgehend unverdaulichen **Ballaststoffe** angeht, so werden sie vor allem von unseren gewünschten Darmbakterien benötigt. Wir verzehren sie sozusagen für ihre Bestandspflege. Wie übrigens bei vielen pflanzenfressenden Säugetieren können auch wir Menschen die Ballaststoffe und Rohfasern ohne die Bakterien gar nicht verdauen und die in ihnen enthaltenen Vitalstoffe nicht nutzen. Uns fehlen nämlich die dafür notwendigen Enzyme. Die Ballaststoffspaltung gibt die Natur offensichtlich bewusst an bestimmte Bakterienkulturen ab, mit denen wir in enger Symbiose leben. Aber diese Symbiose will gepflegt werden. Ohne eine entsprechende Menge Ballaststoffe in Obst, Gemüse oder Vollkorn können diese Kulturen nicht leben. Und ohne diese Kulturen wiederum können wir nicht leben. Sie machen uns nicht nur die Vitalstoffe nutzbar. Sie spalten aus den Ballaststoffen für unsere Darmschleimhaut unverzichtbare kurzkettige Fettsäuren wie Essig-, Propion- und Buttersäure ab. Letztere haben zudem einen sehr günstigen Einfluss auf eine rege Darmtätigkeit, verhindern also Verstopfung.

Zusammenfassend kann man also behaupten, dass die Vertreter der Altsteinzeit- oder Paläodiät mit ihren Empfehlungen aus der Sicht der Darmgesundheit gar nicht so schlecht liegen. Sie behaupten ja, dass wir an die evolutionsgeschichtlich so jungen Nahrungsmittel wie Getreide und Milch noch nicht wirklich gut angepasst seien. Das Immunsystem des Darms erkennt diese Nahrungsmittel häufig noch als fremd, daher die große Zahl jener, die Milch und Getreide nicht vertragen und Allergien oder Intoleranzen entwickeln. Das gilt umso mehr für großtechnisch verarbeitete Nahrungsmittel mit beigemengten Farbstoffen und Emulgatoren (siehe das Interview „Wie viel Altsteinzeit steckt noch in uns?"). Vielmehr sind Gemüse, Obst (die Menge je nach Verträglichkeit des Fruchtzuckers), Nüsse und gute Öle sowie Fleisch, Fisch und Eier zu bevorzugen. Das Ganze möglichst frisch und so weit wie möglich nicht industriell ver- und bearbeitet! Folgende Ernährungspyramide veranschaulicht die Empfehlungen aus der Sicht einer gesunden Darmflora:

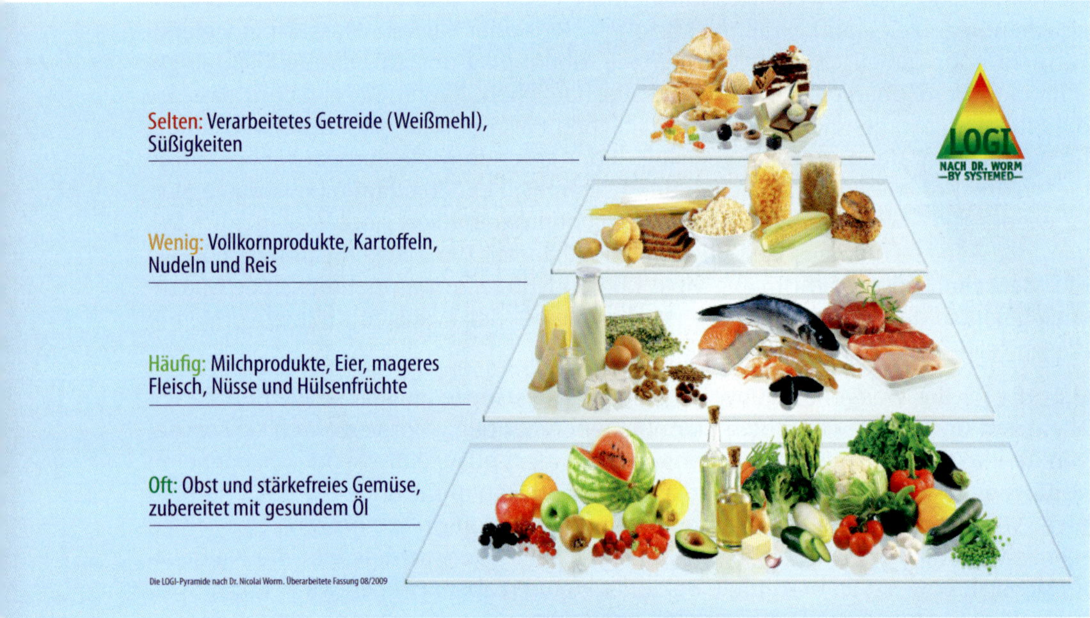

Die Zeit der Nahrungszufuhr

Wir Menschen haben einen klaren Biorhythmus. Während eines 24-stündigen Tages durchläuft er ein gewisses Auf und Ab mit den beiden Phasen des vegetativen Nervensystems. So ist während der späten Abend- und Nachtstunden der Energiepegel niedriger (Parasympathicus), weil u.a. die Energie für Entgiftung und Regeneration benötigt wird. Tagsüber, insbesondere in der ersten Tageshälfte, herrscht ein hoher Energiepegel (Sympathicus). Und genauso verhält sich die Verdauung. Wir verdauen am besten am Morgen und zu Mittag und deutlich weniger effektiv am Abend, weil der Körper langsam in den Feierabendmodus übergeht. Die Hauptmahlzeit am Abend einzunehmen, ist auf Dauer also weniger günstig, es beinhaltet die Gefahr von Nahrungsrückständen, die unverdaut im Dickdarm landen. Nicht ohne Grund lautet eine bekannte Volksweisheit: „Iss morgens wie ein Kaiser, mittags wie ein König und abends wie ein Bettelmann."

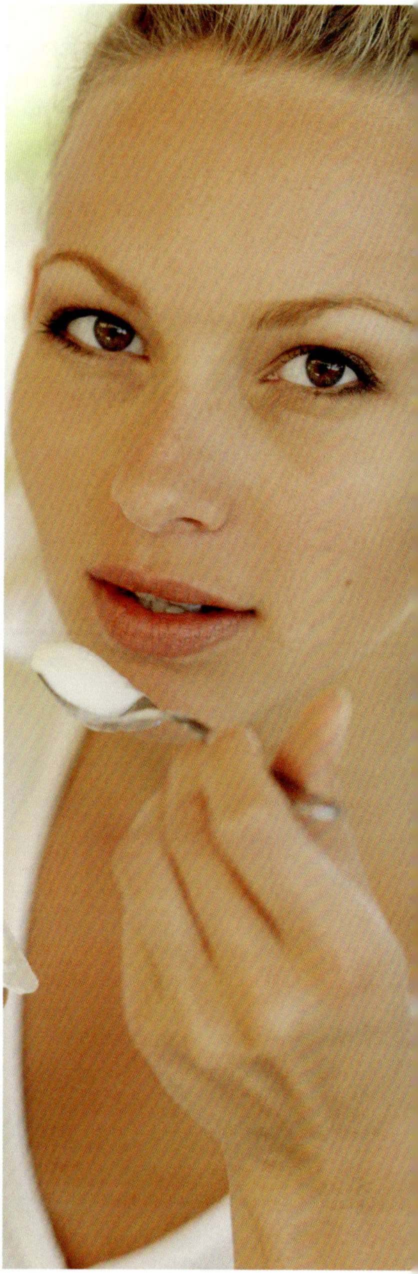

Wichtig ist, wie man isst

Wer in einer kurz bemessenen Mittagspause irgendwelche Snacks schnell runterschlingt, hat aller Wahrscheinlichkeit nach eine andere Verdauung bzw. eine andere Darmflora als jemand, der die gleiche Kalorienmenge langsam mit Genuss isst und dabei gut kaut. Denn die Verdauung beginnt bereits im Mund. Generell ist es bedeutsam, welche Zeit wir unseren Verdauungsorganen für die Vorbereitung auf den Verarbeitungsprozess geben und mit welcher Aufmerksamkeit wir das tun. Wir alle kennen das Gefühl, wenn uns schon einige Zeit vor dem Essen die wunderbarsten Kochdüfte in die Nase steigen und uns das Wasser im Munde zusammenläuft. Wir spüren nur die Speichelproduktion, im Magen und im Dünndarm startet gleichzeitig aber auch die Sekretion diverser Verdauungsenzyme, während Leber und Bauchspeicheldrüse aktiviert werden. Wenn wir dann in Ruhe und mit Genuss essen, werden wir viel gründlicher die Nahrung verdauen und Gär- und Fäulniskeimen wenig übrig lassen. Essen wir dann nicht übermäßig viel, dann müssen wir später auch nicht unter Bauchbeschwerden leiden. Denken Sie also immer daran: Hastig heruntergeschlungene Speisen sind meist das gefundene Fressen für gasbildende Darmkeime!

Auf Medikamente achten

Wer aufgrund einer chronischen Krankheit dauerhaft Medikamente einnehmen muss – etwa Blutdruck- oder Cholesterinsenker, Säureblocker, Antidiabetika usw. –, der beeinflusst durch die Dauermedikation auch seine Darmflora. In solchen Fällen ist es oft ratsam, durch die Zufuhr bestimmter Mikronährstoffe das Gleichgewicht im Darm wieder herzustellen. Das gilt umso mehr, wenn man aufgrund eines Infektes Antibiotika einnehmen muss, die das Ökosystem gehörig durcheinanderbringen. Auch dafür gibt es eine Gegenstrategie auf Basis von Mikronährstoffen und der Einnahme von Probiotika. Wie man mit Hilfe von Mikronährstoffen etwaige Nebenwirkungen abfedern kann, weiß Ihr Arzt. Auf jeden Fall sollten Sie im Fall der Antibiotikatherapie sehr kritisch sein. Fragen Sie sich bei einem Infekt immer, ob es sich nicht um einen Virusinfekt handelt (von zehn Infekten sind acht bis neun viral bedingt), denn gegen Viren helfen Antibiotika ohnehin nicht! Und fragen Sie sich immer, ob die Beschwerden bei einem bakteriellen Infekt wirklich so gravierend sind, dass sie den Einsatz eines zwangsläufig darmfloraschädigenden Antibiotikums wirklich rechtfertigen. Muss die Anwendung doch sein, dann sollten Sie schon vom ersten Tag der Therapie an parallel in einem Zeitfenster zwischen den Antibiotikagaben Probiotika einnehmen und diese Begleittherapie für ca. vier Wochen fortsetzen. So haben Sie die große Chance, den Flurschaden im Ökosystem Darm in Grenzen zu halten. Andernfalls entstehen Dysbiosen, die das Darmschleimhautimmunsystem schwächen und unter Umständen den nächsten Infekt heraufbeschwören. Und unversehens finden Sie sich in der Spirale zunehmender Atemwegs- oder Harnwegsinfekte wieder!

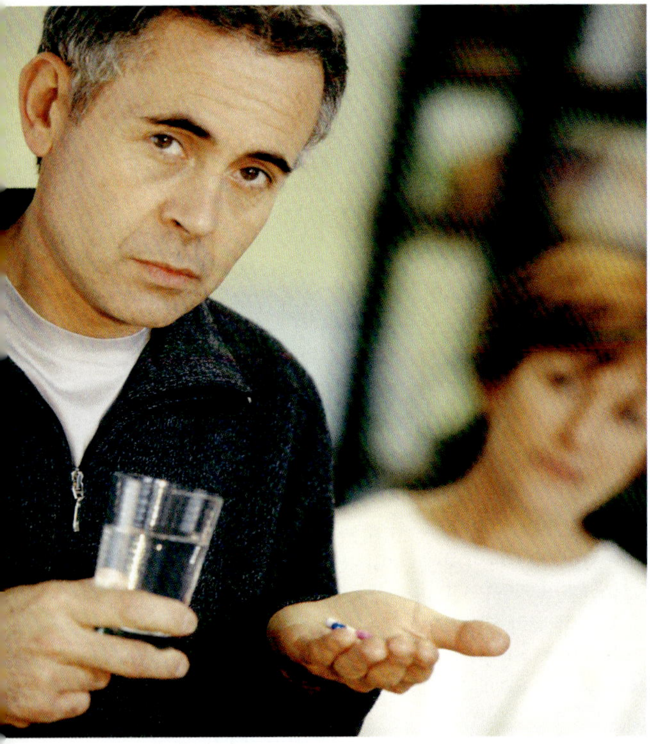

Therapie, die dauert

Das sind nur einige der Therapieempfehlungen, die sich aufgrund einer Mikroökologischen Diagnostik ergeben können. Sie merken an dieser Stelle: Eine Änderung in der Zusammensetzung der Darmflora und im Zuge dessen eine Besserung der

Beschwerden kann sich nur langsam ergeben. Gewünschte Kulturen im Darm aufzubauen und zu fördern, unerwünschte zu schwächen oder gar zu eliminieren ist sicherlich ein längerfristiges Projekt. Sie haben ja in den allermeisten Fällen auch nicht von einem Tag auf den anderen das Ökosystem im Darm durcheinander gebracht. Umso wichtiger sind die Mitarbeit und das Durchhaltevermögen des Patienten. Der regelmäßige Austausch mit dem behandelnden Arzt gibt Auskunft darüber, ob man auf dem richtigen Weg ist.

Dabei kann es durchaus vorkommen, dass sich am Anfang der Therapie die Beschwerden verschlimmern. Ein Prinzip, das man aus der Homöopathie kennt. Dort ist es zumeist ein Hinweis darauf, dass man auf dem richtigen therapeutischen Weg ist, dass man das richtige Mittel gefunden hat. So verhält es sich zum Teil auch in der Mikroökologischen Therapie. Wenn zum Beispiel zu Beginn der Maßnahmen der Körper mit Durchfall reagiert, dann ist das eventuell ein Hinweis darauf, dass der träge Darm aktiv zu werden beginnt und schädliche Bewohner loswerden will. Auch in diesem Fall gilt, den Arzt über die Entwicklung zu informieren. Auch wenn Sie zu Beginn der Therapie ein massiv gestörtes Ökosystem haben – es ist in sich, wenn auch in der falschen Zusammensetzung, in seiner eigenen Ordnung recht stabil. Gewünschte und ungewünschte Keime haben die Siedlungsplätze unter sich aufgeteilt. Mit der Mikroökologischen Therapie wollen wir dieses krank machende Gleichgewicht verändern. Und das wird man vorübergehend schon spüren.

Den Boden bereiten

Wir haben es bereits erwähnt: Probiotika mit gewünschten Bakterienkulturen einfach aus gutem Glauben einzunehmen, in der Hoffnung, sie mögen die Gesundheit fördern, halten wir nicht für zweckmäßig. Das ist ein therapeutischer Blindflug, so gut er auch gemeint sein mag. Aber es ist keine gezielte Therapie. Sie ist dann gegeben, wenn zuerst einmal der Boden für gewünschte Kulturen bereitet wird. Wenn man also das Ökosystem gezielt vorbereitet für eine Besiedlung mit nützlichen Bifidobakterien, Lactobacillen & Co.

Rufen wir uns in Erinnerung, dass das Ökosystem immer zu 100 Prozent besiedelt ist. Es sind also immer Trillionen von Bakterien, Pilzen und anderen Keimen anwesend. Sie haben alle ihren Platz, man findet zunächst keine Lücken, wo sich neue Bewohner ansiedeln könnten, so nützlich diese auch sein mögen. Es hat also wenig Sinn, einfach ein paar Millionen von den nützlichen Bifidos oder Lactos zu schlucken (so viele sind nämlich in einer probiotischen Kapsel enthalten), in der Hoffnung, dass sie sich im Darm schon durchsetzen werden. Man muss ihnen vielmehr erst Platz verschaffen. Das geht, indem man die unerwünschten Keime entweder nicht

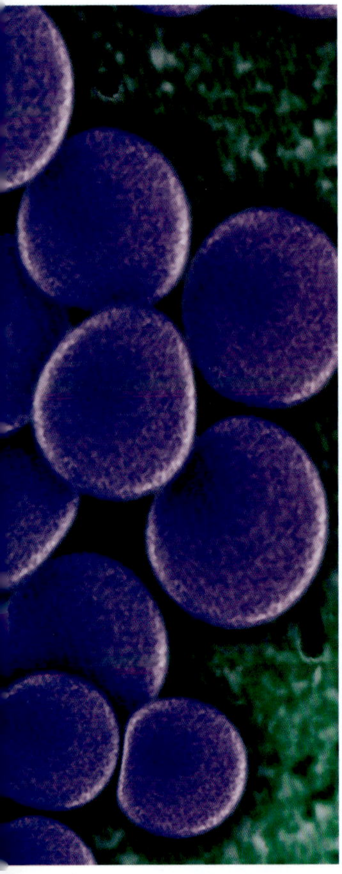

mehr füttert und ihnen somit die Nahrungsgrundlage entzieht. Also durch entsprechende Kostumstellung, begleitet von einer Enzymgabe (Präparate, die Verdauungsenzyme zur Spaltung von Fetten, Eiweißen und Stärke beinhalten). Das ist die mildere Variante. Oder man vertreibt sie – die intensivere Variante. Sie ist in vielen Fällen nötig. Dadurch merken Patienten auch, dass sich was positiv verändert – was auch die sogenannte Compliance erhöht.

Unerwünschte Kulturen loswerden

Wer oder was fungiert als Rausschmeißer? Es ist eine bestimmte Magnesiumverbindung, das sogenannte **Magnesiumperoxyd**. Mit der Zufuhr dieser Verbindung trifft man die Achillesferse der Anaerobier, also jener Bakterien, die ohne Sauerstoff leben. Dazu gehören etwa die Clostridien. Denn wie der Name Magnesiumperoxyd schon andeutet, bringt diese Magnesiumverbindung Sauerstoff in den Darm, und das ist „Gift" für diese Anaerobier. Mit Sauerstoff können sie nicht leben. Aber keine Sorge, das trifft nicht auf die gewünschten anaeroben Lactobacillen und Bifidobakterien zu, denn die sind fakultative Aerobier, da sie auf der sauerstoffreichen Darmschleimhaut siedeln können. Mit Magnesiumperoxyd entsteht somit etwas Platz für nützliche Bakterien. Diese Aufräumaktion hat natürlich nur Sinn, wenn man gleichzeitig auch die Ernährung umstellt und keine Nahrung mehr zuführt, die die Clostridien weiterhin füttert.

Die Sauerstoffzufuhr mit Hilfe des Magnesiums ist jedoch kontraproduktiv, wenn man schädliche Aerobier loswerden möchte. Also Bakterien, die auf Sauerstoff angewiesen sind, aber dem Darm schaden. Dazu gehören etwa die Klebsiella-Arten oder Keime aus der Gruppe der Enterobacter. Zusätzlicher Sauerstoff würde sie nur unnötig am Leben erhalten, ihre Entwicklung möglicherweise sogar fördern. Diesen in unteren Darmabschnitten lebenden Gär- und Fäulniskeimen kann man beikommen, indem man die Verdaubarkeit der Speisen im oberen Dünndarm erhöht und somit mögliche Rückstände vermeidet. Damit fehlt ihnen die Nahrungsgrundlage. Erreichen kann man dies mit Präparaten, die **Verdauungsenzyme** gegen Fette, Eiweiße und Stärke enthalten. Damit wird die Arbeit der Bauchspeicheldrüse ergänzt. Diese Enzyme namens Lipase, Amylase und Protease gewinnt man aus der Bauchspeicheldrüse von Schweinen oder aus Schimmelpilzarten und verabreicht sie in Kapseln. Sie tragen dazu bei, die Verdauung zu optimieren, damit möglichst wenig Unverdautes übrigbleibt und zum Futter für Gär- und Fäulniskeime wird.

Enzyme und Bitterstoffe

Wer im Magen, also vor der Darmpassage, schlecht verdaut, der kann entsprechende Verdauungsenzyme wie Pepsin für den Magen zuführen. Diese Pepsinpräparate sind meist kombiniert mit Aminosäuren zur Aktivierung der Magenmobilität und geringen Mengen Magensäure, die lediglich der Aktivierung des Pepsins dient. Selbst Patienten, die zu Sodbrennen neigen, vertragen problemlos diese kleinen Mengen. Auch Bitterstoffe aus Amara, Löwenzahnkraut oder Mariendistel (wie sie z.B. im Schwedenbitter oder Bitter-Elixier enthalten sind) können die Verdauung anregen und dazu beitragen, den Gär- und Fäulniskeimen die Grundlagen zu entziehen. Weil es so außerordentlich wichtig ist, möchten wir an dieser Stelle nochmals ganz besonders darauf aufmerksam machen, dass – wie in vorherigen Kapiteln beschrieben – mehr Menschen an einer mangelhaften Vorverdauung im Magen leiden, als allgemein angenommen wird. Selbst in medizinischen Fachbüchern ist zu lesen, dass die eingeschränkte Vorverdauung meist nur bei älteren Menschen (altersatrophische Gastropathie) zu finden sei. Diverse Untersuchungen belegen aber, dass generell mit zunehmendem Alter die Pepsin- und Magensäureproduktion abnimmt! In ganzheitlich arbeitenden Praxen, die Verdauungsstörungen nicht nur im Darm sehen, fallen immer wieder auch schon junge Menschen mit gestörter Magenfunktion auf. Und ebenso entdecken wir die vielen leidgeprüften Patienten, die trotz Sodbrennens unter zu wenig Magensäure während der Mahlzeit leiden.

Um es nochmals zu verdeutlichen: Sodbrennen ist kein Beweis für zu viel Magensäure, sondern lediglich ein Symptom, dass Säure in Richtung Speiseröhre aufsteigt. Das kann auch mit kleiner Menge unter hohem Druck geschehen! So ist es kein Widerspruch, dass diese Patienten unter Umständen für die jeweiligen Mahlzeiten zu wenig Verdauungsstoffe zur Verfügung haben und somit ein Pepsinpräparat eine große Hilfe für den Magen und den gesamten weiteren Verdauungsablauf sein kann.

Ungefährliche Darmantibiotika

Aber es gibt auch so massive Fehlbesiedlungen im Sinne schwerster Gärungs- und Fäulnisdyspepsie, dass all die zuvor beschriebenen therapeutischen Maßnahmen nicht ausreichen oder sich verbieten, wie das sauerstoffreiche Magnesiumperoxyd bei Überwucherung mit sauerstofffreundlichen Fäulniskeimen. Lösen beispielsweise

Citrobacter, Proteus oder Enterobacter schwerste Blähungen, Krämpfe, Entzündungen oder Durchfälle aus, dann wird man nicht umhin kommen, diese Beschwerden antibiotisch zu behandeln. Nun mögen Sie dies vielleicht mit einigem Befremden lesen, wo Sie in diesem Buch einiges über die zerstörerische Wirkung von Antibiotika für das Ökosystem gelesen haben. Aber seien Sie beruhigt, hier ist mit dem Wirkstoff Rifaximin nicht von einem herkömmlichen Antibiotikum z.B. gegen Atemwegsinfekte die Rede. Rifaximin ist ein spezifisches Darmtherapeutikum, ursprünglich gegen Reisedurchfall entwickelt, das von der Schleimhaut nahezu nicht resorbiert werden kann. Systemische Nebenwirkungen im Körper sind also nicht zu befürchten. Im Darm kann es aber bei richtiger Anwendung innerhalb von zwei bis vier Wochen erfolgreich aufräumen. Auch hier gilt, wie schon in vorherigen Kapiteln beschrieben, dass bei morgendlicher und abendlicher Gabe von Rifaximin parallel schon ein Probiotikum mittags eingesetzt werden muss.

Der Einsatz von Probiotika

Wenn der Boden für die Ansiedlung nützlicher Bakterien gut vorbereitet ist, kommen die Probiotika ins Spiel. Probiotika sind Präparate, die lebende Mikroorganismen enthalten. Zum Beispiel Lactobacillen oder Bifidobakterien. Sie werden gezielt nach Art und Menge so eingenommen, wie der Stuhlbefund sie als Mangel ausgewiesen hat. Bifidobakterien, Lactobacillen und andere Anaerobier gibt es vor allem in Kapsel- oder Pulverform. Die aeroben Enterococcen und Colibakterien zumeist in Tropfenform. Wichtig ist, dass man sie immer vor dem Essen einnimmt, damit sie auch rasch den sauren Magen passieren können und zum Zielort in den Darm gelangen. Bleiben sie mit der Nahrung im sauren Milieu des Magens allzu lange liegen, wird ein Teil von ihnen absterben.

Man sollte sie nicht auf Verdacht, sondern gezielt einsetzen. Was bedeutet, dass das Ökosystem zuvor auf der Basis der vorausgegangenen Stuhluntersuchungen analysiert und optimiert wurde. Womit wir wieder bei der Aufbereitung des Nährbodens sind, die in vielen Fällen Hand in Hand mit der Gabe von gewünschten Kulturen geht.

Sollte beispielsweise aus dem Stuhlbefund hervorgehen, dass die Bauchspeicheldrüse schwächelt – worüber der im vorigen Kapitel erwähnte Messparameter der Pankreaselastase Aufschluss gibt –, so muss man erst einmal diese Schwäche beheben. Was durch die Einnahme der genannten Enzyme Lipase, Amylase und Protease relativ einfach möglich ist. Diese Enzyme werden ebenfalls dann eingesetzt, wenn erhöhte Verdauungsrückstände vermuten lassen, dass bakterielle Hemmstoffe die ordnungsgemäß gebildeten Bauchspeicheldrüsenenzyme in ihrer Wirkung behindern.

Ist die Darmschleimhaut o.k.?

Ein gezieltes Vorgehen beinhaltet zudem, dass man anhand der Stuhldiagnostik auch den Gesundheitszustand der Darmschleimhaut beurteilt. Denn nur auf einer gesunden Schleimhaut können gewünschte Kulturen gedeihen. Nur eine intakte Schleimhaut bietet beispielsweise ausreichend spezifische Andockstellen (sogenannte Brückenproteine) für unsere gewünschten Kulturen. Ist die Oberfläche der Schleimhaut leck („Leaky-Gut-Syndrom"), so muss man die Lücken schließen. Ist sie entzündet, muss man ihre Regeneration unterstützen. Für all das gibt es entsprechende Präparate auf Basis von **Mikronährstoffen, Phytotherapeutika** bzw. **bakteriellen Stoffwechselprodukten**. Die Therapie einer gereizten bzw. entzündeten Darmschleimhaut gelingt am besten mit einer Kombination aus Phytopharmaka (Heilpflanzen wie Kamille, Myrrhe und Kaffeekohle, bakteriellen Stoffwechselprodukten (insbesondere der Colibakterien) und Orthomolekularer Therapie (Vitamine, Mineralstoffe und Aminosäuren). Bei letzterer sind besonders wichtig die Aminosäure L-Glutamin, die Vitamine B_5 und B_6 sowie die Spurenelemente Zink und Selen. Alle antioxydativen Vitamine sowie Zink und Selen sind zum Schutz der Schleimhaut insbesondere gegen oxydativen Stress unabdingbar. All das gilt natürlich ebenso für die Therapie des Leaky-Gut-Syndroms, wobei hier die Stoffwechselprodukte der Colibakterien eine besondere Bedeutung zu haben scheinen. Dennoch darf bei all dem nicht übersehen werden, welche wichtige Rolle den schützenden Lactobacillen, Bifidobakterien, Akkermansia und Faecalibakterien auf der Schleimhaut zukommt. Sie bilden in und auf der Schleimschicht den sogenannten Biofilm. Die soeben genannten Therapeutika sind natürlich nicht nur für

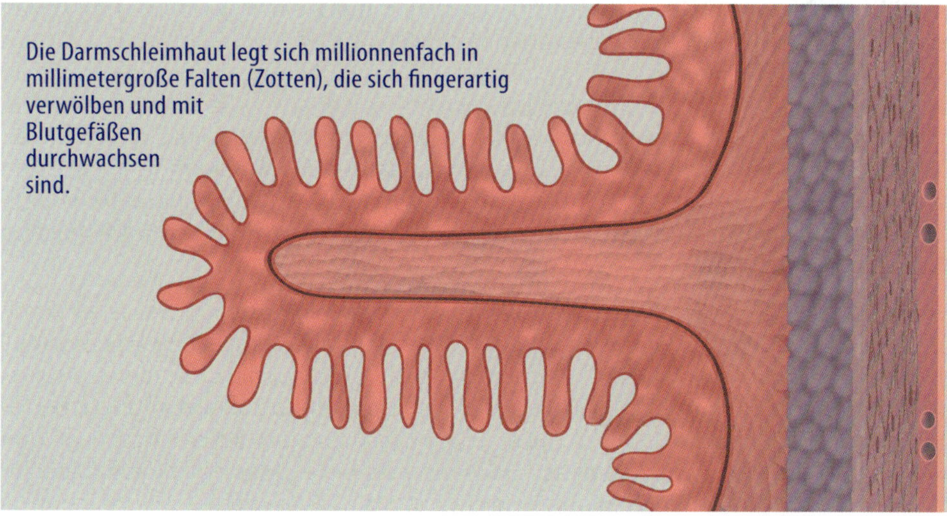

Die Darmschleimhaut legt sich millionnenfach in millimetergroße Falten (Zotten), die sich fingerartig verwölben und mit Blutgefäßen durchwachsen sind.

die Behandlung von Schleimhautschäden geeignet, sie haben selbstverständlich auch einen hervorragenden präventiven Effekt. Insbesondere das Zink und die Pantothensäure (Vitamin B_5) haben diese herausragenden Fähigkeiten. Aber auch die eher als Gewürz bekannte Curcuma kann im Darm äußerst nützliche entzündungshemmende, entblähende und gallenflussfördernde Wirkungen entfalten.

Sauer oder basisch?

Wenn wir im letzten Abschnitt davon berichtet haben, wie wichtig möglichst günstige Lebensbedingungen für die erfolgreiche Ansiedlung von probiotischen Keimen sind, dann darf der Säure-Basen-Haushalt nicht unerwähnt bleiben. Wir Menschen möchten auch nicht in einen verpilzten oder säuerlich riechenden Raum einziehen. So können wir es auch unseren gewünschten Keimen nicht verdenken, dass sie sich nur unter bestimmten Bedingungen wohlfühlen und vermehren. Unsere gewünschten Kulturen sind in der Regel säureliebend, werden sich ganz sicher in einem basischen Milieu von Gärung und Fäulnis nicht entwickeln. Da also der sogenannte pH-Wert (Säuregrad) im Darm eine große Rolle spielt, wird er im Rahmen der Mikroökologischen Stuhldiagnostik grundsätzlich immer mitbestimmt.

Normal gilt ein Bereich zwischen pH 5,5 und 6,5, also mäßig sauer. Findet sich im Stuhlbefund ein erhöhter pH-Wert, dann muss das grundsätzlich beachtet und entsprechend therapiert werden. Da unsere gewünschten Lactobacillen, Bifidobakterien & Co. alle Säurebildner sind, könnte man meinen, dass mit deren Ansiedlung sich das Problem von allein behebt. Das ist aber zumeist ein Trugschluss, denn eben diese Bakterien werden nur zu Säurebildnern, wenn sie sich wohlfühlen, und das tun sie nur im sauren Milieu! Die für den Schutz und die Ernährung der Schleimhautzelle des Dickdarmes so wichtige Buttersäure wird beispielsweise von Bakterien nur bei einem pH von 5,0 besonders viel gebildet. Darum gehört es zu einer erfolgreichen Therapie, dass neben den Probiotika gegebenenfalls auch ansäuernde Substanzen angeboten werden. Dabei spielt die rechtsdrehende Milchsäure eine entscheidende Rolle, enthalten z.B. in Brottrunk, Sauerkrautsaft, Rechtsregulat oder ähnlichen Milchsäureprodukten.

Aber nicht nur ein allzu basisches Milieu verhindert eine erfolgreiche Ansiedlung unserer probiotischen Keime. Eine vergleichbare Hemmwirkung haben Produkte aus bakterieller Gärung und Fäulnis. Hier seien neben Fuselalkoholen die Fäulnisprodukte Indol, Skartol, Schwefelwasserstoff oder insbesondere der gewebs- und lebertoxische Ammoniak genannt. Einen Hinweis auf das Vorliegen dieser Substanzen gibt u.a. eine faulig-riechende Flatulenz. Heilerden, Zeolithe oder Aktivkohlepräparate können hier im Sinne der Entgiftung relativ rasch Abhilfe schaffen.

Es ist unschwer zu erkennen, dass die Mikroökologische Therapie in die Hand eines erfahrenen Therapeuten gehört, um die gewünschte Wirkung erzielen zu können. Das gilt auch, wenn man die **Immunleistung** des Darms und damit des gesamten Organismus beeinflussen möchte. Wir erwähnten schon die außerordentliche Bedeutung des Darmes in unserem Immunsystem. Ca. 80 Prozent aller Immunleistungen und ca. 90 Prozent aller IgA-Antikörper stammen aus dem Darm. Das Darmschleimhaut-Immunsystem leistet an einem Tag so viel wie das übrige Immunsystem des Körpers im gesamten Leben! Eindrücklicher kann man sich die Bedeutung des Darmes auch als Immunorgan nicht veranschaulichen. Darum gehört selbstverständlich die Bestimmung des sekretorischen IgA zur Basisuntersuchung im Rahmen der Mikroökologischen Stuhldiagnostik.

Blähungen und Schnupfen

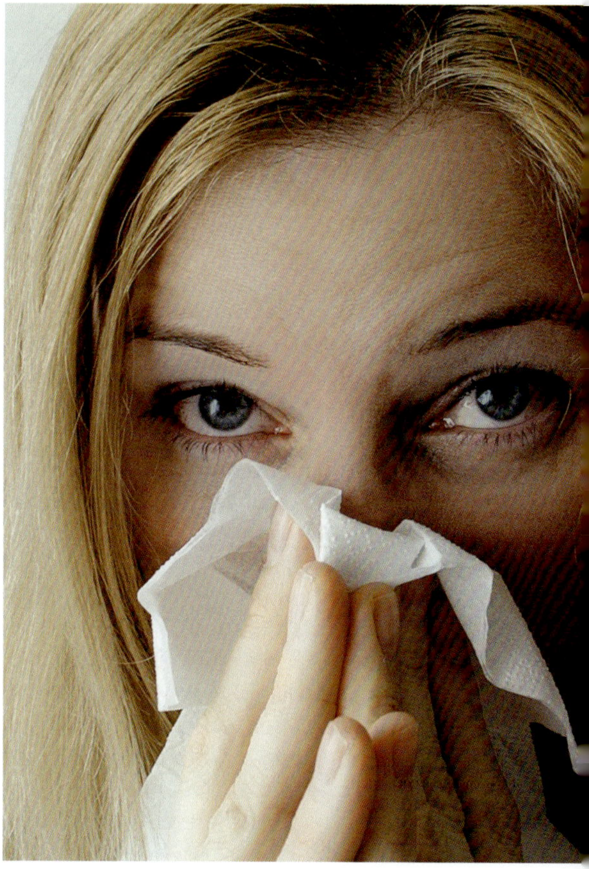

Wie kann man den Erfolg ganzheitsmedizinischen Denkens und Handelns plausibel veranschaulichen? Indem man z.B. den Zusammenhang zwischen einem Blähbauch und einer therapieresistenten Sinusitis (Schnupfen) herstellt. Hat ein Stuhlbefund ergeben, dass zu wenige IgA-Antikörper vorhanden sind, dann fehlt es meist auch an immunstimulierenden Keimen wie Enterococcen oder Colibakterien. Therapeutisch wird man diese Keime bei einem nachgewiesenen Mangel ersetzen. Wollen wir jedoch nur eine Immunstimulation ohne Einsatz lebender Keime bewirken, dann kann man mit Hilfe bestimmter Präparate den Körper sozusagen anregen oder gar zwingen, diese Antikörper zu bilden. Dazu verwendet man sogenannte Autolysate, also abgetötete Enterococcen bzw. Colibakterien. Das mag im ersten Moment befremdlich klingen, dass tote Bakterien noch helfen können. Aber es ist schon lange bekannt, dass unser Schleimhautimmunsystem schon Bakterienbruchstücke identifizieren kann und dann dagegen eine sehr aktive Antikörperbildung in Gang setzt. Und diese IgA-Antikörper schützen nicht nur die Schleimhaut unseres Darmes, sondern auch alle anderen Schleimhäute und die Haut. Ist der Darm gesund, kann er somit einen Teil seiner Antikörper über das Blut- und Lymphsystem den Atemwegen oder der Blase zur Verfügung stellen. Genau diesen Weg der Immunstärkung des Körpers nutzen wir mit der Anwendung der immunstimulierenden Bakterien bzw. der Autolysate aus ihnen.

Wie auch immer! Bei all den genannten therapeutischen Möglichkeiten handelt es sich um natürliche Maßnahmen im Ökosystem Darm. Wir schaffen mit den erwähnten Kulturen und Substanzen Ordnung auf der Schleimhaut des Darms. Diese Maßnahmen haben praktisch keine unerwünschten Wirkungen auf andere Therapien. Insbesondere Probiotika können also zusammen mit Blutdrucksenkern, Antidiabetika und anderen Arzneien eingenommen werden.

Diagnostik und Therapie der „Lehrerfamilie"

Sie haben jetzt einen Eindruck darüber bekommen, wie die Mikroökologische Diagnostik und Therapie im Allgemeinen ablaufen kann. Wie sie konkret funktioniert, können wir uns am Beispiel jener Familie mit der hautkranken Tochter genauer ansehen, die wir in der Einleitung kennen gelernt haben.

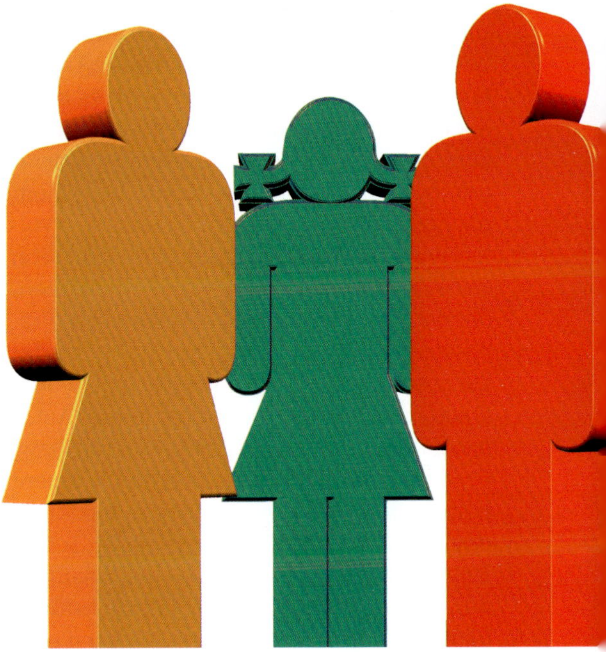

Die Person mit der deutlichsten Darmproblematik ist die Mutter. Sie litt seit Jahren unter den verschiedensten Verdauungsproblemen, hatte überdurchschnittlich viele Infekte, konsultierte deswegen mehrere Ärzte – ohne nennenswerten Erfolg – und war aufgrund ihrer Beeinträchtigungen auch psychisch bereits angeschlagen. Dem Vater machte wiederum der schulische Stress zu schaffen, er hatte depressive Phasen und war burnoutgefährdet. Die Tochter hatte starke Neurodermitis. Sie alle ließen sich auf den Prozess aus Anamnese, Stuhldiagnostik und Mikroökologischer Therapie ein, um den Darm zu sanieren. Und hatten Erfolg damit.

Die Darmproblematik der Mutter

Doch schauen wir uns zunächst die Vorgeschichte von Susanne noch einmal genauer an, denn wie so oft liegt in der Anamnese schon der Schlüssel für die Diagnose und die daraus resultierende erfolgreiche Therapie.

Susanne war nach Aussagen ihrer Mutter schon als Kind immer wieder krank. Gehäuft klagte sie über Bauchweh und nahm nahezu jede Erkältung mit, die sich in ihrem Umfeld bot. Sie war ohnehin ein sehr zartes Kind, das zumindest nach Aussagen des damaligen Kinderarztes in den ersten Lebensjahren darunter gelitten hat, dass ihre Mutter sie nicht stillen konnte. So blieb es nicht aus, dass häufig antibiotische Säfte verordnet werden mussten. Mit der Pubertät besserte sich das Immunsystem, die immer wiederkehrenden Bauchschmerzen mit einem Blähbauch begleiteten sie aber weiterhin.

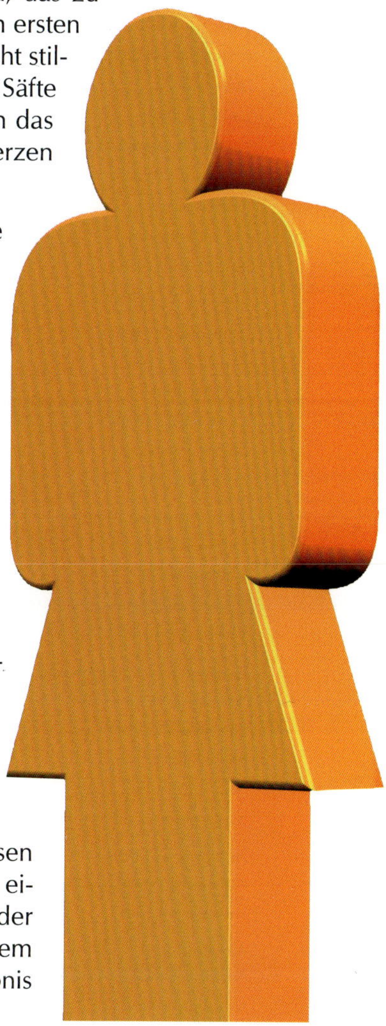

Besonders in der Schwangerschaft quälte sie der geblähte Bauch sehr, zumal sie auch noch unter Verstopfung litt. Da half ihr auch ihre geliebte ballaststoffreiche vegetarische Kost nichts, denn sie bekam davon leicht noch stärkere Blähungen. Nach der Entbindung war sie lange Zeit sehr erschöpft. An ein Unterrichten in der Schule war gar nicht zu denken. Mit dieser Erschöpfung häuften sich leider wieder ihre Infekte im Sinne wiederkehrender Bronchitiden und besonders Sinusitiden. Und das nervte sie, da damit der Wiedereintritt in den Schuldienst in weite Ferne zu rücken drohte. Und da psychische Belastung bekanntermaßen das Immunsystem zusätzlich schwächt, begann ein verhängnisvoller Kreislauf.

Die Infekte waren bakteriell und so massiv, dass sie antibiotisch behandelt werden mussten. Das schwächte das Darmschleimhaut-Immunsystem durch die antibiotikabedingte Dysbiose, der nächste Infekt war vorprogrammiert. Da der Hals-Nasen-Ohrenarzt neben der Antibiotikatherapie keine Alternative sah und der Internist eine generelle Immunschwäche über Blutanalysen ausgeschlossen hatte, wandte sie sich in dieser verzweifelten Situation an einen ganzheitlich-naturheilkundlich behandelnden Arzt, der sofort eine Mikroökologische Stuhluntersuchung in einem Fachlabor veranlasste. Und hier ist das eindeutige Ergebnis (mit daran anschließendem Kommentar):

Magen-Darm-Diagnostik

Florastatus:

Stuhlkonsistenz	fest	
Stuhl pH-Wert	6,5	5,5 - 6,5

aerobe Leitkeime:

Escherichia coli	2 x 10^8	1x10^6 - 9x10^7
Proteus species	<1 x 10^4	< 1x10^4
Klebsiella species	<1 x 10^4	< 1x10^4
Enterobacter species	<1 x 10^4	< 1x10^4
Hafnia alveii	<1 x 10^4	< 1x10^4
Serratia species	<1 x 10^4	< 1x10^4
Providencia species	<1 x 10^4	< 1x10^4
Morganella morganii	<1 x 10^4	< 1x10^4
Kluyvera species	<1 x 10^4	< 1x10^4
Citrobacter species	<1 x 10^4	< 1x10^4
Pseudomonas species	<1 x 10^4	< 1x10^4
Enterococcus species	<1 x 10^4	1x10^6 - 9x10^7

anaerobe Leitkeime:

Bacteroides species	4 x 10^8	1x10^9 - 9x10^11
Bifidobacterium species	<1 x 10^8	1x10^9 - 9x10^11
Lactobacillus species	<1 x 10^5	1x10^5 - 9x10^7
Clostridium species	1 x 10^7	< 1x10^6
Clostridium difficile	negativ	negativ

Pilze (quantitativ):

Candida albicans	<1 x 10^3	< 1x10^3
Candida species	<1 x 10^3	< 1x10^3
Geotrichum species	<1 x 10^3	< 1x10^3
Schimmelpilze	negativ	negativ

Nachweis Verdauungsrückstände:

Fett i. Stuhl**	3,9 g/100g	< 3,5
Wassergehalt i. Stuhl**	69 g/100g	75 - 85
Eiweiss i. Stuhl**	1,6 g/100g	< 1,0
Stärke i. Stuhl**	<1.0 g/100g	9 - 13
Zuckergehalt i. Stuhl**	2,4 g/100g	< 2,5

Malabsorption/Entzündung:

Alpha-1-Antitrypsin i. Stuhl	53,3 U/ml	< 27,5
Calprotectin i. Stuhl	249,7 mg/kg	< 50

Maldigestion:

Pankreaselastase i. Stuhl	372,7 µg/g	> 200
Gallensäuren i. Stuhl	negativ	negativ

Nahrungsmittelallergie:		
Eosinophiles Protein X i. Stuhl	79,4 ng/ml	< 360
Schleimhautimmunität:		
Sekretorisches IgA i. Stuhl	<277.5 µg/ml	510 - 2040
Glutenunverträglichkeit:		
Transglutaminase-AK (polyvalent) i. Stuhl	<8.3 U/l	< 100
Gliadin-AK (polyvalent) i. Stuhl	20,9 mU/g	< 100

Kommentar zu den Befunden

Wie man erkennen kann, fehlten Susanne von den fünf gewünschten und lebensnotwendigen Keimarten nicht zuletzt durch die Einnahme von Antibiotika immerhin vier! Während die Colibakterien überlebt hatten, waren Enterococcen, Bacterioides, Bifidobakterien und Lactobacillen in die Knie gegangen. Und damit war eine wichtige Schutzbarriere auf der Darmschleimhaut massiv geschwächt. Zudem fehlten diese Keime auch als Immunaktivatoren, so dass – wie man am Ende des Befundes ablesen kann – die Bildung der für das gesamte Immunsystem des Körpers so wichtigen IgA-Antikörper drastisch gemindert war. Also war es kein Wunder, dass Susanne immer wieder an Infekten erkrankte.

Aber nicht nur der Verlust an gewünschten Kulturen schwächte, sondern vielmehr das Aufwuchern von Fäulniskeimen (Clostridien), die ohne die Antibiotika vielleicht nie die Chance zur Vermehrung bekommen hätten. Und Fäulnis und Gärung, also massive Gasbildung, waren ja das Hauptproblem unserer Patientin mit ihren chronischen Bauchschmerzen. Fragte sich nur, woher die Gärungs- und Fäulniskeime ihr Futter bezogen.

Der Stuhlbefund zeigt es mit den Verdauungsrückständen sehr deutlich: Die Fäulniskeime lebten von den Fetten und Eiweißen, die Gärkeime von der Stärke. Und die Ursache für die überhöhten Fette und Eiweiße fand sich in der gestörten Aufnahmefähigkeit (Malabsorption) der Schleimhaut. Hier entstand beispielhaft der Teufelskreis, in dem sich Susanne befand. Die Dysbiose störte ständig die Schleimhaut, so dass die Kulturen immer an vollen Töpfen saßen und den Darm nicht wieder verließen. Zudem nahmen sie den gewünschten Kulturen Platz weg, so dass diese sich nicht wieder erholen konnten. Und das Immunsystem blieb weiterhin geschwächt.

Therapie

Nach all den vorausgegangenen Kapiteln kann man die Grundprinzipien einer erfolgreichen Therapie erahnen. Die Clostridien wurden in diesem Fall mit Magnesiumperoxyd reduziert, die gewünschten Kulturen mit Probiotika wieder aufgebaut. Um die ungewünschten Kulturen nicht weiterhin zu füttern, kamen Enzympräparate zum Einsatz. Die Behandlung der Schleimhaut erfolgte einerseits mit Präparaten, die Stoffwechselprodukte der Colibakterien beinhalten. Andererseits wurden zur Regeneration orthomolekulare Präparate mit L-Glutamin, Zink, Kupfer, Selen, den Vitaminen C, B_6, D_3, Pantothensäure, Kamillenextrakt etc. verordnet.

Gesamtbetrachtung

Vermutlich hatte unsere Patientin schon seit der Kindheit kein physiologisches stabiles Darmmilieu aufgebaut. Gär- und Fäulniskeime waren ständige Begleiter. Weil mit der Dysbiose aber das Darmschleimhautimmunsystem als ständige „Baustelle" gefordert bzw. überfordert war, waren die wiederkehrenden Infekte die logische Folge. Und die immer wieder notwendigen Antibiotikaverordnungen unterhielten diesen Teufelskreis. Nur die Mikroökologische Therapie half Susanne da heraus.

Der burnoutgefährdete Vater

Ja, und wie kam Jürgen zur Mikroökologischen Therapie? Zunächst einmal gar nicht, denn er beobachtete mit einer Mischung aus Skepsis und Neugier den Verlauf dieser Behandlungsmethode bei seiner Frau. Außerdem fühlte er sich ohnehin nicht betroffen, da er sich vom Bauch her, von wenigen Bauchbeschwerden wie spontane Durchfälle oder Blähneigungen einmal abgesehen, nicht krank fühlte. Erst seine Frau Susanne drängte ihn zunächst zur Mikroökologischen Diagnostik, weil sie sich eingehender über die ganzheitliche Bedeutung des Darmes belesen und ihren psychisch sehr angeschlagenen Ehemann bei der Serotoninsynthesestörung des Darmes wiedergefunden hatte.

Zur Vorgeschichte von Jürgen ist wichtig zu wissen, dass er sich wahrscheinlich seit der Geburt der Tochter vor neun Jahren zunehmend in der Rolle des Alleinernährers, Vaters und Lehrers überfordert sah. Hinzu kam die Belastung durch die immer wieder erkrankte Ehefrau. Er selbst vermutete noch einen weiteren Grund für die zunehmende Erschöpfung und beginnende Depression in der Schule: Im Rahmen der Inklusion musste er ohne jede Berufserfahrung im Umgang mit behinderten Kindern diese dennoch unterrichten, diesen Anforderungen wurde er aber nicht gerecht. Trotz gesunder Ernährung mit überwiegend frischen Bioprodukten fehlte ihm morgens jeglicher Antrieb. Die Freude am Beruf war ihm abhandengekommen. Er schleppte sich so durch den Tag und schlief fast jede Nacht schlecht. Der ihn seit Jahren betreuende Hausarzt und Internist bescheinigte ihm Lehrer-Burn-out mit beginnender Depression. Es wurde ihm eine finanziell aber nicht machbare Stundenreduktion sowie Psychotherapie empfohlen und ein

Serotonin-Wiederaufnahme-Hemmer (Antidepressivum) verordnet. Da all das aber nicht zu fruchten schien, schickte Susanne ihn zu ihrem Ganzheitsmediziner. Aus der Vorgeschichte vermutete dieser eine Serotonin-Synthese-Störung, zumal die unmotivierten Durchfälle und der Blähbauch eindeutig für eine Dysbiose sprachen und ganz offensichtlich die Serotonin-Wiederaufnahme-Hemmer wirkungslos blieben. Der Arzt veranlasste eine Mikroökologische Stuhluntersuchung und eine sogenannte Neurotransmitter-Analyse im Urin. Die erstaunlichen Ergebnisse sehen Sie hier:

Magen-Darm-Diagnostik

Florastatus:		
Stuhlkonsistenz	fest	
Stuhl pH-Wert	6,5	5,5 - 6,5
aerobe Leitkeime:		
Escherichia coli	**6 x 10^8**	1x10^6 - 9x10^7
Proteus species	<1 x 10^4	< 1x10^4
Klebsiella species	<1 x 10^4	< 1x10^4
Enterobacter species	<1 x 10^4	< 1x10^4
Hafnia alveii	<1 x 10^4	< 1x10^4
Serratia species	<1 x 10^4	< 1x10^4
Providencia species	<1 x 10^4	< 1x10^4
Morganella morganii	<1 x 10^4	< 1x10^4
Kluyvera species	<1 x 10^4	< 1x10^4
Citrobacter species	<1 x 10^4	< 1x10^4
Pseudomonas species	<1 x 10^4	< 1x10^4
Enterococcus species	**4 x 10^8**	1x10^6 - 9x10^7
anaerobe Leitkeime:		
Bacteroides species	4 x 10^9	1x10^9 - 9x10^11
Bifidobacterium species	7 x 10^9	1x10^9 - 9x10^11
Lactobacillus species	1 x 10^7	1x10^5 - 9x10^7
Clostridium species	**3 x 10^6**	< 1x10^6
Clostridium difficile	negativ	negativ
Pilze (quantitativ):		
Candida albicans	<1 x 10^3	< 1x10^3
Candida species	<1 x 10^3	< 1x10^3
Geotrichum species	<1 x 10^3	< 1x10^3
Schimmelpilze	negativ	negativ

Nachweis Verdauungsrückstände:		
Fett i. Stuhl**	4,5 g/100g	< 3,5
Wassergehalt i. Stuhl**	70 g/100g	75 - 85
Eiweiss i. Stuhl**	1,6 g/100g	< 1,0
Stärke i. Stuhl**	8,3 g/100g	9 - 13
Zuckergehalt i. Stuhl**	2,0 g/100g	< 2,5
Malabsorption/Entzündung:		
Alpha-1-Antitrypsin i. Stuhl	59,5 U/ml	< 27,5
Calprotectin i. Stuhl	123,4 mg/kg	< 50
Maldigestion:		
Pankreaselastase i. Stuhl	327,5 µg/g	> 200
Gallensäuren i. Stuhl	negativ	negativ
Schleimhautimmunität:		
Sekretorisches IgA i. Stuhl	3008,3 µg/ml	510 - 2040
Bakterielle Spaltungsaktivität:		
Fruktose-Spaltung**	9,4 g/l	> 5,1
Sorbit-Spaltung**	6,5 g/l	> 4,3
Xylit-Spaltung**	5,3 g/l	> 3,6
Glutenunverträglichkeit:		
Transglutaminase-AK (polyvalent) i. Stuhl	21,1 U/l	< 100
Gliadin-AK (polyvalent) i. Stuhl	72,1 mU/g	< 100

Kommentar zu den Befunden

Anders als bei seiner Ehefrau fanden sich bei Jürgen keine Mängel an den wichtigen Bifidobakterien und Lactobacillen. Eher waren die gewünschten Colibakterien und Enterococcen übermäßig vermehrt und zu Fäulniskeimen mutiert. Im Rahmen dieser eher mäßigen Dysbiose fand sich auch nur eine geringe Vermehrung der Clostridien. Deshalb mag auch verständlich sein, warum der Patient nicht vordergründig unter gravierenden Bauchbeschwerden litt. Auch bei ihm fanden sich erhöhte Verdauungsrückstände, die aber offensichtlich nicht übermäßig zu Gärung und Fäulnis geführt hatten.

Wohl aber werden wir in den folgenden Befunden sehen, dass diese erhöhten Verdauungsrückstände der Grund dafür waren, warum Jürgen chronisch erschöpft war. Ihm gingen nämlich nennenswerte Mengen an Vitalstoffen über den Darm verloren. Und das wiederum findet seine Erklärung in der eingeschränkten Aufnahmefähigkeit (Malabsorption) mit den pathologischen Werten für Alpha-1-Antitrypsin und Calprotectin.

Klinische Chemie

Kleines Blutbild:

Bitte beachten Sie, dass der Referenzbereich sich nach aktueller Datenlage geringfügig geändert hat und herstellerseits angeglichen worden ist. Die Referenzwerte für Kinder sind aufgrund größerer Schwankungen aus drei großen Studien gemittelt worden. Die Grenzwerte richten sich nach den Richtlinien der CLSI (früher NCCLS).

Leukozyten	5,8 Zellen/nl	3,6 - 10,0
Erythrozyten	4,15 /pl	4,10 - 5,10
Erythrozytenverteilungsbreite (RDW)	15,9 %	< 17,3
Hämoglobin	12,3 g/dl	12,0 - 16,0
Hämatokrit	37,7 V %	36,0 - 48,0
MCV	91 fl	80 - 96
MCH	29,6 pg	28,0 - 33,0
MCHC	**32,6** g/dl Ery.	33,0 - 36,0
Thrombozyten	285 /nl	140 - 360

Mikronährstoffe

Mikronährstoffe/Vitamine:

Kalium i. Vollblut	1540 mg/l	1429 - 1756
	Bitte beachten Sie den ab 11.01.2013 geänderten Normbereich, aufgrund neuer Normwertstudien.	
Calcium i. Vollblut	56,7 mg/l	52,0 - 61,0
	Da Calcium überwiegend als extrazelluläres Element vorliegt, wird keine Hämatokrit-Korrelation mehr vorgenommen.	
Magnesium i. Vollblut	**28,7** mg/l	29,5 - 37,1
Kupfer i. Vollblut	0,93 mg/l	0,76 - 1,20
Eisen i. Vollblut	410 mg/l	405 - 505
		Bitte beachten Sie den geänderten Normbereich.
Zink i. Vollblut	5,66 mg/l	4,7 - 6,5
Selen i. Vollblut	**85** µg/l	93,0 - 150,0
Mangan i. Vollblut	6,2 µg/l	5,5 - 12,7
Molybdän i. Vollblut	**1,81** µg/l	0,4 - 1,2
Kalium (Hämatokrit-korreliert)	**-6** %	
Magnesium (Hämatokrit-korreliert)	**-11** %	
Kupfer (Hämatokrit-korreliert)	**-1** %	
Eisen (Hämatokrit-korreliert)	**-6** %	
Zink (Hämatokrit-korreliert)	1 %	
Selen (Hämatokrit-korreliert)	**-36** %	
Vitamin B6 i. Vollblut	**15,7** µg/l	16,4 - 80,4
		Bitte beachten Sie den geänderten Normbereich.
Vitamin B12	321 pg/ml	211 - 911

25 (OH) Vitamin D (Calcidiol)	19 nmol/l	100 - 150

Bitte beachten Sie den geänderten Normbereich.
Definition der Hypovitaminose D, basierend auf der 25(OH)D-Serumkonzentration:
VITAMIN D-STATUS nmol/l
optimal 100 - 150
ausreichend 75 - 100
leichter Mangel 50 - 75
schwerer Mangel < 50
kritisch hoher Bereich > 250
nach Guidelines on Vitamin D deficiency, J.Clin.End.Metab., July 2011, 96(7)

Biotin (Vitamin H)	118 ng/l	> 250,0

> 250 ng/l ausreichende Biotinversorgung
100-250 ng/l suboptimale Biotinversorgung
< 100 ng/l behandlungsbedürftiger Biotinmangel

Pantothensäure (Vitamin B5)	11,68 µg/l	> 22,9

Der Referenzbereich spiegelt die Werte eines Kollektivs von Normalgesunden wieder. Stark erhöhte Werte jedoch sind nicht pathologisch, sondern sind als hilfreich für viele Stoffwechselfunktionen anzusehen.
Bitte beachten Sie den geänderten Normbereich.

Folsäure i. Erythrozyten	505 ng/ml	280 - 791

Der Nachweis der Vitalstoffmängel wurde aus dem Vollblut geführt. Es sei an dieser Stelle daher besonders vermerkt, dass anstelle der Serumwerte die Analysewerte aus der Zelle sehr viel aussagefähiger sind. Bei unserem Patienten fällt besonders der ausgeprägte Mangel an Selen auf, was gleichbedeutend ist mit eingeschränkter Entgiftung und antioxydativer Schutzfunktion. Die klassischen Mangelsymptome sind Müdigkeit, Erschöpfung und Depression. Hier finden wir also schon einmal viele Symptome unseres Patienten wieder. Bei den Vitaminen sieht es nicht besser aus, wobei neben dem antidepressiv und stimmungsaufhellend wirkenden Vitamin D vor allem das Vitamin B_6 hervorzuheben ist. Auch hier sind die Mangelsymptome bezeichnend: erhöhte Reizbarkeit, depressive Verstimmung, Schlafstörung und Erschöpfung. Auch das finden wir bei unserem Patienten wieder. Dabei ernährte sich Jürgen ausgesprochen gesund und somit inhaltsreich und ausgewogen. Er hatte sozusagen diesen Mangel nicht verdient. Aber was hilft das gesündeste Nahrungsmittel, wenn es nicht verdaut wird und in der Toilette landet? Auch wenn wir die Symptomatik mit den Vorbefunden schon gut verstehen können, bleibt dennoch die Frage nach dem Serotonin. Immerhin vermisste Jürgen eine positive Wirkung bei der Einnahme seines antidepressiv wirkenden Serotonin-Wiederaufnahme-Hemmers. So überrascht das folgende Laborergebnis nicht wirklich:

Endokrinologie		
Serotonin i. Serum	31 µg/l	80 - 292

In vorherigen Kapiteln haben Sie gelesen, dass der Darm ca. 95 Prozent der Gesamtproduktion des Serotonins leistet, aber nur, wenn er gesund ist. Bei unserem Patienten konnte aber mit den erhöhten Werten für Alpha-1-Antitrypsin nachgewiesen werden, dass seine Schleimhaut gestört war und damit möglicherweise auch die Serotonin-Synthese. Um das abzuklären, wurde die folgende Urinuntersuchung auf sogenannte Neurotransmitter durchgeführt:

Mikronährstoffe

Neurotransmitter:		
Vanillinmandelsäure	14,28 mg/g Kreatinin	0,9 - 2,5
Homovanillinsäure	6,23 mg/g Kreatinin	2,4 - 5,0
5-Hydroxyindolessigsäure im Urin	1,19 mg/g Kreatinin	1,1 - 2,7
Tryptophan	0,26 mg/g Kreatinin	< 0,6
Xanthurensäure	0,63 mg/g Kreatinin	< 0,2
L-Kynurenin	1,71 mg/g Kreatinin	< 0,4
Kynureninsäure	1,67 mg/g Kreatinin	< 1,9
Chinolinsäure	2,98 mg/g Kreatinin	< 11,3
L-Kynurenin/Tryptophan-Ratio	6,58 Index	< 0,6
Kynureninsäure/L-Kynurenin-Ratio	0,98 Index	> 5,0

Der Nachweis von vermehrten Stoffwechselprodukten einer gestörten Serotoninsynthese wie z.B. L-Kynurenin bzw. Xanthurensäure ist ein Hinweis, dass der Darm auch in dieser Hinsicht Mitverursacher der Depression ist.

Therapie

Hinsichtlich der Darmsanierung standen bei Jürgen nicht so sehr die Dysbiose, sondern die erhöhten Verdauungsrückstände und die Schleimhautstörung im Sinne des „Leaky-Gut-Syndroms" im Vordergrund. Es kamen folgerichtig Verdauungsenzyme zum Einsatz. Völlegefühl, Magendruck und Aufstoßen waren Hinweise, die für eine gestörte Vorverdauung im Magen sprachen. Erfolgreich therapiert wurde dies durch Verordnung eines Pepsinpräparates zu jeder Mahlzeit, ergänzt durch Enzympräparate der Bauchspeicheldrüse. Andererseits kamen die schleimhautpflegenden Colizubereitungen und orthomolekularen Präparate wie bei seiner Ehefrau zur Anwendung. Letztere waren in diesem Fall doppelt hilfreich, weil sie nicht nur der Schleimhaut halfen, sondern bei deutlich höherer Dosierung auch gleich die Vitalstoffmängel generell ausglichen. Lediglich das Vitamin D_3 wurde zusätzlich mit 6.000 IE pro Tag verordnet, um den gravierenden Mangel wieder auszugleichen. Da sich unter dieser Therapie erst allmählich der Darm und somit seine Serotoninsynthese erholt, wurde vorübergehend ein sogenanntes 5-HTP (5-Hydroxytrytophan) verordnet, aus dem der Darm und das Gehirn Serotonin trotz Schleimhautstörung herstellen können.

Gesamtsicht

Offensichtlich führte in der Vorgeschichte Jürgens familiäre und berufliche Überforderung zu einer Belastung der Schleimhäute von Magen und Darm mit entsprechend gestörter Verdauung seiner Nahrungsmittel. Verluste von Vitalstoffen waren ebenso die Folge wie eine gestörte Serotoninsynthese. Ohne eine entsprechende Diagnostik wäre die organische Ursache seiner Symptomatik nicht aufgeklärt worden und ohne Orthomolekulare und Mikroökologische Therapie hätte unser Patient seine Beschwerden weiterhin auf psychische Ursachen zurückgeführt. Was für ein verhängnisvoller Irrtum!

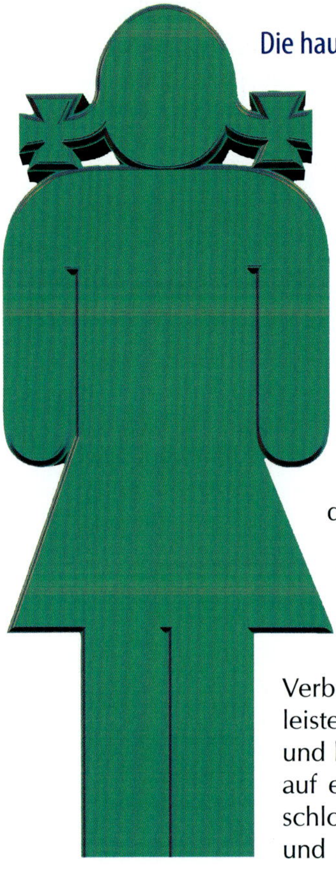

Die hautkranke Tochter

In der Sorge um ihre kleine Familie war Susanne auch stets auf der Suche nach einer medizinischen Hilfe für ihre neunjährige Tochter, die schon fast von Geburt an unter einer sehr belastenden Neurodermitis litt. Sie hatte in einer wissenschaftlichen Abhandlung gelesen, dass Kinder besonders häufig an Asthma und Neurodermitis erkrankten, wenn deren Mütter während der Schwangerschaft ein gestörtes Mikrobiom in sich trugen. Und genau das wurde ja bei ihr gefunden und zurzeit mit Erfolg behandelt. Tochter Maria entwickelte schon in den ersten Lebenswochen einen hartnäckigen Milchschorf, dem juckende Ekzeme in den Arm- und Kniebeugen folgten. In den folgenden Jahren erstreckten sich die schuppenden und juckenden Ekzeme über fast die gesamte Körperoberfläche.

Kinder- und Hautarzt bemühten sich akribisch, neben der Anwendung von Antihistaminika wirksame Salbenzusammensetzungen zu finden. Cortisonhaltige Cremes konnten vorübergehende Linderung verschaffen, aber eine bleibende Verbesserung des Hautbildes vermochten alle Therapien nicht zu leisten. Da die Tochter immer wieder über Bauchschmerzen klagte und häufig bestimmte Speisen verweigerte, entstand der Verdacht auf eine Nahrungsmittelallergie, die aber per Allergietest ausgeschlossen werden konnte. Dennoch blieben die Eltern beharrlich und ließen auf Verdacht jeweils bestimmte Nahrungsmittel, wie

Milch oder Getreide, für ein bis zwei Wochen weg. Die Haut jedoch quälte unbeirrt weiter, während die Bauchbeschwerden sich deutlich besserten. Ganz offensichtlich hatten die Bauchbeschwerden doch etwas mit der Kost zu tun. Und vielleicht war darüber die Haut zu bessern. Das bewegte Susanne dazu, auch die Tochter ihrem Arzt vorzustellen. So überraschte es sie auch nicht, dass er bei der Anamnese von Maria einen zwingenden Zusammenhang zwischen Mikrobiom, Nahrungsmittelunverträglichkeiten und Neurodermitis vermutete und folglich neben einer Mikroökologischen Stuhluntersuchung auch einen Test auf Nahrungsmittelintoleranzen bzw. -allergien veranlasste. Und hier sind die alles erklärenden Laborergebnisse:

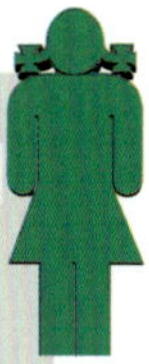

Magen-Darm-Diagnostik

Florastatus:		
Stuhlkonsistenz	breiig	
Stuhl pH-Wert	6,5	5,5 - 6,5
aerobe Leitkeime:		
Escherichia coli	9 x 10^8	1x10^6 - 9x10^7
Proteus species	<1 x 10^4	< 1x10^4
Klebsiella species	<1 x 10^4	< 1x10^4
Enterobacter species	<1 x 10^4	< 1x10^4
Hafnia alveii	<1 x 10^4	< 1x10^4
Serratia species	<1 x 10^4	< 1x10^4
Providencia species	<1 x 10^4	< 1x10^4
Morganella morganii	<1 x 10^4	< 1x10^4
Kluyvera species	<1 x 10^4	< 1x10^4
Citrobacter species	<1 x 10^4	< 1x10^4
Pseudomonas species	<1 x 10^4	< 1x10^4
Enterococcus species	<1 x 10^5	1x10^6 - 9x10^7
anaerobe Leitkeime:		
Bacteroides species	1 x 10^10	1x10^9 - 9x10^11
Bifidobacterium species	1 x 10^10	1x10^9 - 9x10^11
Lactobacillus species	<1 x 10^5	1x10^5 - 9x10^7
Clostridium species	7 x 10^7	< 1x10^6
Clostridium difficile	negativ	negativ
Pilze (quantitativ):		
Candida albicans	<1 x 10^3	< 1x10^3
Candida species	<1 x 10^3	< 1x10^3
Geotrichum species	<1 x 10^3	< 1x10^3
Schimmelpilze	negativ	negativ

Nachweis Verdauungsrückstände:		
Fett im Stuhl**	2,4 g/100g	< 3,5
Wassergehalt im Stuhl**	79 g/100g	75 - 85
Eiweiß im Stuhl**	1,2 g/100g	< 1,0
Stärke im Stuhl**	<1.0 g/100g	9 - 13
Zuckergehalt im Stuhl**	3,2 g/100g	< 2,5
Malabsorption/Entzündung:		
Alpha-1-Antitrypsin im Stuhl	45,0 U/ml	< 27,5
Calprotectin im Stuhl	72,9 mg/kg	< 50
Maldigestion:		
Pankreaselastase im Stuhl	>500,0 µg/g	> 200
Gallensäuren im Stuhl	negativ	negativ
Nahrungsmittelallergie:		
Eosinophiles Protein X im Stuhl	777,5 ng/ml	< 360
Schleimhautimmunität:		
Sekretorisches IgA im Stuhl	5147,8 µg/ml	510 - 2040
Bakterielle Spaltungsaktivität:		
Fruktose-Spaltung**	11,4 g/l	> 5,1
Sorbit-Spaltung**	6,7 g/l	> 4,3
Xylit-Spaltung**	5,5 g/l	> 3,6
Glutenunverträglichkeit:		
Transglutaminase-AK (polyvalent) im Stuhl	<8.3 U/l	< 100
Gliadin-AK (polyvalent) im Stuhl	54,9 mU/g	< 100

Kommentar zu den Befunden

Ärzte mit Erfahrung in Mikroökologischer Therapie beobachten nach einer Mikroökologischen Stuhluntersuchung bei Neurodermitis-Patienten immer wieder eine bestimmte Befundkonstellation, wie sie bei Maria recht typisch zu sehen ist. Unter den gewünschten Kulturen fehlen die immunologisch so wichtigen Enterococcen und auch die Lactobacillen. Daneben erkennt man eine Überwucherung mit Fäulniskeimen entarteter Colibakterien und vor allem Clostridien. Deren Futter findet sich in den Verdauungsrückständen, die aufgrund der Malabsorption erhöht sind. Die Irritation der Schleimhaut ist häufig – so wie auch hier bei Maria – mit diversen Nahrungsmittelintoleranzen bzw. -allergien vergesellschaftet. Hinweise dafür finden sich im Stuhl in Form zumindest mäßig angestiegener Gluten-Antikörper und einer extrem überhöhten Zahl von IgA-Antikörpern. Bei einer derartigen Überproduktion von IgA in Kombination mit einem „Leaky-Gut-Syndrom" findet sich mit sehr hoher Wahrscheinlichkeit eine sogenannte IgG-Nahrungsmittel-Allergie. Bei Maria konnte eine derartige Allergie nachgewiesen werden, wobei die Allergie auf glutenhaltiges Getreide und auf Milchprodukte wie bei den meisten Neurodermitikern geradezu als klassisch zu bezeichnen ist.

Allergo-Screen® Basic (IgG)

Getreide

Allergene	Ergebnis	Klasse (0 1 2 3 4 5 6)	Norm
Buchweizen	16.88 kU/l	3	< 0,35
Dinkel	77.94 kU/l	5	< 0,35
Hafer	26.46 kU/l	4	< 0,35
Hirse	8.23 kU/l	3	< 0,35
Mais	7.69 kU/l	3	< 0,35
Reis	9.74 kU/l	3	< 0,35
Roggen	90.73 kU/l	5	< 0,35
Weizen	>100.00 kU/l	6	< 0,35

Milchprodukte

Allergene	Ergebnis	Klasse (0 1 2 3 4 5 6)	Norm
Camembert	73.21 kU/l	5	< 0,35
Gouda	73.21 kU/l	5	< 0,35
Kasein	43.89 kU/l	4	< 0,35
Kuhmilch	31.75 kU/l	4	< 0,35
Schafsmilch	19.70 kU/l	4	< 0,35
Ziegenmilch	51.96 kU/l	5	< 0,35

Ei

Allergene	Ergebnis	Klasse (0 1 2 3 4 5 6)	Norm
Vollei	35.99 kU/l	4	< 0,35

Fleisch

Allergene	Ergebnis	Klasse (0 1 2 3 4 5 6)	Norm
Huhn	<0.35 kU/l	0	< 0,35
Lammfleisch	<0.35 kU/l	0	< 0,35
Pute	<0.35 kU/l	0	< 0,35
Rindfleisch	<0.35 kU/l	0	< 0,35
Schweinefleisch	<0.35 kU/l	0	< 0,35

Der obige Befund ist ein Ausschnitt eines Tests, mit dem 88 Nahrungsmittel getestet wurden. Gezeigt werden nur diese wenigen, weil alle anderen unauffällig waren.

Als aufmerksamer Leser werden Sie sich hier möglicherweise fragen, warum Marias Haut unter den Auslassversuchen für Gluten und Milch nicht besser wurde. Die Lösung erklärt sich einerseits aus dem „Leaky-Gut-Syndrom“, das unbehandelt blieb, und der Tatsache, dass die Antikörper nur langsam über viele Wochen von Fresszellen abgebaut werden können. Nur die Bauchbeschwerden gingen verständlicherweise bei dem Auslassversuch merklich zurück, weil die allergenen Nahrungsmittel nicht mehr die Schleimhaut irritierten und nicht mehr als Zusatzfutter für Gär- und Fäulniskeime zur Verfügung standen.

Therapie

Ganz im Vordergrund stand bei Maria die Ernährung unter Berücksichtigung der Allergene. Da sie selbst merkte, wie sie insbesondere unter Kohlenhydraten zusätzlich aufblähte, kam ihr die Empfehlung einer deutlich kohlenhydratreduzierten Kost sehr entgegen. Und da sie ohnehin für einige Monate auf Gluten verzichten sollte, konnte sie zwei Fliegen mit einer Klappe schlagen. Nachdem ihr klargemacht wurde, dass Milch und Milchprodukte zwar lecker schmecken mögen, aber durchaus auch krank machen können, wie bei ihr die Haut, war auch dieser Verzicht kein Problem mehr. Die Therapie der Dysbiose erfolgte ähnlich wie bei der Mutter, wobei Maria ein spezielles Enterococcen- und Lactobacillenpräparat verordnet bekam. Zur Sanierung des „Leaky-Gut-Syndroms“ wurden Stoffwechselprodukte von gewünschten Colibakterien, orthomolekularen Vitalstoffen mit L-Glutamin sowie Nachtkerzenöl mit Vitamin E eingesetzt.

Gesamtsicht

Bei Maria fand sich aus ganzheitlich-naturheilkundlicher Sicht eine klassische Befundkonstellation für die Neurodermitis. Mögen sich die quälenden Symptome wie z.B. der Juckreiz auch noch so sehr auf die Haut konzentrieren, so stammen dennoch viele Störfaktoren fernab der Haut aus dem Darm. Nicht ohne Grund wird die Neurodermitis auch endogenes Ekzem genannt, endogen im Sinne von im Organismus entstanden und über den Blut- und Lymphweg an die Haut gebracht. So können beispielsweise Stoffwechselprodukte von Gär- und Fäulniskeimen oder Antikörper gegen Nahrungsmittel das Unterbindegewebe und damit die Haut belasten. Marias Bauchbeschwerden verschwanden nach einigen Wochen. Die Haut benötigte immer seltener Cortison und war nach ca. drei Monaten so stabil, dass sie nur noch mit Pflegecremes versorgt werden musste. Nur gravierende Kostfehler ließen daran erinnern, dass die Neurodermitis nicht weg war.

Übergewicht und Adipositas durch Darmbakterien

Überrascht es Sie zu lesen, dass Darmbakterien Übergewicht verursachen können? Gehören Sie vielleicht auch zu den Menschen, die absolut nicht verstehen, warum Sie trotz gesunder und ausgewogener Ernährung bei eher bescheidener Kostmenge zugenommen haben oder noch zunehmen? Oder gehören Sie zu denjenigen, die bei bekannten Kostfehlern zwar ihr Übergewicht verdient haben, nun aber trotz aller Kostreduktion partout nicht abnehmen? Oder haben Sie früher nie auf Ihr Gewicht achten müssen bis zu dem Tag, an dem Sie vielleicht einen schwereren Infekt erlitten hatten und Antibiotika nehmen mussten und seitdem ständig mit Übergewicht kämpfen?

Wenn Sie zu den Glücklichen ohne Gewichtsprobleme gehören, dann lesen Sie bitte dieses Kapitel dennoch, denn mit den folgenden Erkenntnissen können Sie vielleicht so manchem frustriert Übergewichtigen hilfreiche Tipps geben.

Wenn jedoch irgendeine von den obigen Optionen auf Sie zutrifft, dann sollten Sie dieses Kapitel unbedingt lesen, denn es könnte erklären, warum Ihr Gewichtsproblem bisher unlösbar scheint.

Darmbakterien sind schuld an meinem Übergewicht – welch beruhigende Erklärung und welch traumhafte Aussicht besonders für all die Übergewichtigen, die unerklärlich zunehmen und bei denen keine Diät nachhaltig greift. Aber vielleicht ist das ja auch die Erklärung dafür, warum die meisten Diätformen versagen. Eine Dysbiose torpediert möglicherweise alle wohlgemeinten Stoffwechselveränderungen. Besonders Gär- und Fäulniskeime (viele sind Firmicuten!) können sich sehr schnell an jede Kostveränderung anpassen.

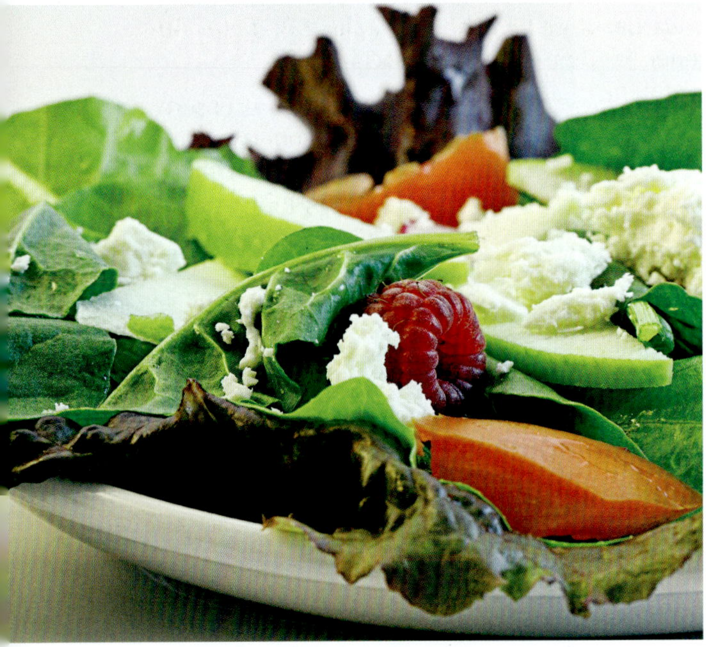

Nun werden Sie sich gewiss fragen, wie um alles in der Welt bestimmte Bakterien es fertigbringen, uns zunehmen zu lassen. Einen Teil der Antwort haben wir in vorherigen Kapiteln schon gegeben, als wir die Fähigkeit bestimmter Keime rühmten, aus für uns nicht verwertbaren Ballaststoffen energiereiche kurzkettige Fettsäuren bilden können. Kommen Sie jetzt darauf, wie das Übergewicht zustande kommen könnte? Ganz genau, bestimmte Bakterien (Firmicutisarten) können aus für uns nahezu kalorienfreien Ballaststoffen so viele energiereiche Fettsäuren bilden, dass wir plötzlich durch einen harmlosen Salat Energien wie aus einem Steak ziehen. Vermutlich haben auch Sie so manchen Salat an Stelle einer gehaltvollen Mahlzeit in der Annahme verzehrt, Kalorien zu sparen. Aus einer Portion Feld- oder Blattsalat ohne Dressing können wir lediglich klägliche 10 Kcal oder aus Mangold knapp 30 Kcal gewinnen. Ja, wir können nur so wenig, unsere Bakterien können aber sehr viel Energie erzielen. Das sollte man bedenken, wenn wir zur Kalorienberechnung sogenannte Nährwerttabellen zu Rate ziehen. Hier werden natürlich nur die für uns verdaubaren Nahrungsbestandteile berücksichtigt! Somit wird bei so manchem Übergewichtigen hier die Rechnung ohne den Wirt (Darmuntermieter) gemacht. Hinterhältig, nicht wahr? Aber so läuft es wohl unter bestimmten Umständen.

Es gibt den guten und schlechten Futterverwerter tatsächlich, wie sich wissenschaftlich anhand der Stuhldiagnostik beweisen lässt. Unter den vielen Bakterienstämmen bilden allein die beiden Bacteroidetes und Firmucuten über 90 %. Dabei scheint deren prozentualer Anteil für die Neigung zu Übergewicht und Adipositas eine bedeutende Rolle zu spielen. Dieses trifft besonders dann zu, wenn Bacteroidetes nur zu 20 bis 40 % und Firmicuten dafür zu 60 bis 80 % vertreten sind. Die entscheidende Frage ist: In welcher Form können die Firmicuten unser Gewicht so beeinflussen?

Innerhalb dieses Stammes haben insbesondere Clostridien- und Lactobacillenarten die Fähigkeit, die z.B. in allen Gemüsearten vorkommende Cellulose zu spalten und hochenergetische kurzkettige Fettsäure, besonders Essigsäure, entstehen zu lassen. Sie können somit das zum Großteil aus Cellulose bestehende Papier z.B. dieses Buches verwerten (ein guter Grund, es nur mit den Augen zu verschlingen!).

An dieser Stelle sei darauf hingewiesen, dass dieses ganze Thema nur in unserer heutigen Wohlstandsgesellschaft zu einem Problem geworden ist. Der um das Überleben kämpfende Mensch in der Steinzeit z.B. hätte sich für eine derartige Fehlbesiedlung bedankt, denn in Hungerzeiten aus den dürftigsten Nahrungsmitteln noch Energie ziehen zu können, hätte ihm womöglich das Leben gerettet. Aber vielleicht waren damals die Firmicuten ohnehin unsere ständigen Begleiter. Übrigens wäre damals ganz sicher niemand auf die Idee gekommen, das in Notzeiten eher lebensrettende Übergewicht zu beklagen!

Nun mögen Sie vielleicht doch Zweifel haben, ob Bakterien tatsächlich so viel Energie für aus Ballaststoffen gewinnen können, dass es uns mästet. Immerhin können sie uns täglich 100 bis 200 zusätzliche Kilokalorien in Form kurzkettiger Fettsäuren übriglassen. Das bedeutet über das Jahr gerechnet eine potentielle Gewichtszunahme von bis zu 10 kg!

Da auch die Lactobacillen zu den gewichtsfördernden Firmicuten zählen, sollten wir bedenken, dass sie in vielen Joghurtarten und diversen Milchprodukten enthalten sind. Somit können Milchprodukte nicht nur „müde Männer munter", sondern auch Männer und Frauen fett machen. Übrigens enthalten viele Probiotika als Combipräparate neben Bifidobakterien auch Lactobacillen. Wobei einige Arten gewichtsfördernd, andere wie z.B. Lactobacillus gasseri und rhamnosus, eher gewichtsmindernd wirken.

Sofern nicht ein Stuhlanalyseergebnis dagegensteht, sollte in der probiotischen Therapie Übergewichtiger den Bifidobakterien der Vorzug gegeben werden. In diversen Studien fand man, dass beispielsweise normalgewichtige Kinder einen höheren Anteil an Bifidobakterien aufwiesen. So fand man ebenfalls, dass unter Umständen durch Antibiotikaanwendung bei Säuglingen und Kleinkindern und dem damit verbundenen Verlust insbesondere an Bifidobakterien (Lactobacillen sind relativ antibiotikaresistent) die Weichen für Übergewicht oder sogar Adipositas gestellt werden. Dabei mag sicher eine Rolle spielen, dass – wie in vorherigen Kapiteln beschrieben – die Firmicutenarten aus der Gruppe der Clostridien aufblühen können und damit zusätzlich gewichtsfördernd wirken.

Was sollten für Sie als möglicherweise übergewichtig die Konsequenzen sein? Auf jeden Fall sollte eine in einem Speziallabor durchgeführte Stuhlanalyse (wie im vorherigen Kapitel beschrieben) klären, ob entsprechende gewichtsfördernde Fehlbesiedlungen vorliegen. Individuell auf diesen Befunden baut sich dann ein spezielles Darmsanierungsprogramm auf, in dessen Mittelpunkt u.a. die Probiotika stehen. Finden sich in der Stuhlanalyse Hinweise für Verdauungs- und Aufnahmestörungen, werden im Sinne eines sogenannten Leaky-Gut-Syndroms Schleimhautbehandlungen ebenso wichtig sein wie die Anwendung von Verdauungsenzymen. All das dient auch dazu, Keimen wie den Clostridien den überschüssigen Nährboden zu entziehen. Weitere darmsanierende Therapien entnehmen Sie dem folgenden Kapitel.

Aber kein Darmsanierungsprogramm könnte ohne Beachtung der Ernährung erfolgreich sein, denn Appetit, Hunger oder Sättigung spielen bei Übergewichtigen naturgemäß eine große Rolle. Und diese Gefühle werden in hohem Maße von Darmbakterien manipuliert. So wie Bakterien durch Botenstoffe unser Gehirn beeinflussen, auf was wir Appetit haben und dann essen, so werden die unser Gewicht beeinflussenden Bakterien von uns auch noch gefüttert. Eines ist dabei auf jeden Fall klar: Wir sind erst satt, wenn es unsere Bakterien auch sind! Darum ist es natürlich ganz entscheidend, mit welcher Kost wir die gewichtsfördernden bzw. die gewichtsmindernden Keime füttern. Bieten wir gewünschten Kulturen beispielsweise ausreichend Ballaststoffe aus Obst und Gemüse oder als Präbiotika an, werden bei ausreichender Versorgung alsbald Sättigungshormone (Peptid YY) ansteigen, während Hungerhormone (Ghrelin) absinken. Bei einer Kombination mit eiweißreichen Mahlzeiten wie Fleisch, Fisch, Eier oder Hülsenfrüchten steigen die Sättigungshormone sogar verstärkt an und machen uns länger satt. Ganz im Gegensatz dazu lässt uns eine noch so große Mahlzeit aus leicht verdaulichen Kohlenhydraten relativ schnell wieder hungrig werden, nicht zuletzt, weil hier wenige Sättigungshormone ausgeschüttet werden. Deshalb ist es kein Wunder, dass eine zumeist kohlenhydratlastige und eher ballaststoffarme Ernährung vielen Menschen zu massivem Übergewicht verhilft. Dabei spielt natürlich auch das Insulin eine große Rolle, das bei kohlenhydratreicher Kost gewichtsfördernd wirkt, weil es den Blutzucker senkt und damit unter Umständen Heißhungerattacken auslöst. Die daraufhin aufgenommenen überschüssigen Kohlenhydrate werden über das Insulin gradlinig in die Fettzellen verfrachtet und sitzen dort fest wie in einer Reuse. Und leben dann auch noch obendrein zuckervergärende Bakterien und Hefen im Darm, dann kommt man aus dem Teufelskreis übermäßigen Kohlenhydratverzehrs so lange nicht mehr heraus, bis eine darmsanierende Therapie das gestörte Ökosystem wieder in ein Gleichgewicht bringt.

Wie Sie unschwer erkennen, kann unter bestimmten Umständen die mikroökologische Darmsanierung auch bei der Gewichtsreduktion eine entscheidende Rolle spielen.

Gesundheitsvorsorge über den Darm

Wer nimmt schon die gesundheitliche Vorsorge ernst, wenn man sich gesund fühlt bzw. beschwerdefrei ist? Viel zu wenige tun dies, beklagen Vorsorgemediziner und andere Gesundheitsexperten. Es mangle vor allem denjenigen, die es nötig hätten, an entsprechendem Vorsorgebewusstsein, wie es heißt. So etwa würden sich Menschen, die rauchen, Übergewicht haben, sich einseitig ernähren, keinen Sport betreiben usw. viel zu wenig um mögliche Folgen ihrer Lebensweise kümmern und das Risiko eingehen, Diabetes, Bluthochdruck oder eine Herzerkrankung zu bekommen.

Aus psychologischer Sicht ist dieses Verhalten nicht ganz unverständlich. Denn wer denkt schon an mögliche Schäden, wenn es nirgends zwickt oder zwackt, wenn der Organismus „funktioniert", so wie man es gewohnt ist? Obwohl man auf der anderen Seite festhalten muss: Was das Auto betrifft, so verhalten wir uns überaus „vorsorglich", wir halten sehr wohl die vorgeschriebenen Serviceintervalle ein, kümmern uns um den richtigen Ölstand und Reifendruck, selbst wenn das Fahrverhalten des Wagens normal ist. Vorsorgemediziner kritisieren ja seit Jahren – vor allem in Richtung der Männer – dass man den Reifendruck seines Autos recht gut kennen würde, über den Blutdruck aber nicht Bescheid wisse. Wie auch immer!

Wir wollen im Wissen um diese Problematik unsere vorsorglichen Empfehlungen daher so einfach und nachvollziehbar wie möglich halten und keine komplizierten Maßnahmen empfehlen.

Im Prinzip geht es bei der Darmprophylaxe darum, dass all das, was ein gesundes Leben ausmacht, auch der Darmgesundheit zugutekommt. Gemeint ist also eine gesunde Lebensweise plus ein zusätzliches Quäntchen an spezieller Aufmerksamkeit für die Darmflora bzw. das Mikrobiom. So wie man es auch mit anderen gesundheitlichen Belangen hält: zum Beispiel mit der Zahngesundheit, die man zweimal jährlich beim Zahnarzt kontrollieren lässt, auch wenn nichts weh tut. So könnte man auch hin und wieder eine Überprüfung der Darmflora mit Hilfe einer einfachen Stuhldiagnose ohne großen Aufwand durchführen lassen. Auch wenn es keine lästigen Blähungen gibt oder die Verdauung „wie am Schnürchen" funktioniert. Mit diesem Anliegen wendet man sich an den in Mikroökologischer Therapie geschulten Arzt oder Therapeuten.

Vorsorge über die Ernährung

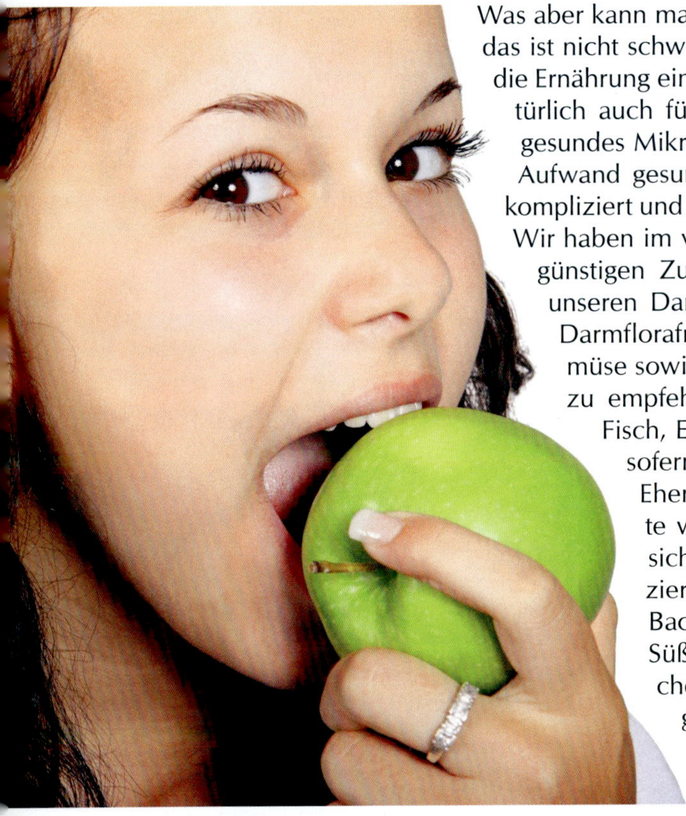

Was aber kann man selbst für die Darmflora tun? Nun, das ist nicht schwierig. Denn für die Gesundheit stellt die Ernährung eine wesentliche Säule dar. Das gilt natürlich auch für die Darmgesundheit bzw. für ein gesundes Mikrobiom. Man kann sich ohne großen Aufwand gesund ernähren, es ist überhaupt nicht kompliziert und bietet viele gesundheitliche Vorteile. Wir haben im vorigen Kapitel die Grundzüge einer günstigen Zusammensetzung der Ernährung für unseren Darm bereits erwähnt und begründet: Darmflorafreundliches, ballaststoffreiches Gemüse sowie Obst und gute Öle sind besonders zu empfehlen, gefolgt von magerem Fleisch, Fisch, Eiern, Nüssen, Hülsenfrüchten und – sofern vertragen – von Milchprodukten. Eher seltener sollte man Kohlenhydrate wie Nudeln, Reis oder Kartoffeln zu sich nehmen. Und wirklich sehr reduziert verarbeitetes Getreide in Form von Backwaren und natürlich Zucker, also Süßigkeiten. Wir haben die entsprechende Ernährungspyramide im vorigen Kapitel präsentiert.

Wenn Sie sich dies in Erinnerung rufen, dann bemerken Sie, dass die Pflege des Mikrobioms nichts mit Verzicht, mit strenger Diät oder mit Kalorienzählen und dergleichen zu tun hat. In diesen Empfehlungen ist alles enthalten, was uns in Mitteleuropa schmeckt, was auch in unseren Breiten bestens gedeiht – nur eben mit etwas anderen Prioritäten versehen, als wir es bisher gewohnt waren. Produkte mit glutenhaltigem Getreide zum Beispiel halten wir aus Sicht der Mikroökologischen Therapie nicht für Grundnahrungsmittel, sie sind aber prinzipiell nicht verboten, sollten allerdings weniger oft zugeführt werden, als dies bei den meisten Menschen der Fall ist.

Wenn Sie übrigens beim Stichwort „Fleisch" ein Bio-Rind aus einer Alpenregion vor Ihrem geistigen Auge haben, oder beim Stichwort „Fisch" eine Forelle aus einem heimischen Gewässer mit Trinkwasserqualität, wenn Sie überdies an saisonal geerntetes und frisches Obst und Gemüse und andere leckere Nahrungsmittel denken, dann werden Sie bemerken, dass die Pflege der Darmflora durchaus mit Genuss und Lebensfreude zu tun hat. Diese Dinge darf und soll man auch öfters oder in größeren Mengen genießen, wie es bei uns zum Beispiel an den großen Feiertagen im Jahr üblich ist – so etwas bringt die Darmflora nicht wirklich durcheinander, fördert vielmehr die gesunde Genussfähigkeit. Wer genießt, verdaut auch gut. Wichtig ist, dass wir unsere Speisen als ***Lebens***mittel verstehen und als solche wertschätzen. Dann dankt es uns unsere Darmflora.

Bestimmte Lebensabschnitte berücksichtigen

Mit Nachdruck möchten wir auch erwähnen, dass man bei der Pflege des Mikrobioms nicht nur an die eigene Verdauung, sondern auch an die Darmgesundheit der Nachkommen denken sollte. Auch das haben wir bereits erwähnt: Damit das Neugeborene in seinem kleinen Darm mit einer guten Starterkultur – also einem guten Bakterienmix – ausgestattet wird, macht es Sinn, dass die werdende Mutter im letzten Drittel der Schwangerschaft entsprechend vorsorgt. Indem sie nicht nur auf Alkohol und Nikotin verzichtet, sondern auch die Bildung einer gesunden Darmflora des Fötus fördert. Eine einfache und unkomplizierte Stuhldiagnostik verschafft einen raschen Überblick über die Zusammensetzung des Mikrobioms der Mutter. Einen etwaigen Mangel kann sie ausgleichen, indem sie ein Probiotikum, das Lactobacillen bzw. Bifidobakterien enthält, gezielt zuführt. Keine Angst, Probiotika sind Präparate, die in der Schwangerschaft bestens vertragen werden. Hat die Mutter ein intaktes Mikrobiom, wird dies auch beim Baby so sein, wenn es das Licht der Welt erblickt.

Eine gesunde und ausgewogene Ernährung – wie oben besprochen – ist auch für das Mikrobiom von Kindern und Jugendlichen unumgänglich. Eine gute Nährstoffversorgung ist ja nicht nur wichtig für das Wachstum und die Entwicklung der Kinder, sondern auch für die Bildung starker Abwehrkräfte, für die Konzentration, die Stimmung und all die anderen gesundheitsrelevanten Dinge, die wir im Zusammenhang mit der Darmflora in diesem Buch angesprochen haben. Wichtig ist, dass die Kids über eine große Vielfalt an Darmbakterien verfügen. Die erreicht man, wenn sie sich nicht einseitig, sondern sehr ausgewogen ernähren (siehe oben). Eine Faustformel lautet: Je ausgewogener die Ernährung, desto größer die Vielfalt an gewünschten Bakterien. Freilich ist dafür ein gewisses Ausmaß an Ballaststoffen nötig, sie bilden ja die Nahrungsgrundlage für gewünschte Kulturen. Diesbezüglich sind die Eltern gewiss etwas gefordert. Mit vorbildlichem Verhalten, viel Motivation und wenig Druck könnte deren Zufuhr aber ohne große Probleme gelingen. Möhren bzw. Karotten, Paprika und eventuell auch Fenchel sind ballaststoffreiche Nahrungsmittel, die Kindern und Jugendlichen auch schmecken.

Aber natürlich ist die Pflege des Darmmikrobioms im Alter ebenso wichtig, zumal bekannt ist, dass insbesondere die lebenswichtigen und für die ordnungsgemäße Darmtätigkeit notwendigen Bifidobakterien zumeist zahlenmäßig zurückgehen. Und sagen Sie nicht, das lohnt sich doch alles nicht mehr. Sie glauben nicht, wie fit einen eine intakte Darmflora halten kann und wie gut verdaute Speisen mit ihren Vitalstoffen vorzeitiges Altern verhindern können. Das gilt umso mehr für Frauen in der Postmenopause, wenn der Mangel an Östrogen und Progesteron die darmständigen Hormonrezeptoren verwaisen lässt und die chronische Verstopfung zum ständigen Begleiter wird. Ein stabiler Bestand an Lactobacillen und Bifidobakterien kann dem erstaunlich effizient entgegenwirken.

Schlaf fördert die Darmgesundheit

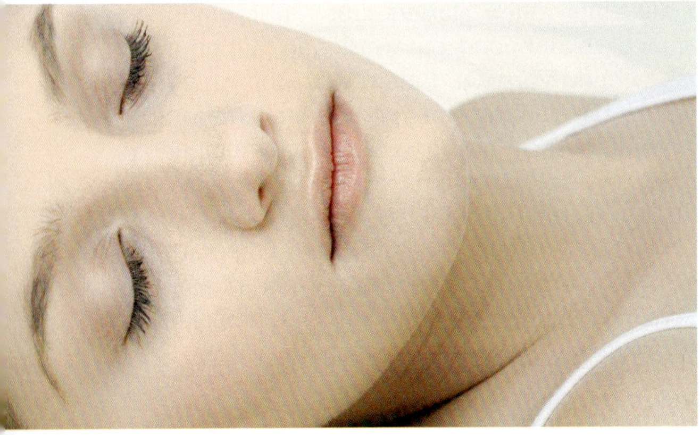

Erinnern Sie sich an die Ausführungen über die Zusammenhänge zwischen Stress und der Darmflora? Stress im Sinne unangenehmer und belastender Herausforderungen kann das Mikrobiom ganz schön durcheinanderbringen. Ähnlich verhält es sich mit dem Schlaf. Wer gut schläft, sorgt auch für ein intaktes Mikrobiom. Wir wissen, dass ein großer Teil der Antikörper im Darm gebildet wird. Vor allem dann, wenn man ruhig, entspannt und ausreichend schläft. Auch die Darmschleimhaut regeneriert am besten im Schlaf. Umgekehrt verursacht jemand, der zu später Stunde und dann noch zu viel isst (auch wenn es sich um noch so gesunde Kost handelt), zu viel Unruhe im Mikrobiom, worunter auch die Qualität des Schlafs leidet. Die Verdauung arbeitet nämlich am besten am Morgen und zu Mittag. Hinzu kommt, dass eine schlafgestörte Schleimhaut möglicherweise weniger Serotonin bilden kann und damit auch weniger vom Schlafhormon Melatonin zur Verfügung steht. So kann sich hier schnell ein Teufelskreis entwickeln.

Immer wieder taucht die Frage auf, ob man nicht prophylaktisch ein Präparat zuführen sollte, das der Darmflora nützt. So wie man in Grippezeiten vorsorglich ein Vitaminpräparat einnimmt. Nun, warum nicht. Vor allem, wenn jemand eine Mikroökologische Therapie mit einem Probiotikum (das gewünschte Kulturen enthält) hinter sich hat, dann könnte diese Person das Probiotikum sozusagen vorsorglich weiterhin einnehmen (etwa einmal pro Woche eine Kapsel). In diesem Fall würde die Therapie in eine echte Prophylaxe übergehen. Wie bereits mehrmals erwähnt, raten wir zu einer gezielten Vorgehensweise – was nur durch Rücksprache mit dem Arzt oder Therapeuten möglich ist.

Interview: Alternativ oder ergänzend?

Teil 2

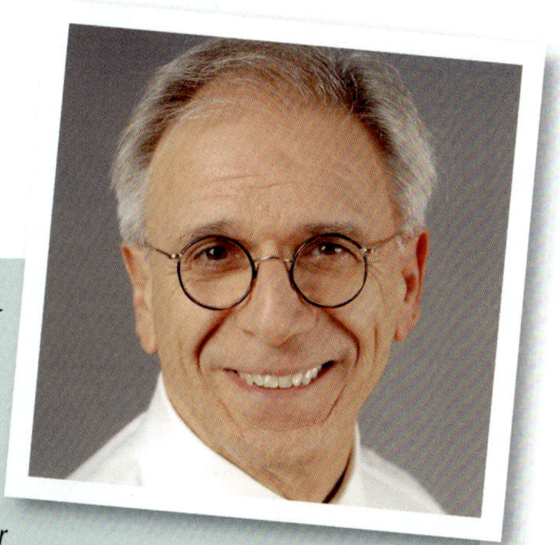

Herr Dr. Reckel, die Moral aus der Geschichte um die Darmgesundheit scheint zu sein: Versuchen Sie bei hartnäckigen Darmproblemen über eine Mikroökologische Stuhldiagnostik Aufschluss über Ihre Darmflora zu bekommen und versuchen Sie mit Hilfe der Mikroökologischen Therapie wieder Ordnung in Ihr Mikrobiom zu bekommen. Ist das korrekt auf den Punkt gebracht?

Dr. Reckel: Sehr komprimiert und vereinfacht ist das so richtig. Aber es steht nicht nur die Darmflora bzw. das Mikrobiom im Fokus. Es muss das gesamte Ökosystem, in dem sich die Keime entwickeln oder absterben, beachtet werden. Und da das Ökosystem von unserer

Lebens- und Ernährungsweise abhängt, gehören auch Lebens- und Ernährungsberatung dazu. Mein Leitsatz, den ich gern meinen Patienten weitergebe, lautet: „Jeder hat die Darmflora, die er verdient."

Die erwähnte Vorgehensweise scheint auch bei anderen Beschwerden wie Hautproblemen oder Depressionen angebracht zu sein. Kann die Mikroökologische Therapie dann ergänzend zu einer medikamentösen Therapie mit Cortison oder Antidepressiva eingesetzt werden?

Dr. Reckel: Die reine Mikroökologische Therapie mit ihren Prä- und Probiotika, den Phytopräparaten und Enzymen kann nahezu bedenkenlos mit den meisten Medikamenten kombiniert werden. Hinsichtlich des Cortisons z.B. ergeben sich sogar sehr positive additive Effekte. Da mit der Mikroökologischen Therapie auch eine sehr effektive Immunstimulation ausgelöst werden kann, sollten bestimmte Probiotika bei Autoimmunerkrankungen sicherheitshalber gemieden werden. Hinsichtlich der Antidepressiva können Probiotika ohne Einschränkungen eingenommen werden. Lediglich bei der Anwendung der Vorstufen des Serotonins (5-HTP) sollte die Kombination mit einem Serotonin-Wiederaufnahme-Hemmer mit Vorsicht gesehen werden.

Bis die Darmflora mit Hilfe der Mikroökologischen Therapie wieder im Lot ist, kann eine gewisse Zeit vergehen. Bietet diese Therapie zur Linderung akuter Probleme auch schnellere Hilfen?

Dr. Reckel: Eine sehr berechtigte Frage, denn bisher haben wir ausnahmslos schwerwiegendere und eher chronische Störungen beschrieben. Selbstverständlich können Probiotika auch bei akuten Beschwerden Soforthilfe leisten. So können sie schon während einer Antibiotikatherapie Flurschäden in der Darmflora reduzieren oder vermeiden. Ihre Anwendung mindert die Schwere einer Durchfallerkrankung und hilft danach beim Wiederaufbau des Milieus. Auch eine nur wenige Wochen bestehende Dysbiose kann mit der Mikroökologischen Therapie rasch korrigiert werden. Und die unmittelbar unter einem Infekt eingenommenen Autolysate aus Enterococcen und Colibakterien können auch ohne vorherige Diagnostik zur Unterstützung des Immunsystems sehr effektvoll eingesetzt werden. Dabei aber bitte, wie bei allen Immunfragen, immer auch an das Vitamin D denken!

Mehrmals taucht in dem Buch die Aussage auf, dass man das Organ Darm und das Mikrobiom des Darms streng auseinanderhalten müsse. Wie passt dieser Dualismus mit dem Anspruch einer ganzheitlichen Therapie zusammen?

Dr. Reckel: Streng auseinanderhalten ist ausschließlich im didaktischen Sinne gemeint! Selbstverständlich bilden das Organ Darm und sein Ökosystem in ihm eine absolut untrennbare Einheit. Wenn ich gedanklich dennoch die Trennung vornehme, dann nur, weil das Ökosystem streng genommen Außenwelt für uns ist. Und es kann erheblich gestört sein, aber die Untersuchungen des Organs ergeben unter Umständen keinerlei pathologische Befunde. Das Argument: „Meine Haut kann nicht durch den Darm krank sein, denn bei der Darmspiegelung wurde nichts gefunden", ist nicht nur falsch, es verhindert auch eine möglicherweise heilsame Mikroökologische Diagnostik und Therapie! Selbst Blutuntersuchungen können völlig unauffällig ausfallen. Ein uns krank machendes Ökosystem, z.B. durch bakterielle Toxine – wir sprechen dann von enteraler Autointoxikation – hinterlässt zumindest anfänglich keine im Blut messbaren Spuren.

Zu den Stuhlproben: Könnte es auch sein, dass der Darm nicht alles preisgibt, was für eine Diagnose relevant ist? Könnten nicht bestimmte Keime im Darm zurückbleiben oder zurückgehalten werden, die sich somit einer Analyse entziehen? Vor allem bei Verstopfung ...

Dr. Reckel: Ein sehr wichtiger Punkt, der an dieser Stelle nochmals deutlich herausgestellt werden muss: Wir können verständlicherweise in der Stuhlprobe nur untersuchen und bewerten, was den Darm verlässt. Und darum bedarf es sehr viel Erfahrung, um aus den Ergebnissen die richtigen Schlüsse zu ziehen. Mit den künftig immer häufiger nutzbaren Molekulargenetischen Untersuchungen des Stuhls werden wir sicher mehr über die Vielfalt des Mikrobioms Darm erfahren und sicher auch mehr Keimarten identifizieren können. Aber die für den Patienten individuell richtige Bewertung der Befunde, die ja weit über das Zählen von Keimen hinausgeht, wird auch künftig in der Hand des erfahrenen Therapeuten liegen. Natürlich ist die Frage völlig berechtigt, ob Keime, die in oberen Darmabschnitten siedeln, im Stuhl überhaupt aufscheinen oder sich der Analyse entziehen. Und so ist es ganz sicher auch. Jedoch müssen wir Therapeuten nicht jeden Keim kennen, um erfolgreich zu behandeln. Um das zu veranschaulichen, sei hier ein typisches Beispiel angeführt: Dem Patienten geht es eindeutig schlecht. Er hat ständige Bauchschmerzen, immer wieder Durchfälle, einen heftigen Blähbauch und übel stinkende Winde. Der Florastatus in der Stuhlprobe zeigt einen ausgeprägten Mangel an gewünschten Keimen, aber entgegen der Erwartung keine Fäulniskeime. Aufgrund der Gasbildung und der fauligen Winde muss hier Fäulnis bestehen. Im Darm leben viele Tausend Arten, darunter auch Fäulniskeime, die wir in der Stuhlprobe gar nicht alle untersuchen können – aber sie sind da. Und die Siedlungsplätze auch, wie am Mangel der gewünschten Keime abzulesen ist. Wie beweist man nun die Fäulniskeime indirekt doch? Zum Beispiel durch den Nachweis erhöhter Verdauungsrückstände u.a. von Eiweiß – dem Futter der Fäulniskeime. Was lernen wir daraus? Nicht der Keimnachweis allein zählt, sondern die vielen anderen biochemischen Daten in der Summe betrachtet und immer mit dem Befinden des Patienten in Einklang gebracht. Will heißen: Wir benötigen nicht unbedingt für eine erfolgreiche Therapie präzise Informationen aus höheren Darmabschnitten.

Welchen Einfluss haben regelmäßige Bewegung und Sport für die Darmgesundheit? Sind Sportler gleich anfällig für Störungen des Darms wie Couch-Potatoes?

Dr. Reckel: Ganz sicher ist unser Darm auf körperliche Bewegung programmiert. Das steht außer Frage. Unser genetisches Erbe aus der Altsteinzeit mag uns klarmachen, dass wir eigentlich auf ständige Nahrungssuche, Jagen oder Flucht eingerichtet sind und dass damit auch unsere Verdauungsorgane über weite Strecken des Tages in Schwingungen geraten. Dass wir heute zumeist nur die PC-Maus oder irgendwelche Gedanken bewegen, bringt unseren Darm nicht in Schwung. Gewiss kennt jeder das drängende Bedürfnis nach dem Verzehr eines üppigen Sonntagsbratens mit anschließendem Kaffee und Kuchen: „Jetzt muss ich unbedingt einmal raus, sonst platze ich." Nur: Der gemächliche Sonntagsspaziergang bringt es leider nicht. Die tägliche Bewegung, und wenn es eine halbe Stunde ist, hält den Magen und den Darm in Schwung. Mit intensiverer Bewegung wie beim Sport ist da natürlich mehr zu bewegen. Allerdings darf auch das nicht übertrieben werden. Kommt es zur körperlichen Überforderung, dann wird der Körper zu einer Umverteilung der Durchblutung gezwungen. Ein Großteil der zirkulierenden Blutmenge wird u.a. dem Bauchraum entzogen und der Skelettmuskulatur zur Verfügung gestellt. Und die Verdauungsprozesse werden stark abgebremst – zur Freude der Gär- und Fäulniskeime, die nur darauf warten, dass wir unverdaute Speisen im Darm liegen lassen. Was lernen wir auch hieraus? Tue alles in Maßen, aber regelmäßig!

Im Tierversuch wurde bereits erfolgreich der Stuhl von gesunden Mäusen kranken Mäusen verabreicht, sozusagen implantiert. Wodurch die kranken Versuchstiere die Bakterienkultur der gesunden erhalten haben. Mit zum Teil überraschenden Effekten: Aggressive Mäuse wurden sozial, dicke Mäuse wieder schlank – und umgekehrt. Wie weit ist diese Praxis beim Menschen gediehen?

Dr. Reckel: Angesprochen ist hier das äußerst spannende Thema der Stuhltransplantation. So mancher Leser, der von diesem Verfahren noch gar nichts gehört hat, mag sich jetzt vor Entsetzen und Ekel abwenden. Aber das Übertragen von Stuhl gesunder auf kranke Menschen ist in bestimmten Fällen anderen Therapieverfahren sogar überlegen. Das zumindest sind die Erfahrungen, die zurzeit weltweit die Gastroenterologen insbesondere bei den chronisch entzündlichen Darmerkrankungen Morbus Crohn und Colitis ulcerosa machen. Das Toxin bildende Bakterium Clostridium difficile, das schwerste Darmentzündungen und sogar Todesfälle verursachen kann, steht besonders im Fokus dieser Therapie. Mit speziellen Antibiotika – z.B. Vancomycin – versucht man diesem gefährlichen Bakterium zu Leibe zu rücken, leider mit oft mäßigem Erfolg, zumindest in der Langzeitversorgung. Patienten mit chronisch entzündlichen Darmerkrankungen leiden offensichtlich unter einer erheblich eingeschränkten Biodiversität, haben also eine sehr einseitige Keimbesiedlung. Und genau hier setzt die Stuhltransplantation an. Denn im Gegensatz zu den bekannten Probiotika, die in der Regel aus nicht mehr als zehn bis 15 Keimarten bestehen – und das ist wahrlich besser als gar nichts! –, werden bei der Transplantation Teile eines intakten Mikrobioms mit vielen tausend Arten übertragen. Dieses Mikrobiom ist offensichtlich so stabil in sich, das der

Spender an keinen Krankheiten leidet. Noch steckt diese ganz sicher sehr wertvolle Therapie zumindest in Deutschland noch in den Kinderschuhen und bleibt von Ausnahmen abgesehen den Behandlungen von CED-Patienten in Kliniken und wenigen Spezialpraxen vorbehalten.

Die Erforschung des Mikrobioms schreitet kontinuierlich voran. In welchen Bereichen erwarten Sie persönlich in nächster Zeit spannende Ergebnisse?

Dr. Reckel: Wenn sich in einem Bereich der Medizin noch einmal das Rad erfinden lässt, dann meines Erachtens ganz sicher in der Diagnostik und Therapie des Mikrobioms! Hätte ich in meinen Seminaren vor Ärzten vor 20 Jahren behauptet, dass sich einmal die mikrobiologische Forschung weltweit schwerpunktmäßig mit dem Mikrobiom insbesondere des Darmes befassen wird, hätte man mich verlacht. Die weltweit größte Datenbank für medizinische Studien Pubmed archivierte zum Thema Darmbakterien bis 2004 gerade einmal 14 wissenschaftliche Artikel, nur zehn Jahre später sind es jedoch bereits über 3700! Ich kann sicher sagen, dass ich mit unserem Mikroökologischen Praxisschwerpunkt in den Augen vieler Kollegen nach 30 Jahren nun doch zunehmend Aufmerksamkeit erhalte, seit die Forschungsergebnisse bestätigen, was wir – und mit uns viele Ganzheitsmediziner – in unserer Erfahrungsmedizin schon lange erfolgreich praktizieren. Ich bin sicher, dass unsere Fantasie nicht ausreicht, um zu ermessen, was die künftigen Forschungen zum Mikrobiom an Ergebnissen zeitigen werden. Ich würde mich jedenfalls nicht wundern, wenn wir in baldiger Zukunft die chronisch entzündlichen Darmerkrankungen, Autoimmunerkrankungen, Morbus Alzheimer, Diabetes mellitus, ja sogar Krebs vornehmlich mit Keimgruppen aus einem intakten Mikrobiom erfolgreich behandeln können – und das in der alltäglichen Medizin für Jedermann. Und ich bin mir sicher, dass wir uns von der Forschung sagen lassen müssen, dass unser gesamtes Denken, Fühlen und Handeln viel mehr von bakteriellen Botenstoffen gesteuert wird als durch unseren Verstand. Wie klug und visionär sagte schon vor 150 Jahren Luis Pasteur (1822–1895): „Am Ende hat immer die Mikrobe das letzte Wort." Wie wahr!

Die wichtigsten Darmstörungen und -krankheiten im Überblick

(aus der Sicht der Mikroökologischen Therapie)

Darmstörungen

Blähungen (Meteorismus, Flatulenz)

- **Beschwerden**: Es besteht ein Ballongefühl besonders im Oberbauch, quälender Druck oder Stechen, häufig verstärkt unter dem linken Rippenbogen. Weiterhin kommen Völlegefühl bis Übelkeit in der Magengegend, Atembeklemmungen, Druckgefühl in Richtung Herz, Erleichterung durch Flatulenz, teilweise nervende Darmgeräusche, peinliche Windabgänge vor. Diese Beschwerden steigern sich in der zweiten Tageshälfte.
- **Folgen**: Man traut sich kaum mehr aus dem Haus, im Job verschlimmert die sitzende Tätigkeit die Beschwerden. Darmgeräusche und Windabgänge belästigen das Umfeld, die ständigen Bauchbeschwerden und die Gärungs- und Fäulnisprodukte mindern die Konzentration und das Allgemeinbefinden.
- **Mögliche Ursachen**: Fehlverdauung diverser Nahrungsmittel ist häufig die Ursache, mit der Folge von Fehlbesiedlungen durch gasbildende Gär- und Fäulniskeime vornehmlich im Dickdarm.
- **Diagnostik**: Neben einer ausführlichen Ernährungsanamnese und körperlichen Untersuchung ist vorrangig eine Mikroökologische Stuhldiagnostik erfolgreich.
- **Therapie**: Erfolgreich ist eine Ernährungsumstellung kombiniert mit der Einnahme von Probiotika, Enzympräparaten und Entschäumern etc.

Verstopfung (Obstipation)

- **Beschwerden**: Im Vordergrund steht ein Druck im Enddarm, hinzu kommen Schmerzen und unter Umständen Schleimhauteinrisse beim Absetzen sehr festen und großvolumigen Stuhls, häufig Völlegefühl im ganzen Bauch.
- **Folgen**: Aus Angst vor Schmerzen und Verletzungen, teilweise Blutungen aus Rissen bzw. Hämorrhoiden kommt es nicht selten zur Vermeidung des regelmäßigen Stuhlgangs.
- **Mögliche Ursachen**: Zu wenig Bewegung, zu geringe Trinkmenge, ballaststoffarme Ernährung, Mangel an motilitätsfördernden Lactobacillen und Bifidobakterien, Serotoninmangel.
- **Diagnostik**: Neben einer gründlichen Ernährungsanamnese und körperlichen Untersuchung inklusive Ultraschall erklärt die Mikroökologische Stuhluntersuchung häufig die Ursachen insbesondere durch den Nachweis eines Lactobacillen- und Bifidobakterienmangels sowie den Mangel an kurzkettigen Fettsäuren.
- **Therapie**: Eine Ernährungsumstellung auf rohfaserreiche Kost plus größere Trinkmenge, Steigerung der körperlichen Bewegung und der Einsatz von Präbiotika (Inulin, Flohsamenschalen) sowie Probiotika lösen nahezu immer das Problem. In seltenen Fällen kann eine Unterstützung der Serotoninsynthese helfen.

Durchfall (Diarrhoe)

- **Beschwerden**: Eine spürbar forcierte Darmpassage teilweise mit Krämpfen, insbesondere auf der linken Bauchseite bis in den Unterbauch, und das Absetzen mehrmals täglich dünnbreiiger bis wässriger übelriechender Stühle sind die Hauptsymptome.
- **Folgen**: Teilweise kritische Wasser- und Mineralstoffverluste, Kreislaufprobleme und/oder Erschöpfung sind nicht selten die unmittelbaren Folgen.
- **Mögliche Ursachen**: Durchfallerreger, Nahrungsmittelallergien, Fruktose- oder Laktoseintoleranz, sehr häufig Histaminose und vor allem Dysbiosen sind zumeist die Übeltäter.
- **Diagnostik**: Neben einer Ernährungsanamnese, der körperlichen Untersuchung inklusive Ultraschall und nach Ausschluss von pathogenen Durchfallerregern (Reisekrankheiten) erklären die Mikroökologische Stuhluntersuchung und die Untersuchung auf Fruktose- und Histaminintoleranz im Stuhl zumeist die Durchfälle. Zusätzlich kann ein Atemtest eine fragliche Laktoseintoleranz als Ursache ermitteln.

- **Therapie**: Abstellen der Ursachen, ballaststoffarme Schonkost, Präparate mit Arzneihefe (Saccharomyces boulardii), Präparate mit Myrrhe, Kamille und Kaffeekohle sind erfolgreiche Hilfen, um mit Probiotika ein gesundes Milieu wieder aufzubauen.

Völlegefühl/Aufstoßen/Übelkeit

- **Beschwerden**: Insbesondere nach dem Essen für längere Zeit anhaltender Druck in der Magengegend, Gefühl des Verdauungsstillstands, vorübergehende Druckentlastung durch gehäuftes Aufstoßen, teilweise Übelkeit bei leerem Magen.
- **Folgen**: Appetitlosigkeit, Brennen (evtl. auch Entzündungen) am Übergang der Speiseröhre in den Magen und nicht selten chronische Heiserkeit oder Husten können die Folgen sein.
- **Mögliche Ursachen**: Verschieden Ursachen wie z.B. Motilitätsstörung des Magens, Mangel an Magensäure und dem Verdauungsenzym Pepsin. Auch Druck des im Oberbauch querverlaufenden, geblähten Dickdarms auf den Magen kann die quälenden Symptome auslösen.

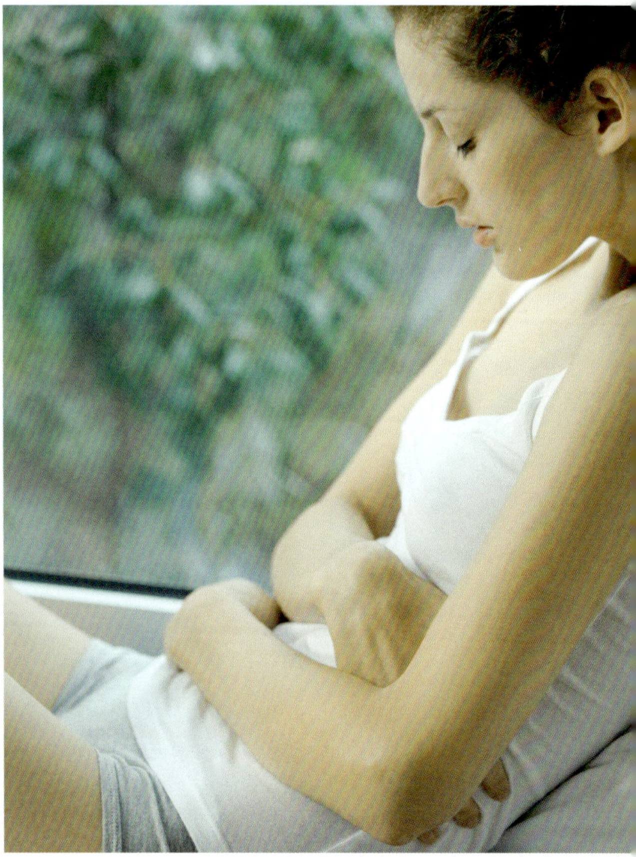

- **Diagnostik**: Wenn die Gastroskopie keine Klärung ergibt, dann sollten eine Ernährungsanamnese insbesondere der Essgewohnheiten, körperliche Untersuchung inkl. Ultraschall und insbesondere bei Meteorismus eine Mikroökologische Stuhluntersuchung Klärung bringen.
- **Therapie**: Motilitätsfördernde Phytopräparate mit Iberis und Amara, Enzympräparate mit Pepsin, Magensäure und Aminosäuren, bei Sodbrennen smektithaltige Heilerden (Smektit ist ein natürliches Mineral) und den Meteorismus mindernde Substanzen sollten das Problem lösen.

Diffuse Bauchschmerzen

- **Beschwerden**: Quälende Krämpfe oder ein Gefühl, als wollte der Bauch platzen, dabei noch Stechen oder Druckgefühl können einem das Leben zur Hölle machen.
- **Folgen**: Übelkeit, Appetitlosigkeit, Sodbrennen, Stuhlunregelmäßigkeiten und sogar Entzündungen können entstehen.
- **Mögliche Ursachen**: Vorrangig Gärungs- und Fäulnisprozesse (u.a. nach Kostfehlern, Antibiotika etc.), aber auch Nahrungsmittelallergien, Infektionen oder Entzündungen sind häufig der Ursprung der Beschwerden.
- **Diagnostik**: Anamnese der Ernährung und vorausgegangener Erkrankungen, körperliche Untersuchung, Sonographie, Mikroökologische Stuhluntersuchung sowie Untersuchungen auf Nahrungsmittelintoleranzen und Allergien in Stuhl und Blut erklären meist die Grundlagen der diffusen Bauchbeschwerden.
- **Therapie**: Ernährungsumstellung, Probiotika, entzündungshemmende Phytopharmaka bei nachgewiesener Reizung bzw. Entzündung und Orthomolekulare Therapie mit Vitalstoffen entlasten den gequälten Darm.

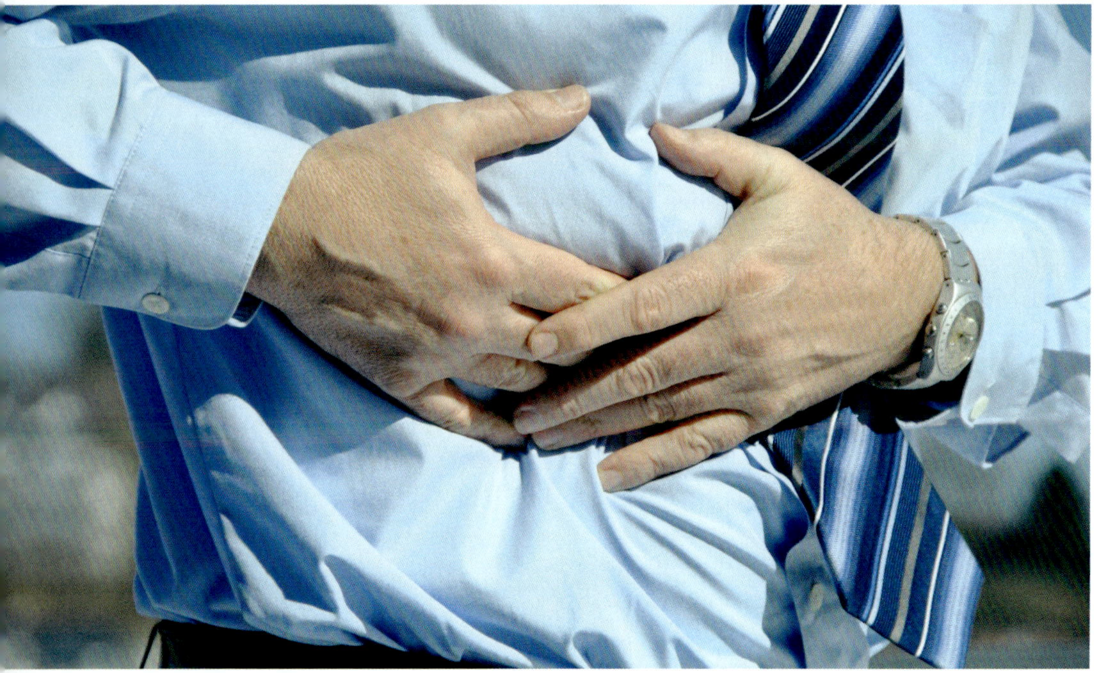

Oberbauchschmerzen (Roemheld-Syndrom)

- **Beschwerden**: Der gesamte Oberbauch – besonders um den Magen und unter dem linken Rippenbogen – wirkt gespannt, steht unter Druck und quält durch Stechen oder Krämpfe. Druck auf den Magen führt zu Völlegefühl und Sodbrennen (bei normaler Magensäuremenge). Druck auf das Zwerchfell bewirkt Atembeklemmungen und Druck auf das Herz.
- **Folgen**: Vielfach entstehen Fehleinschätzungen (z.B. Sodbrennen wäre ein reines Magenproblem, obgleich hier der pralle Dickdarm von unten den Magen unter Druck setzt). Weiterhin können so ausgelöste Atem- und Herzbeschwerden unberechtigterweise Lungen- und Herzerkrankungen vermuten lassen.
- **Mögliche Ursachen**: Ein durch Gärungs- oder Fäulnisgase aufgetriebener Dickdarm führt insbesondere mit seinem querliegenden Ast im Oberbauch zu quälendem Druck.
- **Diagnostik**: Neben einer Klärung der Ernährungs- und Essgewohnheiten und einer körperlichen Untersuchung durch Abklopfen des Oberbauches sichert die Mikroökologische Stuhluntersuchung die Diagnose.
- **Therapie**: Neben einer konsequenten Kostumstellung auf kohlenhydratärmere Speisen und einer regelmäßigen Einnahme von Verdauungsenzymen für Magen und Darm führen Probiotika gemäß der Stuhlanalyse zum Ziel. Die vorübergehende Einnahme von Entschäumern und krampflösenden Präparaten entlastet symptomatisch.

Blutungen (sollten immer vom Arzt abgeklärt werden!)

- **Beschwerden**: Aus höheren Darmabschnitten stammende Blutungen sind meist schmerzfrei, während Blutungen aus dem Schließmuskelbereich eher quälen.
- **Folgen**: Eine Anämie (Blutarmut) findet man nicht selten bei höheren Blutungen – besonders aus dem aufsteigenden Dickdarmast.
- **Mögliche Ursachen**: Entzündungen, Geschwüre (Colitis ulcerosa), Polypen oder Tumore bei höheren Blutungen; bei Fissuren oder Hämorrhoiden (die häufigste Ursache für anale Blutungen!) kann es zu Blutungen aus dem Schließmuskelbereich kommen.
- **Diagnostik**: Neben der körperlichen Untersuchung sollte eine Mikroökologische Stuhluntersuchung inkl. Untersuchung auf Entzündungen, Tumormarker und auf Blut (Unterscheidung von Blut auf oder in dem Stuhl) erfolgen und bei jeder weiteren Unklarheit unbedingt eine Darmspiegelung.

- **Therapie**: Bei nicht tumorösen Blutungen helfen Phytopharmaka mit Myrrhe, Kamille und Kaffeekohle sowie unter Umständen adstringierende Substanzen sowie Probiotika für die Schutzbarriere der Darmschleimhaut.

Darmerkrankungen

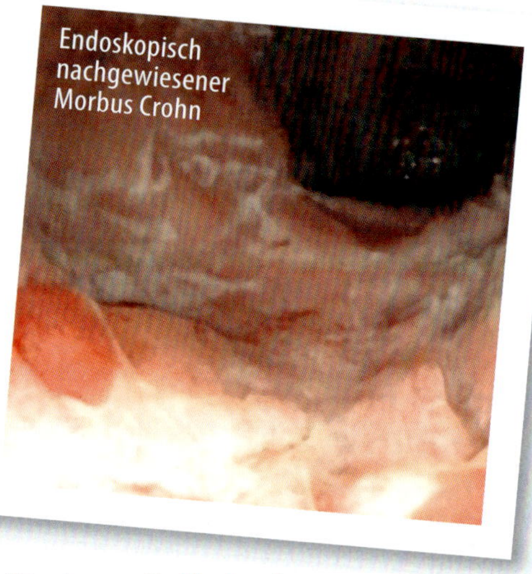

Chronisch entzündliche Darmerkrankungen (Morbus Crohn, Colitis ulcerosa u.a.)

- **Diagnostik**: Neben den klassischen bildgebenden und endoskopischen Verfahren steht die Mikroökologische Stuhluntersuchung inkl. der Entzündungsmarker (Alpha-1-Antitrypsin, Calprotectin, Lysozym, Lactoferrin, EPX) im Vordergrund.
- **Therapie**: Neben oder anstelle der Standardpräparate Mesalazin und Cortison auf jeden Fall Probiotika und entzündungshemmende Präparate auf Basis von Colibakterien zur Stabilisierung der Darmbarriere; ergänzend schleimhautstützende Vitalstoffe.

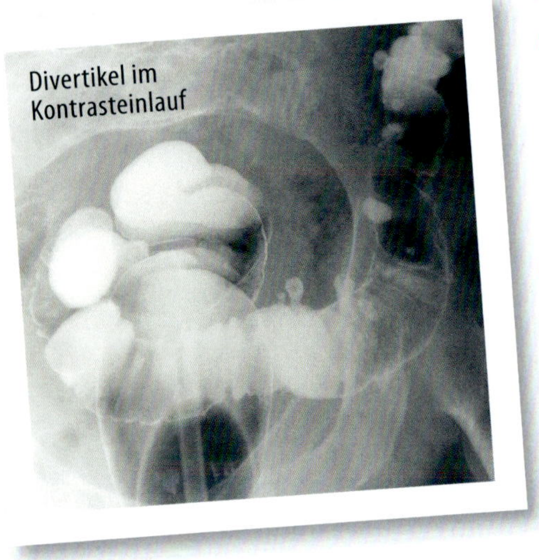

Divertikulose/Divertikulitis

- **Diagnostik**: Auch hier steht neben den klassischen bildgebenden und endoskopischen Verfahren die Mikroökologische Stuhluntersuchung inkl. der Entzündungsmarker (Alpha-1-Antitrypsin, Calprotectin, Lysozym, Lactoferrin, EPX) im Vordergrund.
- **Prophylaxe**: Bei der Divertikulose (reizlose Darmausstülpungen ohne Entzündung) ist die Pflege des Ökosystems auch in den Divertikeln besonders wichtig. Gemäß kontrollierender Stuhlanalysen sollte eine Optimierung des Mikroökologischen Systems mit entsprechenden Probiotika angestrebt werden, um eine Entzündung des Divertikels nachhaltig zu vermeiden.

- **Therapie**: Bei der Divertikulitis (Entzündung bis zur Abszessbildung im Divertikel) ist eine antibiotische Behandlung zumeist unvermeidlich, sollte aber zwingend von einer probiotischen Therapie begleitet werden. Danach folgt gemäß eines Mikroökologischen Stuhltests der konsequente Aufbau einer stabilen Darmflora, begleitet von entzündungshemmenden Coli- und Phytopräparaten. Die Divertikulose/Divertikulitis ist eine Domäne der Mikroökologischen Therapie!

Darmkrebs (Colon-, Sigma- oder Rektumkarzinom)

- **Diagnostik**: Ungeachtet der vorausgegangenen Operationen (unter Umständen auch Bestrahlungen oder Chemotherapie) ist die Mikroökologische Stuhldiagnostik sehr aussagefähig hinsichtlich der Flurschäden, die die Vorbehandlungen im Ökosystem Darm hinterlassen haben. Präoperative Darmspülungen, Strahlen und Chemie schädigen die Balance und damit auch das für die Heilung so wichtige darmwandständige Immunsystem. Mit den klassischen Behandlungsverfahren tut man etwas *gegen* die Krankheit Krebs, mit der Mikroökologischen Therapie tut man etwas *für* die Heilung.

- **Therapie**: Gemäß des Stuhlbefundes sollte eine Kostanpassung erfolgen, während Phytotherapeutika aus Kamille, Myrrhe und Kaffeekohle die Darmschleimhaut antientzündlich und Orthomolekulare Präparate mit L-Glutamin und Vitalstoffen wiederaufbauend versorgen. Mit Probiotika wird die Schutzbarriere Darm wiederhergestellt. Mit der Mikroökologischen Therapie tut man etwas für die Gesundheit.

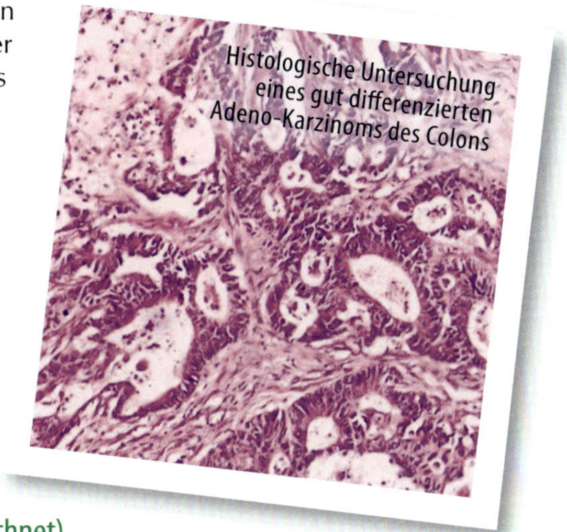
Histologische Untersuchung eines gut differenzierten Adeno-Karzinoms des Colons

Reizdarm (auch als Reizdarmsyndrom RDS bezeichnet)

Da diese Erkrankung, die früher Colon irritabile oder nervöser Darm genannt wurde und lange als rein psychosomatisch galt, schwer einzuordnen ist, hat sie hier einen Sonderplatz am Ende dieses Kapitels. Diese Sonderstellung verdient sie auch schon deshalb, weil allein in Deutschland ca. 12 Millionen Menschen darunter leiden sollen.

- **Beschwerden**: Chronische und zum Teil quälende Bauchschmerzen, Druck- und Völlegefühl, Blähungen, Durchfall und Verstopfung sind die häufigsten Symptome, wobei einzelne Beschwerden im Vordergrund stehen können.

- **Folgen**: Organisch bleibt der Darm meist vor größeren Schäden verschont, psychisch setzen bei den zermürbten Patienten aufgrund der permanenten Beschwerden Verzweiflung und Angst vor schwerer Erkrankung ein.

- **Mögliche Ursachen**: Das ist das große Problem beim Reizdarm, es gibt keinen typischen Auslöser, es ist ein multifaktorielles Geschehen. Sicher ist nur, Stress und die Psyche sind sekundäre Faktoren. Sicher scheint auch, dass die überwiegend weiblichen Reizdarmpatienten über ein äußerst sensibles Bauchgehirn (enterales Nervensystem ENS) mit einer erhöhten Schmerzempfindlichkeit verfügen. Alle Aktivitäten im Rahmen der Verdauungsprozesse, wie Nahrungstransport und vor allem Gasbildung, werden von ihnen als besonders quälend empfunden, wo Gesunde gar nichts oder nur wenig spüren würden. Offensichtlich ist die Gasbildung verstärkt, was auch bei dieser Erkrankung die dominierende Rolle der Darmbakterien zeigt. Die Ernährung, insbesondere die Kohlenhydrate und die Ballaststoffe, haben erheblichen Einfluss auf das Krankheitsgeschehen. Bakteriell nicht ordnungsgemäß verarbeitete Nahrungsbestandteile im Dickdarm binden Wasser (Durchfall) und führen zur Gasbildung (Blähungen). Insbesondere die schlecht verdaubaren Vielfachzucker (FODMAP) können die Reizdarmsymptomatik verschlimmern.

- **Diagnostik**: Neben der körperlichen Untersuchung, den bildgebenden Verfahren und Endoskopien, Blutuntersuchungen und Ausschluss von Nahrungsmittelintoleranzen und Allergien stehen aus mikroökologischer Sicht natürlich die äußerst ausführliche Anamnese der Lebensführung und Ernährung sowie die Mikroökologische Stuhluntersuchung ganz im Vordergrund.

- **Therapie**: Aufgrund der Komplexität dieses Krankheitsgeschehens kann es keine ursächliche Behandlung geben. Oft hilft schon das Abbauen von Ängsten, indem der Arzt dem gequälten Patienten die Auswirkungen eines übersensiblen Bauchgehirns erklärt, gleichzeitig damit auch die Angst vor gefährlichen Krankheiten nimmt. Als ausgesprochen hilfreich hat sich neben einer entsprechenden Kostumstellung die Mikroökologische Therapie herausgestellt. Ballaststoff- und komplexe Kohlenhydrate spaltende Enzyme und Probiotika gemäß den Stuhlergebnissen sorgen für Entlastung. Daneben können krampflösende, entschäumende und vegetativ harmonisierende Präparate mit Extrakten z.B. aus der Passionsblume oder dem Rosenwurz gut eingesetzt werden.

Lexikon der wichtigsten Begriffe

Aerobier: Bakterien, die ihren Energiebedarf nur in Gegenwart von Sauerstoff decken können. Zu dieser Gruppe zählen die Enterococcen und Colibakterien.

Akkermansia muciniphila: Ein anaerobes Stäbchenbakterium, das einerseits die Schleimhaut bei der Entgiftung und Entzündungsminderung unterstützt und andererseits mit seiner schleimspaltenden Fähigkeit metabolische Spaltprodukte entstehen lässt, die wiederum das wichtige und die Schleimhaut schützende Bakterium Faecalibacterium prausnitzii unterstützen.

Allergie: Überschießende Abwehrreaktionen des Körpers auf Stoffe, die er als fremd erkennt. In unserem Zusammenhang sind dies vor allem Milcheiweiße und die Getreideeiweiße, insbesondere der glutenhaltigen Getreidesorten.

Alpha-1-Antitrypsin: Ein Eiweißmolekül (Glykoprotein), das u.a. die Schleimhautzellen und die sie bewachenden weißen Blutkörperchen (Granulozyten) im Rahmen von Entzündungsprozessen freisetzen; es dient daher als Marker für Entzündungen im Stuhlbefund.

Anaerobier: Bakterien, die ausschließlich in Abwesenheit von Sauerstoff wachsen können und ihre Energie aus der Gärung ziehen. Zu dieser Gruppe gehören die Clostridien. Lactobacillen und Bifidobakterien müssen ebenfalls dazugerechnet werden. Sie sind allerdings fakultative Anaerobier, d.h., sie können sowohl unter Sauerstoffabschluss als auch auf der sauerstoffreichen Schleimhaut des anaeroben Dickdarmes leben.

Antibiotika: Medikamente zur Bekämpfung bakterieller Infektionen. Sie hindern Bakterien an der Vermehrung oder töten sie ab.

Arabinitol: Ein im Urin nachweisbarer Marker, der anzeigt, ob sich zu viele Pilze (z.B. Candida-Hefen) im Darm befinden.

Autolysate: Abgetötete Bakterien, zumeist hergestellt aus der Familie der Enterococcen oder Colibakterien. Sie regen den Körper an, Antikörper (IgA) zu bilden, wirken somit immunstimulierend.

Ballaststoffe: Auch als Rohfasern bezeichnet, sind unverdauliche Nahrungsbestandteile im Dünndarm, zumeist pflanzliche Zellwandbestandteile und resistente Stärke, die teilweise im Dickdarm bakteriell fermentiert werden und somit zur Bildung von kurzkettigen Fettsäuren beitragen.

Bacteroides: Bakterien, die zur Gruppe der anaeroben Bacteriodites gehören und Kohlenhydrate verstoffwechseln.

Bifidobakterien: Gewünschte Keime aus der Gruppe der Actinobacteria, eine der wohl wichtigsten Bakteriengattungen in unserem Dickdarm, sie spalten auch für uns Menschen unverdaubare komplexe Kohlenhydrate (Ballaststoffe) unter Bildung kurzkettiger Fettsäuren wie Essig- und Buttersäure. Sie halten Fremdkeime auf Distanz und ernähren gleichzeitig unsere Schleimhautzellen. Sie sind wichtiger Bestandteil der meisten Probiotika.

Buttersäure (Butyrat): Kurzkettige Fettsäure, ein wichtiger Energieversorger für die Schleimhautzellen und den gesamten Organismus, überwiegend von Bakterien im Dickdarm aus resistenter Stärke gebildet.

Calprotectin: Ein Leukozyteneiweiß (Eiweiß von weißen Blutkörperchen), das dann vermehrt im Stuhl auftaucht, wenn im Rahmen einer Entzündung an der Darmwand eine erhöhte Leukozytenpräsenz im Sinne der Immunabwehr erforderlich ist. Erhöhte Messwerte im Stuhl weisen somit auf eine Entzündung hin. Calprotectin wird insbesondere zur Kontrolle chronisch entzündlicher Darmerkrankungen genutzt.

Candida albicans: Ein auf Darmschleimhäuten stets in geringer Zahl vorkommender Hefepilz, der sich als Opportunist nur unter bestimmten Milieustörungen entwickeln kann. Bekannt ist er allgemein als Verursacher von Pilzinfektionen des weiblichen Genitaltrakts insbesondere nach Antibiotikaanwendung, z.B. bei Blasenentzündungen.

Candidose: Wenn in der Darmflora eine Überwucherung mit Candidahefen und somit eine Dysbiose besteht.

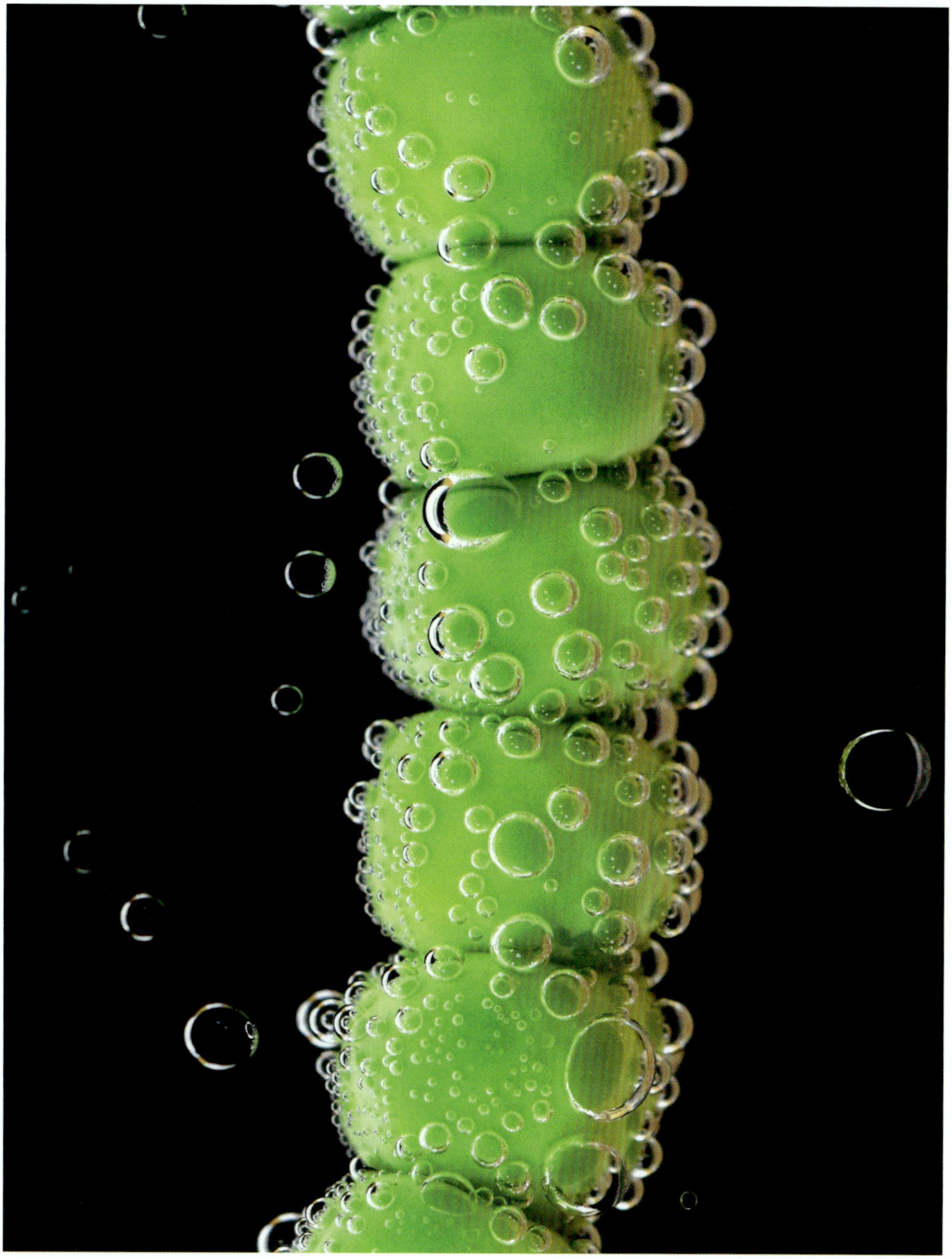

Clostridien: Bakterien aus der Gruppe der anaeroben Firmicuten mit überwiegend negativen Eigenschaften wegen der von ihnen verursachten Gärungs- und Fäulnisprozesse. Vor allem das Clostridium difficile kann insbesondere nach Antibiotikaanwendung lebensbedrohliche, toxische Colitis verursachen (eine sogenannte antibiotikaassoziierte Colitis).

Colibakterien: Aerobe Bakterien aus der Familie der fakultativ anaeroben Enterobacteriaceae (Enterobacterien), die überwiegend den Dickdarm besiedeln und Kohlenhydrate verstoffwechseln. Bestimmte Arten gehören zu den gewünschten Keimen in unserem Ökosystem.

Colitis ulcerosa: Chronisch entzündliche Dickdarmerkrankung mit zum Teil blutenden Geschwüren.

Compliance: Der Grad der Mitwirkung des Patienten in der Therapie, Einhaltung der Therapieempfehlungen.

Darmflora: Die Summe aller Darmbewohner, die in ständiger Interaktion zueinander stehen, z.B. Bakterien und Pilze.

Diversität: Die individuelle Artenvielfalt innerhalb eines Mikrobioms; je höher die Diversität, umso stabiler das Ökosystem.

Dysbiose: Fehlbesiedlung im Darm, zum Großteil ausgelöst durch Fäulnis- und Gärungskeime. Hauptursache vieler Darmstörungen und deren Folgen für den ganzen Organismus.

Emulgatoren: Zusatzstoffe in Lebensmitteln, können die schützende Schleimschicht auf der Darmschleimhaut schädigen und damit krank machende Bakterien für uns bedrohlicher werden lassen.

Endoskop: Ein Gerät, mit dem man das Innere des Magen-Darm-Traktes untersuchen kann. Auch therapeutische Interventionen sind möglich, z.B. das Entfernen von Darmpolypen im Zuge der Untersuchung.

Enterale Autointoxikation: Selbstvergiftung des Körpers durch toxische (giftige) Stoffwechselprodukte bestimmter Gärungs- und Fäulnisbakterien, die ganz besonders bei einer Durchlässigkeitsstörung (Leaky-Gut-Syndrom) verstärkt die Darmschleimhaut durchdringen und in die Blut- und Lymphbahn gelangen.

Enterales Nervensystem: Das aus ca. 150 Millionen Nervenzellen bestehende Nervensystem des Magen-Darm-Traktes, das neben unserem zentralen Nervensystem von Gehirn und Rückenmark (ZNS) als eigenständiges Nervensystem (ENS), auch Bauchgehirn genannt, u.a. die Verdauungsabläufe organisiert.

Enterobacter: Aerobe Bakterien aus der Familie der fakultativ anaeroben Enterobacteriaceae, gewinnen Energie durch Vergärung organischer Stoffe, bei stärkerer Vermehrung krankheitserregend.

Enterococcen: Aerobe Bakterien aus der Familie der Streptococcaceae, leben vor allem im Dünndarm, verarbeiten Kohlenhydrate und zählen zu den gewünschten Keimen in unserem Darm.

Enzyme: Eiweiße, die als Katalysator Verdauungsprozesse unterhalten, indem sie im Magen und im Darm die Nahrung in ihre kleinsten Bestandteile zerlegen, um sie für die Schleimhaut resorbierbar zu machen.

Eradikationstherapie: So nennt man die Behandlung des Bakteriums Helicobacter pylori (potentieller Verursacher von Gastritis und Magengeschwüren) mit zwei verschiedenen Antibiotika und einem Säureblocker.

Escherichia coli: Siehe Colibakterien.

Essigsäure (Acetat): Kurzkettige Fettsäure, energiereiches Abbauprodukt von pflanzlichen Speicherstoffen durch probiotische Keime, fördert die Blutversorgung der Dickdarmschleimhaut.

Faecalibacterium prausnitzii: Ein anaerobes Stäbchenbakterium, das zusammen mit dem Akkermansia muciniphila den wichtigsten Anteil an der schleimhautschützenden Darmflora trägt. Damit spielen beide eine ganz besondere Rolle bei chronisch entzündlichen Darmerkrankungen, sind aber ebenso in der Prävention wichtig, um Entzündungen zu vermeiden. Die besondere Fähigkeit, aus unserer Nahrung die kurzkettige Fettsäure Butyrat (Buttersäure) abzuspalten, ist für die Ernährung der Darmschleimhautzellen von größter Bedeutung.

Fäulnisdyspepsie: Wenn in Magen und Dünndarm schlecht verdaute Eiweiße Verdauungsrückstände im Dickdarm bilden, kommt es zur Überwucherung von Fäulniskeimen.

Fettsäuren, kurzkettige: Essigsäure, Propionsäure und Buttersäure entstehen im oberen Dickdarm durch bakterielle Fermentation überwiegend von komplexen Kohlenhydraten pflanzlicher Ballaststoffe. Sie dienen vor allem der Energieversorgung der Schleimhaut und unseres Organismus.

Flatulenz: Gasbildung im Darm, häufiges Verdauungsproblem, bei dem Winde verstärkt abgehen.

FODMAP: Schlecht absorbierbare Zucker wie Oligo-, Di-, Mono- und Polysaccharide sowie Polyole (u.a. enthalten in Hülsenfrüchten, Kohl- und Zwiebelgewächsen), sind osmotisch wirksam und binden Wasser, fördern die Gasbildung und damit u.U. die Reizdarmsymptomatik.

Fructose: Fruchtzucker.

Fructoseintoleranz: Eine relativ seltene erbliche Stoffwechselstörung des Fruchtzuckerabbaus aufgrund eines sogenannten Aldolase-B-Mangels der Leber, führt zu Unterzuckerungszuständen und Leberschäden; darunter leidet ca. jeder 20-tausendste Mitteleuropäer.

Fructosemalabsorption: Eingeschränkte Aufnahme- und Transportkapazität der Darmschleimhautzelle für Fruchtzucker, verstärkt durch bakterielle Schleimhautschädigung; darunter leiden mindestens 40 Prozent der Mitteleuropäer.

Gärungsdyspepsie: Wenn allzu viele Kohlenhydrate gegessen und schlecht verdaut werden, kommt es zur Überwucherung mit Gärbakterien. Sie stellt bei der heutigen kohlenhydratlastigen Kost eine der häufigsten Darmstörungen dar.

Gastroenterologe: Facharzt für Magen- und Darmerkrankungen.

Gluten: Eiweißbestandteil der heute am häufigsten verwendeten Getreidesorten (Weizen, Roggen, Dinkel, Hafer, Gerste, Kamut, Einkorn), der von vielen Menschen nicht vertragen wird und Intoleranzen bzw. Allergien verursachen kann.

Helicobacter pylori: Bakterium, das im Magen Entzündungen (Gastritis) und Geschwüre (Ulcus) verursachen kann. Wird vor allem mit der sogenannten Eradikationstherapie behandelt. Das Bakterium ist nicht generell krankheitserregend, denn 40 Prozent der Mitteleuropäer tragen es schadlos in sich, nur 10 bis 20 Prozent entwickeln irgendwann ein Geschwür.

Histamin: Ein körpereigenes Gewebshormon, das wir Menschen für viele wichtige Körperfunktionen benötigen, das aber im Überschuss – z.B. bei allergischen Reaktionen oder aus bakteriellen Fäulnisprozessen – schwerste körperliche Symptome wie Nesselsucht, Asthma, Kreislaufreaktionen oder Durchfall und Krämpfe auslösen kann.

Indol: Ein Abbauprodukt aus der Eiweißverdauung, das im Rahmen von Fäulnis entstanden und für den unangenehmen Geruch bzw. Fäkaliengestank des Stuhls verantwortlich ist.

Intoleranz: Unverträglichkeit verschiedener Stoffe in Nahrungsmitteln, die schlecht verdaut werden, z.B. Gluten, Milch oder Fruchtzucker, die zum Teil im Darm liegen bleiben, dort Störungen wie z.B. Durchfälle auslösen und ideales Futter für Gär- und Fäulniskeime darstellen.

Klebsiella: Aerobe Bakterien aus der Familie der fakultativ anaeroben Enterobacteriaceae, gewinnen Energie durch Vergärung organischer Stoffe, bei stärkerer Vermehrung krankheitserregend.

Koloskopie: Die Untersuchung des Dickdarms mit Hilfe eines Endoskops.

Lactase: Enzym, das den Milchzucker (Lactose) spaltet und für die Aufnahme durch die Darmschleimhaut verfügbar macht.

Lactobacillen: Auch Milchsäurebakterien genannt, sauerstofftolerante Bakterien aus der Familie der anaeroben Lactobacillaceae mit durchwegs positiven Eigenschaften, gehören neben den Bifidobakterien zu den wichtigsten gewünschten Keimen in unserem Darm, mit der Fähigkeit zur Milchsäurebildung, besonders wichtig für das Darmmilieu.

Lactoseintoleranz: Das Enzym Lactase wird bei vielen Menschen nach der Stillzeit nicht mehr gebildet, damit ist der Milchzucker (Lactose) nicht mehr verdaubar und führt zu Durchfällen und Krämpfen.

Leaky-Gut-Syndrom: Wenn die Verbindungszonen zwischen den einzelnen Schleimhautzellen auflockern und somit für ungewünschte Stoffe durchlässig werden, wenn unsere Schleimhaut ihre wichtige Filterfunktion verliert, können ungehindert Toxine und Allergene passieren. Nachweis durch Alpha-1-Antitrypsin im Stuhl und Zonulin in Stuhl oder Serum.

Lymphozyten: Weiße Blutkörperchen.

Magnesiumperoxyd: Eine Magnesiumverbindung, die Sauerstoff enthält, spielt in der Mikroökologischen Therapie eine Rolle, weil es das streng anaerobe Milieu des Dickdarms verändert und unerwünschte Anaerobier verdrängt.

Makrophagen: Fresszellen innerhalb des Immunsystems, die u.a. Fremdeiweiße erkennen und über eine Kaskade von Abwehrzellen Antikörperbildung auslösen.

Malabsorption: Gestörte Nährstoffaufnahme, weil die Darmschleimhaut gereizt oder entzündet ist.

Maldigestion: Gestörte Aufspaltung von Kohlenhydraten, Fetten und Eiweißen durch eine eingeschränkte Leistung der Verdauungsenzyme und unter Umständen der Galle.

Meteorismus: Gasbildung im Darm, aufgrund von Schaumbildung wenig Abgang von Winden, gern als festsitzende Winde bezeichnet.

Mikrobiom: Die Summe aller Mikroorganismen im Menschen, seine Erforschung sorgt seit wenigen Jahren immer wieder für neue wissenschaftliche Erkenntnisse, die große Beachtung finden.

Mikroökologische Therapie: Therapierichtung, die dem Darm und insbesondere seinem Mikrobiom eine wesentliche Rolle für die Gesundheit zuschreibt, unter Anwendung sehr spezieller Laboruntersuchungen und ganzheitlich-naturheilkundlicher Behandlungen.

Molekulargenetische Stuhldiagnostik: Genetischer Nachweis auch von Darmbakterien, die nicht in einer Kultur anzüchtbar sind; Nachweis der individuellen Diversität eines Ökosystems.

Morbus Crohn: Eine chronisch entzündliche Darmerkrankung, zumeist im Übergang von Dünn- zu Dickdarm lokalisiert.

Mukosa: Die Darmschleimhaut.

Neurodermitis: Auch endogenes oder atopisches Ekzem genannt, eine chronisch entzündliche Hautkrankheit mit heftigem Juckreiz, fast immer mit einer Dysbiose im Darm vergesellschaftet.

Pankreaselastase: Aussagefähiger Marker, der im Stuhlbefund Aufschluss über die Funktion der Bauchspeicheldrüse gibt.

Pankreasamylase: Das von der Bauchspeicheldrüse gebildete und in den Zwölffingerdarm sezernierte (abgegebene) stärkespaltende Enzym.

Pankreaslipase: Das von der Bauchspeicheldrüse gebildete und in den Zwölffingerdarm sezernierte fettspaltende Enzym.

Pankreasprotease: Das von der Bauchspeicheldrüse gebildete und in den Zwölffingerdarm sezernierte eiweißspaltende Enzym.

Pepsin: Verdauungsenzym, das im Magen für die Vorverdauung von Eiweißen sorgt.

Phagozyten: Fresszellen des Immunsystems, die u.a. Toxine, überschüssige Antikörper und Erreger eliminieren.

Phytotherapeutika: Kräuter und pflanzliche Inhaltsstoffe, die in der Therapie (in unserem Falle von Verdauungsproblemen) zum Einsatz kommen, z.B. Kamille, Myrrhe, Curcuma, Wermut und andere Bitterstoffe.

Präbiotika: Pflanzliche Substanzen (Pektine, Inulin, Fructooligosaccharide und Galactooligosaccharide), die von uns Menschen unverdaubar im Dickdarm gewünschte Kulturen wie insbesondere die Bifidobakterien und in geringerem Maße die Lactobacillen füttern.

Probiotika: Als Nahrungsergänzungsmittel deklarierte Präparate, die lebende und vermehrungsfähige, koloniebildende Mikroorganismen enthalten, z.B. Lactobacillen oder Bifidobakterien.

Propionsäure (Propionat): Kurzkettige Fettsäure, bakteriell gebildet beim Abbau von Ballaststoffen, schützt vor Gewichtszunahme, indem durch ihre stimulierende Wirkung an der Schleimhautzelle Sättigungshormone ausgeschüttet werden.

Refluxösophagitis: Wenn saurer Mageninhalt wiederholt zurück in die Speiseröhre gelangt und dort eine Entzündung auslöst.

Reizdarmsyndrom (RDS): Ein unspezifischer Symptomenkomplex von chronischen Bauchschmerzen, Druck- und Völlegefühl, Blähungen, Durchfall oder Verstopfung ohne eine organische Erkrankung des Darmes; basierend auf einer überhöhten Schmerzempfindlichkeit des enteralen Nervensystems.

Rifaximin: Darmspezifisches Antibiotikum, das nur im Darm wirkt, lediglich zu ca. 1 Prozent resorbiert wird und somit kaum Nebenwirkungen im Körper hervorruft.

Säureblocker: Diese Magenschutzpräparate – zumeist werden heute Protonenpumpeninhibitoren (sogenannte PPIs) angewendet – lindern Sodbrennen und lassen Gastritis oder ein Magengeschwür abheilen, indem sie die Bildung von Magensäure mindern bzw. unterbinden.

Serotonin: Gewebshormon und Neurotransmitter, der die Stimmung hebt („Glückshormon"). Wird zu ca. 95 Prozent im Darm gebildet, aber nur, wenn er gesund ist.

Skartol: Ein Abbauprodukt (wie Indol) aus der Eiweißverdauung, das im Rahmen von Fäulnis entstanden und für den unangenehmen Geruch bzw. Fäkaliengestank des Stuhls verantwortlich ist. Produkte aus bakterieller Fäulnis können die Ansiedlung erwünschter Bakterien verhindern.

Zeolithe: Pulverisierte Vulkanminerale mit einer enormen Adsorptionsfähigkeit, die magnetartig Schwermetalle, Gifte, Schadstoffe und vor allem bakterielle Rückstände aus Gärung und Fäulnis binden und über den Stuhl ausscheiden.

Zonulin: Ein von den Darmschleimhautzellen gebildetes Eiweiß, das den Austausch von Flüssigkeit, diversen Stoffen und weißen Blutkörperchen zwischen Blutbahn und Darminnenraum über Zellzwischenräume reguliert. Die sogenannten Tight Junctions (Kittsubstanzen, die die Schleimhautzellen unter einander verbinden und abdichten) können bei Stress (pathogene Bakterien, Gluten etc.) durch Zonulin aufgelöst werden und führen zum Leaky-Gut-Syndrom, nachweisbar durch erhöhtes Zonulin in Stuhl oder Serum.